Carl-Auer

Systemische Horizonte – Theorie der Praxis

Herausgeber: Bernhard Pörksen

»*Irritation ist kostbar.*«
Niklas Luhmann

Die wilden Jahre des Konstruktivismus und der Systemtheorie sind vorbei. Inzwischen ist das konstruktivistische und systemische Denken auf dem Weg zum etablierten Paradigma und zur *normal science*. Die Provokationen von einst sind die Gewissheiten von heute. Und lange schon hat die Phase der praktischen Nutzbarmachung begonnen, der strategischen Anwendung in der Organisationsberatung und im Management, in der Therapie und in der Politik, in der Pädagogik und der Didaktik. Kurzum: Es droht das epistemologische Biedermeier. Eine Außenseiterphilosophie wird zur Mode – mit allen kognitiven Folgekosten, die eine Popularisierung und praxistaugliche Umarbeitung unvermeidlich mit sich bringt.

In dieser Situation ambivalenter Erfolge kommt der Reihe *Systemische Horizonte – Theorie der Praxis* eine doppelte Aufgabe zu: Sie soll die Theoriearbeit voran treiben – und die Welt der Praxis durch ein gleichermaßen strenges und wildes Denken herausfordern. Hier wird der Wechsel der Perspektiven und Beobachtungsweisen als ein Denkstil vorgeschlagen, der Kreativität begünstigt.

Es gilt, die eigene Intelligenz an den Schnittstellen und in den Zwischenwelten zu erproben: zwischen Wissenschaft und Anwendung, zwischen Geistes- und Naturwissenschaft, zwischen Philosophie und Neurobiologie. Ausgangspunkt der experimentellen Erkundungen und essayistischen Streifzüge, der kanonischen Texte und leichthändig formulierten Dialoge ist die Einsicht: Theorie braucht man dann, wenn sie überflüssig geworden zu sein scheint – als Anlass zum Neu- und Andersdenken, als Horizonterweiterung und inspirierende Irritation, die dabei hilft, eigene Gewissheiten und letzte Wahrheiten, große und kleine Ideologien solange zu drehen und zu wenden, bis sie unscharfe Ränder bekommen – und man mehr sieht als zuvor.

Bernhard Pörksen, Professor für Medienwissenschaft
an der Universität Tübingen

Roland Schleiffer

Verhaltensstörungen

Sinn und Funktion

2013

Umschlaggestaltung: Uwe Göbel
Satz: Drißner-Design u. DTP, Meßstetten
Printed in the Czech Republic
Druck und Bindung: FINIDR, s. r. o.

Erste Auflage, 2013
ISBN 978-3-89670-869-4
© 2013 Carl-Auer-Systeme Verlag
und Verlagsbuchhandlung GmbH, Heidelberg
Alle Rechte vorbehalten

Bibliografische Information der Deutschen Nationalbibliothek:
Die Deutsche Nationalbibliothek verzeichnet diese Publikation
in der Deutschen Nationalbibliografie; detaillierte bibliografische
Daten sind im Internet über http://dnb.d-nb.de abrufbar.

Informationen zu unserem gesamten Programm, unseren Autoren
und zum Verlag finden Sie unter: www.carl-auer.de.

Wenn Sie Interesse an unseren monatlichen Nachrichten aus der Vangerowstraße haben,
können Sie unter http://www.carl-auer.de/newsletter den Newsletter abonnieren.

Carl-Auer Verlag GmbH
Vangerowstraße 14
69115 Heidelberg
Tel. 0 62 21-64 38 0
Fax 0 62 21-64 38 22
info@carl-auer.de

Inhalt

Vorwort

In den folgenden Ausführungen geht es um den Versuch, mit den begrifflichen Mitteln der modernen, von Niklas Luhmann begründeten Systemtheorie abweichendes und psychopathologisch relevantes Verhalten zu beschreiben und in seiner Funktionalität zu verstehen. Handelte der vorangegangene Band *Das System der Abweichungen* vor allem von autistischen und psychotischen Störungsbildern, wird nun in einer strikt psychischen Systemreferenz eine funktionale Analyse nichtpsychotischer Verhaltensstörungen vorgenommen.

Insofern sind die Adressaten dieses Buch auch, aber nicht in erster Linie Psychiater, sondern die Angehörigen all jener Berufsgruppen, die es sich zur Aufgabe gemacht haben, Personen, deren abweichendes Verhalten sie selbst stört oder die mit diesem Verhalten andere zu sehr stören, zu verstehen und mit ihnen nach Alternativen dafür Ausschau zu halten, wie sie ihre Probleme bewältigen können.

Auch diese Arbeit widme ich meiner Frau. »Wie vor Jahr und Tag« vermittelt sie mir als Bindungsperson die gefühlte Sicherheit, deren es bedarf, ein solches exploratives Unternehmen anzupacken und durchzuführen.

Roland Schleiffer

1 Ein alltägliches Problem

Die Gartenparty

Stellen Sie sich vor, Sie sind von jemandem, den sie erst neulich kennengelernt haben, zu einer sommerlichen Gartenparty eingeladen worden! Sie sind schon etwas ängstlich, kennen Sie den Gastgeber doch noch kaum und haben daher auch keine Ahnung, ob Ihnen dort auch nur ein einziges vertrautes Gesicht begegnen wird. Dennoch überwiegt die Vorfreude, neuen Leuten begegnen zu können. Schließlich sind Sie ja seit Kurzem solo.

Sie machen sich also auf. Der Gastgeber begrüßt Sie, wird aber nach nur wenigen Sätzen des Small Talks wieder an die Gartenpforte gerufen, da neue Gäste eingetroffen sind, die es zu begrüßen gilt. Er lässt Sie also stehen. Sie schauen sich um, ob Sie ein bekanntes Gesicht sehen. Fehlanzeige. Die anderen Gäste unterhalten sich alle angeregt. Sie scheinen sich alle zu kennen. Auch sind die meisten zu zweit erschienen.

Sie fühlen sich zunehmend unbehaglich. Niemand macht Anstalten, auf Sie zuzugehen und Sie in ein Gespräch einzubeziehen. Nach einer Weile sind alle eingeladenen Gäste eingetroffen. Der Gastgeber hält seine kleine Begrüßungsrede. Sie fühlen sich etwas erleichtert, weil nun alle ihre Gespräche unterbrochen haben, um dem Gastgeber zu lauschen. Auch Sie dürfen sich nun als angesprochen erleben und fühlen sich nicht mehr so isoliert.

Nach seiner Eröffnungsadresse verweist der Gastgeber noch auf das opulente Buffet. Die Gäste setzen ihre Konversation fort. Es wird viel gelacht. An Ihrer Situation ändert sich allerdings rein gar nichts. Niemand beachtet Sie. Niemand richtet ein Wort an Sie. Von den Blicken der anderen werden Sie nur gestreift. Ihre Stimmung sinkt. Sie fühlen sich bald wie »bestellt und nicht abgeholt«, wie »das fünfte Rad am Wagen«. Und Sie haben sich doch so sehr gefreut! Ärger kommt hoch. Sie fühlen sich schlecht behandelt. Sie sind gar empört. Sie haben offensichtlich ein Problem.

Wie lässt sich ein solches durchaus gewöhnliches Problem beschreiben? Es handelt sich augenscheinlich um ein Adressenproblem.

Sie wurden nicht von der Kommunikation dieser Gartenparty adressiert. Muss ich beobachten, dass mir eine Adresse vorenthalten wird, kränkt und verletzt mich diese Nichtadressierung. Schließlich lässt sich ein ausreichend guter Selbstwert definieren als die Überzeugung, hinreichend sicher und vorhersehbar von und in der Kommunikation adressiert zu werden. Die ausbleibende Adressierung ruft daher auch negative Affekte hervor. Negativen Affekten lässt sich die Funktion zuschreiben, auf ein Problem hinzuweisen. Negativ bewertete Wahrnehmungen legen ein Vermeidungshandeln nahe, das dieses belastende Erleben beenden könnte. Man sucht nach Handlungsalternativen. Wird man nicht fündig, versucht man, die negativen Affekte in seinem Erleben zu vermeiden. Welche Problemlösungsmöglichkeiten bieten sich nun für Sie auf der Gartenparty an? Wie lässt sich das belastende Problem der Nichtadressierung bewältigen? Es geht mithin um Affektregulation.

Pädagogisch korrekt würde man Ihnen raten, sich um eine Adressierung zu bemühen, etwa sich einer Gruppe hinzuzugesellen, sich nett vorzustellen und sich an dem Gespräch zu beteiligen, auch wenn das Thema Sie überhaupt nicht interessieren sollte. Sollten Sie diesbezüglich allzu misserfolgserwartend sein, könnten Sie versuchen, mit mehr oder weniger Nachdruck die Aufmerksamkeit auf Ihre Person zu lenken. Sie könnten sich etwa in den Vordergrund drängen: »Hört mal alle her!« Dann müssten Sie allerdings etwas Interessantes zu bieten haben. Auch hätten Sie das Risiko zu tragen, dass man Sie für einen Angeber halten könnte. Auf der doch eher sicheren Seite stünden Sie daher, wenn Sie die Erwartungen der Anwesenden auf negative Weise zu enttäuschen versuchten. Sie könnten etwa »aus Versehen« den Buffettisch umstürzen. Sie könnten aber auch einen Ohnmachtsanfall inszenieren. Vielleicht würden Sie ja dann von liebevoller Hand wiederbelebt.

Sollte Ihnen dies alles zu aufwendig vorkommen, dann bestünde auch die Möglichkeit, das Problem erst gar nicht als ein Problem anzuerkennen, zumindest nicht als eines, das einer Lösung bedürfte. Sie könnten sich vornehmen, die Situation auszuhalten, sie auszusitzen oder auszustehen. Sie könnten sich einreden, eigentlich überhaupt keine Erwartungen gehegt zu haben. Erwartet man nichts, kann man schließlich nicht enttäuscht, höchstens überrascht werden. Die Situation ließe sich aber auch umdefinieren, indem Sie nachträglich Ihre Erwartungen umänderten. Dann wäre es Ihnen nicht darum gegangen, neue Leute kennenzulernen, sondern doch nur darum, einmal gut zu essen und zu trinken, sich gewissermaßen auf Kosten anderer selbst etwas Gutes zu tun. Oder Sie könnten sich als ein in sich ruhender, selbstgenügsamer Beobachter stilisieren und sich ein quasijournalistisches Interesse zuschreiben.

Sie könnten sich aber auch dazu durchringen, die Gartenparty zu verlassen und wegzugehen. Wählten Sie diese Problemlösung, ergäbe sich aber ein Folgeproblem. Sie hätten sich nämlich Gedanken zu machen, wie Sie diesen Beschluss in die Tat umsetzen. So könnten Sie »still und leise« verschwinden. Die Wahl einer solchen Strategie ließe allerdings die Frage offen, ob, wenn schon nicht Ihre Anwesenheit, so doch wenigstens Ihr Weggang bemerkt würde. Sollten Sie diese Unsicherheit nicht ertragen können oder wollen, wäre es opportun, den eigenen Abgang kundzutun, entweder nur dem Gastgeber oder auch den anderen Gästen. Für diesen Fall, dass wenigstens Ihr Abgang bemerkt würde und Sie gefragt würden, warum Sie schon so früh die Party verlassen, müssten Sie sich eine Begründung, zumindest eine Ausrede, zurechtlegen. Da dies aber doch wieder nur mit Mühe verbunden ist, wäre es vielleicht doch gescheiter, nicht zu gehen und einfach zu bleiben.

Sollten Sie der konservativen Auffassung sein, mit Fug und Recht erwarten zu dürfen, auch auf einer noch so trendigen Gartenparty vom Gastgeber den anwesenden Gästen vorgestellt zu werden, dann werden Sie die Schuld an der Malaise dem Gastgeber zuschreiben. Sie selbst haben ja doch richtig erwartet, und das Fehlverhalten liegt aufseiten der anderen. Sollten Ihre Wut und Empörung hierüber hinreichend stark sein, käme ein demonstrativer Auszug infrage. Klugerweise sollten Sie aber eine solche Problemlösung nur dann wählen, wenn Sie einigermaßen sicher sein können, dass Ihr Verhalten zumindest bei irgendeiner Person die beabsichtigten negativen Affekte auslösen dürfte, etwa ein Bedauern seitens des Gastgebers, dass Sie sich wider Erwarten nicht amüsiert hätten, oder ein schlechtes Gewissen, sich nicht um Sie gekümmert zu haben.

Sie hätten mithin vorher einzuschätzen, für wen und in welchem Ausmaß Ihr Weggang von Bedeutung sein könnte, also informativ wäre. Im Falle einer diesbezüglich negativen Einschätzung bliebe die Möglichkeit, den Weggang so spektakulär zu gestalten, dass das Risiko eines Ausbleibens jeglicher Reaktion vernachlässigt werden könnte. Sie müssten etwa laut und vernehmlich das Fest, den Gastgeber oder gar die Gäste kritisieren, sie an- und runtermachen. Sie könnten sich für ein solches Vorgehen vorher auch Mut antrinken oder sich gar »volllaufen« lassen. Die dann unvermeidliche nur vermutete oder doch eindeutig wahrnehmbare Fremdeinschätzung als »Prolo« hätten Sie mehr oder weniger billigend in Kauf zu nehmen, dies erstmals oder auch wieder einmal, je nach Ihrer Temperamentsausstattung.

Sollten Sie aber der Meinung sein, dass der Unterschied zwischen einer Anwesenheit und Abwesenheit Ihrerseits doch für niemanden einen Unterschied ausmachen dürfte und somit nicht informativ wäre, dürfte es wahrscheinlich ratsam sein, sich unbemerkt davonzumachen. In einem solchen Fall könnten Sie sich zumindest selbst dafür loben, dass Sie Ihr Vorhaben geschickt in die Tat umgesetzt hätten. Sie könnten die Hoffnung hegen, dass Sie am nächsten Tag gefragt würden, wo Sie denn abgeblieben seien und ob Sie sich vielleicht doch nicht amüsiert hätten. Auf die Frage, ob es denn für Sie ein Problem gewesen sei, niemanden zu kennen, könnten Sie sich die Antwort »Nein, kein Thema, alles bestens« zurechtlegen und auf eine Unpässlichkeit verweisen.

Sie sollten sich allerdings die Frage stellen, ob Ihre Erwartung auf ein geselliges Beisammensein überhaupt berechtigt gewesen war. Sind Ihnen solche Erfahrungen einer ausbleibenden Adressierung nicht doch nur allzu gut vertraut? Passiert es Ihnen nicht doch immer wieder, übersehen zu werden? Hatte Ihre frühere Freundin Ihnen nicht bei ihrem Auszug zu verstehen gegeben, Sie seien ein hoffnungsloser Loser, ein »Opfer«? Wenn dem so wäre, dann hätten Sie jedenfalls falsch erwartet. Dann wäre es an der Zeit, die Erwartungshaltung umzustellen. Von einer solch unattraktiven Adresse ist schließlich nichts anderes zu erwarten. Zumindest könnten Sie dann beim nächsten Mal für sich reklamieren, dass zumindest Ihre negative Selbstbeschreibung durchaus korrekt ist. Bei einer geringen oder gar fehlenden Adressierungsfähigkeit handelt es sich ja doch um ein stabiles Merkmal der Persönlichkeit, auch wenn Ihre Freunde wohlmeinend oder vielleicht doch auch nur aus strategischen Gründen immer wieder anderes verlauten lassen. Sie selbst haben aber doch den besseren Durchblick.

Und zuletzt: Sollten Sie tatsächlich nichts anderes erwartet haben als eine wiederholte Nichtadressierung, müssten sie sich die Frage stellen, warum Sie überhaupt eine solche Einladung zu einer Gartenparty angenommen haben. Vielleicht leiden Sie gerne?

Diese Aufzählung der Möglichkeiten, wie mit dem Problem der Nichtadressierung anlässlich einer Gartenparty umzugehen ist, beansprucht selbstverständlich keine Vollständigkeit. Es sind noch viele andere, letztlich unendlich viele Möglichkeiten denkbar. Nachträglich lassen sich mehr oder weniger plausible Gründe oder Erklärungen dafür angeben, weshalb die eine und nicht eine andere Alternative gewählt wurde. Erst recht lässt sich prospektiv, also im Vorhinein, nur mehr oder weniger genau einschätzen, wie hoch die Wahrscheinlichkeit für eine bestimmte Wahl ist. Die Wahl eines bestimmten Problemlösungsversuchs hängt von vielen Faktoren ab, so von der Persönlichkeit wie auch vom situationalen Kontext, wobei die Persönlichkeit immer auch die Situation mitbestimmt. Welches Handeln als Problemlösung eingesetzt wird, hängt von den Erfahrungen der betreffenden Person im Hinblick darauf ab, welche Problemlösungsmechanismen sich ihr bisher als nützlich erwiesen haben. Schließlich handelt es sich bei ihr bzw. bei ihrem psychischen System nicht um eine »triviale Maschine« im Sinne von Heinz von Foerster (1987), die auf die gleiche Irritation von außen immer auf die gleiche Weise reagiert. Insofern legt die Biografie, die immer auch eine Lerngeschichte des Umgangs mit Problemen ist, die Wahl einer Problemlösungsstrategie ebenso nahe, wie sie andere eher ausschließt.

Auch wenn sich die eine oder andere der anlässlich der problematischen Gartenparty in problemlösender Absicht eingesetzten Verhaltensweisen durchaus als störend beschreiben und bewerten lässt, reichen diese Angaben doch wohl kaum aus, diesem Gast der Gartenparty eine Verhaltensauffälligkeit oder gar einer psychische Störung zu attestieren. Eine psychische Störung und erst recht eine solche »mit Krankheitswert« wird man nur dann vermuten dürfen, wenn zum einen ein solches Verhalten habituell, d. h. immer wieder und in unterschiedlichen Situationen gezeigt wird und wenn zum anderen sich dieses Verhalten für die betreffende Person selbst oder für andere als schädlich erweisen sollte. Das wäre etwa der Fall, wenn er oder sie dazu tendiert, die Sicherung der Adressierung im aggressiv-dissozialen Modus ohne Berücksichtigung der Bedürfnisse seiner personalen Umwelt durchzusetzen, oder wenn er oder sie eher den depressiven Modus der Selbstdeadressierung bevorzugt. Sollte er oder sie sich dauernd angeberisch sich in Szene setzen, ließe sich auch eine narzisstische Störung annehmen.

Funktionale Analyse

Was im Vorangegangenen an dem zugegeben recht banalen, aber doch alltagstauglichen Beispiel der Gartenparty aufgezeigt werden sollte, war die Methode der funktionalen Analyse. Diese Methode, die das Schema Problem/Problemlösung einsetzt, hat einen zentralen Stellenwert in der vom Bielefelder Soziologen Niklas Luhmann (1984, 2002) vorgelegten differenztheoretisch konzipierten Theorie autopoietischer Systeme.[1] Ausgangspunkt dieser Theorie ist nicht das System an sich, sondern die Unterscheidung von System und Umwelt. Autopoietische Systeme[2] können ihre Strukturen, ihre Grenze und damit sich selbst nur über ihre systemeigenen Operationen reproduzieren. Hierin unterscheiden sich die unterschiedlichen Systeme. Die systembildende Operationsweise biologischer Systeme ist Leben. Das psychische System aktiviert Aufmerksamkeit, wobei diese sich bei der Wahrnehmung auf Objekte der Außenwelt oder beim Denken auf die eigenen Gedanken richtet, die dann zu Vorstellungen werden. Kommunikation kommt nach Luhmann (1984, S. 203) nur zustande, wenn Informationen und ihre Mitteilung als jeweils kontingente, d. h. als grundsätzlich auch anders mögliche Selektionen unterschieden und verstanden werden.

Als strukturdeterminierte Systeme sind diese autopoietischen Systeme, obwohl autonom, dennoch keineswegs autark. Während die biologischen Systeme des Körpers sowohl für psychische als auch für soziale Systeme die notwendige Basis darstellen, setzen sich psychische und kommunikative Systeme wechselseitig voraus. Aufgrund ihrer operativen Geschlossenheit sind diese Systeme vonseiten ihrer Umwelt nur nach Maßgabe ihrer jeweils eigenen Organisation und Struktur beeinflussbar. Systeme sind dann strukturell gekoppelt, wenn sie sich wechselseitig irritieren lassen, dies allerdings nur hochselektiv in einer schmalen Bandbreite, da andernfalls die Autopoiesis gefährdet würde. So bestimmt die Struktur des Systems, was in der Umwelt als informativ und bedeutungsvoll gilt. Ebenso wie soziale Systeme Anregungen vonseiten der an der Kommunikation beteiligten psychischen Systeme benötigen, sind psychische Systeme auf ihren sozialen

---

1 Inzwischen gibt es eine Vielzahl von Einführungstexten und Lexika zur luhmannschen Systemtheorie, etwa von Berghaus (2004), Dieckmann (2005), Kneer und Nassehi (2000), Krause (2005) und Simon (2006); vgl. auch Schleiffer (2012, Kap. 2).

2 Griech. *autós* = »selbst«; *poiein* = »machen, produzieren«.

Kontext angewiesen, da sie ihre Strukturen immer nur aus Anlass solcher »irritierender« Anregungen zu bilden vermögen. Bei diesen Operationen lassen sich Aspekte der Selbstreferenz und Fremdreferenz unterscheiden. Die Systeme reproduzieren sich, indem sich ihre Elemente selbstreferenziell aufeinander beziehen. So kann auch das psychische System aufgrund seiner operativen Geschlossenheit immer nur an seine eigenen Operationen anschließen. Ein Gedanke folgt dem anderen. Hierbei muss aber immer etwas unterschieden und bezeichnet werden, muss es immer fremdreferenziell um etwas gehen, in der Kommunikation um ein Thema, beim psychischen System um Wahrnehmungen oder Vorstellungen. Sinnhaft operierend, vermögen soziale wie auch psychische Systeme ihre Differenz zur Umwelt in sich selbst zu beobachten. Sie können so reflektiert zwischen Selbst- und Fremdreferenz unterscheiden.

Eine Psychologie abweichenden Verhaltens sollte profitieren können von einer solchen Theorie. Alle psychischen Vorgänge, auch solche, die als psychopathologisch auffällig gelten, folgen den operativen Regeln des psychischen Systems und müssen sich daher in einer psychischen Systemreferenz beobachten und beschreiben lassen. Unter einer systemtheoretischen Perspektive sind abweichendes Verhalten und psychopathologische Auffälligkeiten als Problemlösungsmechanismen aufzufassen, denen die Funktion zukommt, eine durch unzureichende biologische und/oder kommunikative Ressourcen gefährdete autopoietische Reproduktion des psychischen Systems sicherzustellen. Dabei impliziert das Postulat der Autonomie des operativ geschlossenen Systems keineswegs dessen kausale Isolierung (Luhmann 2000, S. 51). So ist das psychische System in seinen Funktionen von einer ausreichenden Komplexität des Gehirns kausal abhängig. Dies gilt allerdings für jedes Erleben und Handeln, gleich ob es als normal oder als psychopathologisch relevant zu bewerten ist. Insofern ist die Warum-Frage einer funktionalen Analyse nachzuordnen. Zuerst kommt es darauf an, die Beziehung zwischen dem Problem und seiner möglichen Problemlösung möglichst genau zu beschreiben. Zudem kann eine funktionale Analyse die Kausalitätsfragen präzisieren, ist doch die Frage nach Ursachen immer komplex. So lassen sich, wie auch die Ergebnisse der psychiatrischen Forschung belegen, jeder Ursache immer unendlich viele Wirkungen zuschreiben wie auch jeder Wirkung unendlich viele Ursachen (Luhmann 1970).

Die theoretische Leistung einer funktionalen Analyse besteht dann darin, ein überzeugendes Problem zu konstruieren, für das sich das zur Diskussion stehende Verhalten als Problemlösungsversuch eignet (Luhmann 1984, S. 86). Da die funktionale Analyse Problemlösungsversuche als kontingent, d. h. als auch anders möglich auffasst, lassen sich diese in ihrer Funktion vergleichen. Dabei darf man davon ausgehen, dass es für jedes Problem eine Vielzahl und nicht selten gar eine Unzahl von Möglichkeiten gibt, wie es sich lösen lässt. Die funktionale Analyse erlaubt es somit, ganz unterschiedliche Problemlösungen eines definierten Problems als funktional äquivalent zu beobachten, damit man sie dann bewerten und vergleichen kann. Dadurch, dass sie jedes Verhalten als kontingent ansieht, lässt sich nach Verhaltensalternativen Ausschau halten. Im Falle abweichenden Verhaltens eröffnet eine überzeugende Problemkonstruktion so den Blick für funktional äquivalente Problemlösemöglichkeiten, die mit weniger Nachteilen verbunden wären sowohl für die Patienten und Klienten als auch für ihre personale Umwelt. Die Methode der funktionalen Analyse ist grundsätzlich auf jedes Verhalten und Erleben anwendbar, auch, wie das Gartenpartybeispiel deutlich gemacht haben sollte, auf ein normales, unauffälliges, mithin nicht gestörtes und/oder störendes Verhalten und Erleben.

Im Falle eines von der Norm abweichenden und gar psychopathologisch relevanten Verhaltens stellt sich die Frage, warum als Problemlösung nur ein solchermaßen auffälliges und eben keine »normales« Verhalten gewählt wurde. Tut man dies, wird man zwei Sachverhalte anzuerkennen haben. Zum einen darf man davon ausgehen, dass es sich bei den meisten, wenn nicht sogar bei allen Problemen um Probleme handelt, mit denen ein jeder konfrontiert werden dürfte. Insofern sind Probleme »normal«. Zum anderen sind aber auch Unterschiede nicht zu übersehen. Sie betreffen die biologischen und/oder sozialen Ressourcen, über die die Menschen verfügen und auf die sie bei der anstehenden Problemlösung zurückgreifen können. Reichen die Ressourcen nicht aus, besteht mithin ein Ungleichgewicht zwischen Risikofaktoren und protektiven Faktoren, dann wird die betreffende Person ihr Problem nur unter Einsatz besonderer und auffälliger Problemlösestrategien lösen können. Sie wird einen von der Norm abweichenden Entwicklungspfad einschlagen. Mit solchen dann als psychopathologisch relevant zu bewertenden Prozessen beschäftigt sich die moderne Entwicklungspsychopathologie (vgl. Schleiffer 2012,

Kap. 1). Unter systemtheoretischer Perspektive meint dann psychische Störung oder Krankheit den Prozess, der die besonderen Operationen und Verhaltensweisen umfasst, die das psychische System im Sinne von Selbsthilfemechanismen einsetzt, um seine durch prekäre Kontextbedingungen gefährdete autopoietische Reproduktion aufrechtzuerhalten.

Insofern ist die Methode der funktionalen Analyse ausgesprochen praktisch und handlungsanweisend,[3] dies sowohl in diagnostischer als auch in therapeutischer oder pädagogischer Hinsicht. In allerdings eher unkomplizierten Fällen lässt sich bereits von einer Aufklärung über die Funktion erhoffen, dass sich für die betreffende Person hernach die auffällige Problemlösung als überflüssig herausstellt. Da man allerdings bei der Beobachtung von psychopathologisch relevantem Verhalten bzw. von psychopathologisch relevanten Verhaltensstörungen annehmen muss, dass dieses Verhalten, das definitionsgemäß für den Betreffenden selbst und/oder für seine Umgebung störend und einschränkend ist, nicht ohne größere Not gewählt wurde, muss man damit rechnen, dass der Vorschlag, ein funktional äquivalentes, aber mit geringeren Kollateralschäden verbundenes Verhalten auszuprobieren, nicht so ohne Weiteres auf Gegenliebe stoßen wird.

Was dem bedauernswerten Gast der Gartenparty zu schaffen machte, war der zeitweilige Verlust seiner Adressabilität. Dieser Begriff der Adresse bzw. der Adressabilität gehört zu den Grundbegriffen nicht nur der soziologischen Systemtheorie, sondern darüber hinaus auch einer allgemeinen Theorie der Sinnsysteme (Fuchs 1997, 2010). Er sollte daher auch für eine Psychologie abweichenden Handelns und Erlebens von zentraler Bedeutung sein. Zwar handelt es sich bei Adressen primär um soziale Strukturen, mithin um Strukturen der Kommunikation und nicht um Strukturen psychischer Systeme. Auch wenn die differenztheoretisch verfasste Systemtheorie darauf beharrt, dass es bei Kommunikation um ein separat fungierendes, operativ geschlossenes System geht, kommt Letztere selbstverständlich ohne Beteiligung psychischer Systeme, die sich strukturell an sie koppeln, nicht zustande. Die Kommunikation, bei welcher der Unterschied zwischen der Information und ihrer Mitteilung verstanden werden muss, muss daher für psychische Systeme beobachtbar sein. Dies ermöglicht

---

3 Das Diktum des berühmten Sozialpsychologen Kurt Lewin (1951, p.169),»Nichts ist so praktisch wie eine gute Theorie«, lässt sich denn auch nicht oft genug zitieren.

die Kommunikation dadurch, dass sie ihre Beteiligung als Handlung
»ausflaggt«, wie es bei Luhmann (1984, S. 226) heißt. So lassen sich
Adressen auch psychisch beobachten. Das psychische System kann so
seine Adressierung als Person in und von der Kommunikation ebenso
beobachten, wie es auch beobachten kann, selbst eine andere Person
kommunikativ zu adressieren.

Diese Adressierungsprozesse lassen sich schon ganz früh feststellen.[4] So kommt es in der frühen Mutter-Kind-Interaktion zur wech-
selseitigen Adressierung, die in der Regel positive Affekte hervorruft.
Diese Interaktion muss offenbar für das Kind so belohnend sein, dass
es seine Aufmerksamkeit bevorzugt und über eine längere Zeitstrecke
hinweg auf seine Interaktionspartnerin richtet. Belohnend dürfte dabei vermutlich der Umstand sein, dass sich das Kind anlässlich seiner
Beteiligung an der Kommunikation laufend als Ursache von Wirkung
erleben kann. Zumindest eine ausreichend empathische Bezugsperson wird sich nämlich angesichts ihrer Adressierung kaum affektiv
unbeeindruckt zeigen. Der Säugling wird sich so als wirkmächtig
erleben können. Diese Erfahrung ist für die Entwicklung des Selbstkonzeptes ausschlaggebend.

In diesem Band geht es um psychopathologisch relevante Störungen des Handelns und Erlebens psychischer Systeme, die anlässlich
der Selbstbeobachtung anfallen und die daher die Fähigkeit zu einem
Reentry voraussetzen. Dabei meint der Begriff des Reentry die Wieder-
einführung der Unterscheidung von System und Umwelt in das durch
sie Unterschiedene, nämlich in das System. Diese Fähigkeit erwirbt
das Kleinkind, wenn es beobachten kann, dass es von seinen ersten
Bezugspersonen in der frühen »affektiven Protokommunikation«
adressiert wird (vgl. Schleiffer 2012, Kap. 3). Diese unterscheiden für
den Säugling nachvollziehbar zwischen ihm und dem Rest der Welt.
Diese Unterscheidung übernimmt auf bislang noch kaum verstandene
Weise das Kind und unterscheidet fortan zwischen sich und anderem
und dann auch anderen Personen. Bisweilen gelingt es dem Kind
nicht, diese Fähigkeit zum Reentry auszubilden. Einem solchen Kind
wird dann eine Störung aus dem Autismusspektrum attestiert. Diese
Fähigkeit kann aber auch im späteren Leben verloren gehen. In einem
solchen Fall lässt sich dann eine Psychose diagnostizieren. Für die

---

4 Einen detaillierten Überblick über die Ergebnisse der Kleinkindforschung bietet Dornes
(2000).

betreffende Person wird zum Problem, die Grenzen ihres psychischen Systems aufrechtzuerhalten. Wahn und Halluzinationen als psychose-typischen Symptomen kommt dann die Funktion zu, diese Grenzen zu rehabilitieren. Mit diesen Störungsbildern beschäftigt sich ausführlich der bereits erschienene Band *Das System der Abweichungen* (Schleiffer 2012). In den folgenden Kapiteln soll es um die nichtpsychotischen Störungsbilder gehen, bei denen das psychische System sich seiner Grenzen sicher ist und sich selbst zu beobachten vermag.

2 Die provozierte Adresse: Dissozialität

Beim Gartenpartyszenario ging es um Erwartungen und um das Verhalten, zu dem es kommen kann aus Anlass der Enttäuschung dieser Erwartungen. Bei Erwartungen handelt es sich um die zentralen Strukturen des psychischen Systems. An Erwartungsstrukturen sich orientierend, sichert sich unsere Psyche erst ihre Anschlussfähigkeit. So sind psychische Strukturen

»Erwartungen in Bezug auf die Anschlussfähigkeit von Operationen, sei es des bloßen Erlebens, sei es des Handelns« (Luhmann 2002, S. 103).

Haben wir eine Erwartung gebildet, dürfen wir damit rechnen, dass zwar immer noch vieles, aber dennoch nicht mehr alles möglich sein sollte.

»Erwartung entsteht durch Einschränkung des Möglichkeitsspielraums. Sie ist letztlich nichts anderes als diese Einschränkung selbst« (Luhmann 1984, S. 397).

Erwartungen lassen sich bereits im Säuglingsalter nachweisen. Der Säugling bildet Erwartungen hinsichtlich des Verhaltens seiner Bezugsperson aus, etwa hinsichtlich ihrer Nachahmungsgesten, Gesichtsausdrücke oder stimmlichen Äußerungen. Die Erwartungsstrukturen hinsichtlich des adressierenden Blickverhaltens der Bezugsperson lassen sich experimentell beim Still-Face-Paradigma (Tronick et al. 1978) schon nach wenigen Lebenswochen beobachten und videografisch registrieren (vgl. Mesman et al. 2009).[5] Bei diesem Verfahren wird die Bezugsperson angehalten, für kurze Zeit ihre sämtlichen kommunikativen Äußerungen ihrem Kind gegenüber einzustellen. Für das kleine Kind bedeutet das ausdruckslose Gesicht seiner Mutter einen erwartungswidrigen Adressenverlust. Die unübersehbaren Reaktionen des Kindes auf ihre passager fehlende Responsivität beweisen, wie genau es seine Adressierung in der Interaktion mit seiner Mutter registriert und sich dann um deren Reparatur bemüht. Diese

---

5 Anschaulich und lehrreich: http://www.youtube.com/watch? v=apzXGEbZhto [27.11.2012].

Reaktionen sind vielfältig. Der Gesichtsausdruck verändert sich. Der Säugling lächelt nicht mehr, sondern zeigt ein trauriges Gesicht. Er schränkt seine Verlautbarungen ein und beginnt zu wimmern. Er mag sogar apathisch auf seinem Stühlchen zusammensacken. Das Kind kann sich aber auch ärgern und sich aufregen. Dann schreit und windet es sich, will von der Mutter hochgenommen werden oder versucht gar, sie zu schlagen. Manche Kinder wenden sich von ihrer enttäuschenden Mutter ab, lutschen am Daumen, um sich so selbst zu beruhigen. Diese Reaktionen halten bisweilen an, auch wenn die Mutter zu ihrem normalen Interaktionsverhalten zurückfindet. Scheitern diese unter ersichtlichem Körpereinsatz vorgenommenen Reparationsbemühungen, kommt es gar zu einer depressionsähnlichen Affektlage.

Diese ganz unterschiedlichen Reaktionen unterstreichen einerseits nachdrücklich den hohen Stellenwert einer ausreichend feinfühligen Adressierung durch unsere Bezugsperson(en) für das Wohlbefinden. Das Thema verliert übrigens auch im weiteren Leben nicht an Bedeutung.[6] Andererseits verweisen die Reaktionen auf die schon in diesem frühen Alter große Bandbreite an Verhaltensstrategien, die sich zur Bewältigung dieser ungemein belastenden Erwartungsenttäuschung einsetzen lassen. Wenn man will, kann man schon hier internalisierende und externalisierende Problemlösungsmechanismen[7] unterscheiden, die sich in Bezug auf das Problem einer unsicheren Adressierung als funktional äquivalent beobachten lassen. Der Säugling kann sich zum einen zurückziehen und so auf seine Adressierung zumindest kurzfristig verzichten. Zum anderen mag er sich aber auch mit sich selbst beschäftigen wollen und insofern sich selbst als Adresse wählen. Zuletzt besteht auch die Möglichkeit, sich aktiv, gewissermaßen »externalisierend«, um eine Readressierung zu bemühen. Dabei ist unstrittig, dass sich bei diesem Untersuchungsverfahren ausschließlich das Verhalten der Mutter als erwartungswidrig bewerten lässt. Im Folgenden geht es um externalisierendes Verhalten, das anders als in der Still-Face-Situation als von den Normen abweichend und somit erwartungswidrig gilt. Der Verweis auf das Still-Face-Paradigma

---

6 Es ließe sich auch hier von einem Haribo-Effekt sprechen: »... und Erwachsene ebenso.«
7 Mit statistischen Methoden lassen sich bei psychopathologisch relevantem Verhalten zumindest zwei Störungsdimensionen auffinden (vgl. Krueger a. Markon 2006). Dabei umfasst die externalisierende Dimension dissoziales, hyperkinetisches und Suchtverhalten, die internalisierende Dimension vor allem Angst und Depression. Diese Metastruktur der Störungsmuster dürfte bei beiden Geschlechtern gleich sein (Eaton et al. 2012).

erlaubt aber bereits erste Vermutungen darüber, um welche Probleme
es gehen könnte, die mit dissozialem Handeln gelöst werden sollen.

Nosologie

Dissozialität meint die lang anhaltende bis stabile und sich auf weite
Verhaltensbereiche erstreckende Neigung, von den in der Gesellschaft
bestehenden normativen Verhaltenserwartungen in negativer Weise
abzuweichen. Die Probleme von und mit dissozialen Kindern und
Jugendlichen werden in verschiedenen Funktionssystemen der Gesellschaft thematisiert, zuallererst in der Familie, dann im Erziehungssystem, wo diese Kinder und Jugendlichen als erziehungsschwierig und
verhaltensauffällig gelten und daher, in Abhängigkeit vom jeweiligen
Ausmaß an Ernsthaftigkeit, mit dem Schulpädagogik und Schulver-
waltung die Integration bzw. Inklusion aller Schüler betreiben, einer
Sonder- bzw. Förderschule zugeführt werden können. Haben sie mit
14 Jahren das Alter ihrer Strafmündigkeit erreicht, werden manche
ihrer Handlungen, sofern sie gegen gesetzliche Normen verstoßen,
als delinquent oder kriminell bezeichnet. Dann wird mit ihnen – zumindest über sie – im Rechtssystem verhandelt. Häufig ist auch das
Gesundheitssystem bzw. das medizinische System mit ihren Problemen befasst. Dissoziales Verhalten dürfte mit der häufigste Vorstel-
lungsanlass in kinder- und jugendpsychiatrischen Einrichtungen sein
(Schüler-Springorum 2004, S. 97).

Angesichts der Vielzahl der mit dissozialen Kindern und Jugendlichen befassten Sozialsysteme bleiben intersystemische Konflikte
nicht aus. Zu solchen kommt es immer wieder zwischen Kinder- und
Jugendhilfe und Kinder- und Jugendpsychiatrie, zumal in Deutschland, wo Jugendhilfe und Gesundheitssystem getrennt ihre Dienste
anbieten. Solange es kein einheitliches System der psychosozialen
Versorgung gibt, impliziert Kooperation immer auch Konkurrenz.
In der Tat ist die Kooperation zwischen den Vertretern dieser beiden
Disziplinen seit dem Beginn ihrer Ausdifferenzierung – allen geradezu
gebetsmühlenhaft vorgetragenen Forderungen nach einer Verbesserung der Zusammenarbeit zum Wohle der betroffenen Kinder und
Jugendlichen zum Trotz – nach wie vor problematisch. Dabei lassen
sich diese interdisziplinären Konflikte zwischen Heilpädagogik und
Kinderpsychiatrie sowie die Kooperationsprobleme zwischen Pädagogen und Therapeuten auf ein Differenzierungsdefizit zurückführen,

welches beide beteiligten Funktionssysteme auszeichnet (vgl. Schleiffer 1995).

In diesen Funktionssystemen fallen die betreffenden Kinder und Jugendlichen dadurch auf, dass sie die dort geltenden Kommunikationsregeln missachten. Sie tun sich schwer damit, Schülerrolle oder Patientenrolle zu übernehmen. Erziehungsschwierig wie auch behandlungsschwierig, droht ihnen dort die Exklusion. Als »Grenzfälle« (Köttgen u. Kretzer 1989) werden sie zwischen den Institutionen der Jugendhilfe und denen der Kinder- und Jugendpsychiatrie hin und her geschoben.[8]

Für die intensive Beschäftigung des Medizinsystems, hier vor allem der Kinder- und Jugendpsychiatrie, mit dieser Klientel, die durchaus als Ausdruck einer nicht angebrachten Medikalisierung kritisiert wird (vgl. Timimi 2002), gibt es einige Gründe. So sind inzwischen eine Reihe biologischer Risikofaktoren bekannt, die die Wahrscheinlichkeit erhöhen, dass ein Kind oder ein Jugendlicher einen dissozialen Entwicklungspfad einschlägt. Auch finden sich bei vielen dissozialen Personen immer wieder auch zusätzliche psychiatrische Störungen im Sinne einer psychiatrischen Komorbidität.[9] So erhalten dissoziale Kinder und Jugendliche häufig weitere psychiatrische Diagnosen aus dem Spektrum sogenannter externalisierter Störungen wie Substanzmissbrauch oder Aufmerksamkeitsdefizitstörung, aber auch aus dem Spektrum internalisierter Störungen wie Depression oder Angststörungen (Tilfors et al. 2009). Dementsprechend befinden sie sich häufig in stationärer psychiatrischer Behandlung. Überdies impliziert ein dissozialer »Lebensstil« (Shepherd et al. 2009) nicht nur ein hohes Risiko bezüglich körperlicher Krankheiten, sondern darüber hinaus auch ein erhöhtes Mortalitätsrisiko. Dies betrifft insbesondere gewaltsame Todesursachen, dies vor allem in den USA, wo die Ausstattung

---

8 Brisante Probleme bringt die Fremdplatzierung dissozialer Kinder und Jugendlicher, insbesondere ihre Unterbringung in einer geschlossenen Einrichtung, mit sich (Schleiffer 2009). Überhaupt handelt es sich bei Kindern und Jugendlichen, die in einem Heim leben, um eine psychiatrische Hochrisikogruppe bezüglich der Entwicklung psychiatrischer Störungen. So ließ sich in der Ulmer Heimkinderstudie bei einer Stichprobe von 689 Kindern und Jugendlichen in über 60 % der Fälle eine zumeist komplexe und behandlungsbedürftige kinder- und jugendpsychiatrische Störung diagnostizieren (Nützel et al. 2005; Schmid 2007).

9 Von Komorbidität wird gesprochen, wenn sich bei einer Person zwei oder mehrere unterschiedliche Störungsformen beobachten lassen. Ihr gemeinsames Auftreten kann zufällig sein. Es kann aber auch ein systematischer Zusammenhang bestehen. Komorbidität ist keine Ausnahme, sondern eher die Regel (vgl. Nolen-Hoeksema a. Watkins 2011).

mit Schusswaffen nach wie vor zu den unveräußerlichen Rechten eines wehrhaften Mannes gezählt wird.

Im psychiatrischen Sektor des Medizinsystems ist für dissoziale Kinder und Jugendliche die Diagnose »Störung des Sozialverhaltens« vorgesehen. In der derzeit aktuellen Fassung der Internationalen Klassifikation von Krankheiten, der ICD-10 (WHO 2005), findet sich für diese Diagnose folgende Beschreibung:

> »Störungen des Sozialverhaltens sind durch ein sich wiederholendes und anhaltendes Muster dissozialen, aggressiven und aufsässigen Verhaltens charakterisiert. Dieses Verhalten übersteigt mit seinen gröberen Verletzungen die altersentsprechenden sozialen Erwartungen. Es ist also schwerwiegender als gewöhnlicher kindlicher Unfug oder jugendliche Aufmüpfigkeit.«

Weiter heißt es dort:

> »Störungen des Sozialverhaltens können sich in einigen Fällen zu einer dissozialen Persönlichkeitsstörung entwickeln. Eine Störung des Sozialverhaltens tritt oft zusammen mit schwierigen psychosozialen Umständen, wie unzureichenden familiären Beziehungen und Schulversagen, auf; sie wird bei Angehörigen des männlichen Geschlechts häufiger gesehen. Die Unterscheidung von einer emotionalen Störung ist gut belegt; ihre Abgrenzung gegen Hyperaktivität ist weniger klar, hier sind Überschneidungen häufig.«

Als Beispiele für Verhaltensweisen, die diese Diagnose nahelegen, werden angeführt

> »ein extremes Maß an Streiten oder Tyrannisieren, Grausamkeiten gegenüber anderen Menschen oder gegenüber Tieren, erhebliche Destruktivität gegenüber Eigentum, Feuerlegen, Stehlen, häufiges Lügen, Schulschwänzen und Weglaufen von zu Hause, ungewöhnlich häufige oder schwere Wutausbrüche und Ungehorsam.«

Dissozialität ist ein häufiges Phänomen. Die Angaben zur Häufigkeit variieren je nach den verwendeten diagnostischen Kriterien und diagnostischen Instrumenten. Nach den Ergebnissen einer Reihe epidemiologischer Untersuchungen erfüllen im Schulalter 2 bis 4 % und im Jugendalter 6 bis 12 % der Allgemeinbevölkerung die Kriterien für die Diagnose einer Störung des Sozialverhaltens (Steinhausen

2006, S. 281). Auch wenn das dissoziale Verhalten insgesamt mit dem Erwachsenwerden abnimmt, so ist Dissozialität doch ein recht stabiles Verhaltensmerkmal, insbesondere wenn sie sich früh zeigt. Dissoziales Verhalten ist eine männliche Domäne. Im Kindesalter beträgt das Geschlechterverhältnis 4:1 zugunsten der Jungen. Mit dem Alter nimmt diese Knabenwendigkeit ab. Im Jugendalter beträgt das Verhältnis dann nur noch 2:1. Darüber, ob und inwieweit dissoziales und delinquentes Verhalten von Jugendlichen derzeit zunimmt, gibt es unterschiedliche Meinungen. Während von jugendpsychiatrischer Seite an einer Zunahme dissozialen Verhaltens in den letzten Jahrzehnten nicht gezweifelt wird (vgl. Rutter a. Smith 1995), sprechen Kriminologen zumindest in Bezug auf delinquentes Verhalten eher von einer »gefühlten« Zunahme. Demnach trügen

> »eine erhöhte Sensibilität gegenüber Gewalt und veränderte Reaktionsweisen der Behörden sowie eine wachsende Hilflosigkeit im Umfang mit Minderjährigen wesentlich zu dieser Entwicklung bei« (Storz 2002).

Schon angesichts dieser hohen Prävalenz dissozialen Verhaltens und der Heterogenität des betreffenden Personenkreises kann es nicht verwundern, dass erhebliche Anstrengungen unternommen werden, Subgruppen zu beschreiben. Als Unterscheidungskriterien dienen diesen nosologischen Unternehmungen das Geschlecht, die Symptomatik und hierbei das Ausmaß und die Art der an den Tag gelegten Aggressivität, die jeweilige Verlaufsform sowie die nachweisbaren Risikofaktoren, mit denen die dissozialen Personen vor allem in ihrer Kindheit konfrontiert wurden (vgl. Frick a. Viding 2009). So grenzt das DSM-IV, das Klassifikationsschema der American Psychiatric Association (APA 1994), als eine minder schwere Form der Dissozialität bzw. als eine Art Vorläuferstörung eine »Störung mit oppositionellem Trotzverhalten« ab. Diese Diagnose soll sich bei etwa 10 % der Schulkinder und 15 % der Jugendlichen stellen lassen. Solche Kinder fallen auf bzw. stören durch ihre ausgeprägte Widersetzlichkeit und Streitsucht. Sie sorgen für Ärger und sind häufig selbst ärgerlich und wütend, wobei sie typischerweise die Schuld an diesen Konflikten bei anderen suchen.

Längsschnittstudien lassen es gerechtfertigt erscheinen, zwei Entwicklungspfade oder Verlaufstypen der »Störung des Sozialverhaltens« zu unterscheiden (Moffitt 1993).[10] Beim einen Verlaufstyp tritt dissoziales Verhalten erst in der Adoleszenz auf. Hierbei ist der Geschlechterunterschied nicht so deutlich. Die Aggressivität ist geringer ausgeprägt. Dem Einfluss der Gleichaltrigen scheint dagegen größere Bedeutung zuzukommen. Auch fällt die Prognose bei diesem auf das Jugendalter begrenzten Verlaufstyp insgesamt doch günstiger aus. Das dissoziale Verhalten dieser Gruppe wird als Übertreibung der adoleszenztypischen Neigung angesehen, gegen die Erwachsenenwelt zu rebellieren. Beim anderen Verlaufstyp dagegen bestehen die Verhaltensauffälligkeiten schon von Kindesbeinen an. Es handelt sich also um ein ausgesprochen kontinuierlich verlaufendes Störungsmuster mit einer hohen Stabilität. Fast die Hälfte dieser »frühen Starter« verbleibt lebenslänglich auf der schiefen Bahn. Bei ihnen bestehen von Anfang an gravierende Konflikte in der Eltern-Kind-Beziehung. Insbesondere bei einer Interaktion der beiden Risikofaktoren »Dissozialität bei den Eltern« und »Intelligenzminderung« ist damit zu rechnen, dass sich dieses Verhalten zumindest bei den Jungen bis in das Erwachsenenalter fortsetzt. Jugendliche mit diesem Verlaufstyp sind somit die eigentlichen Problemfälle.

Unter ihnen findet sich die mit 6 % doch recht kleine Gruppe delinquenter Personen, die für die Hälfte aller Delikte verantwortlich sind (Patterson 1996). Es sind dies die sogenannten Intensivtäter, die derzeit von und in den Massenmedien bevorzugt thematisiert werden. Ihre delinquente Karriere ist insofern recht gleichförmig, als ihre Delikte sowohl qualitativ als auch quantitativ mit dem Alter zunehmen. Unter den frühen Startern befinden sich recht wenig Mädchen. Die Gründe hierfür sind noch weitgehend unbekannt. So kann es durchaus sein, dass Mädchen ihre dissozialen Tendenzen im Gegensatz zu Jungen, die typisch eine offene Aggressivität an den Tag legen, bevorzugt auf der Beziehungsebene ausleben, etwa indem sie andere schlechtmachen, Lügen über sie verbreiten und so ihre gegenüber Jungen höhere soziale Kompetenz einsetzen. Da sich diese sogenannte relationale Aggression im jüngeren Alter noch weitgehend auf das häusliche Umfeld beschränkt, sieht es dann nur so aus, als ob die dissoziale Entwicklung bei Mädchen erst mit der Pubertät begänne (Silverthorn a. Frick 1999).

---

10 Zur Kritik an diesen Entwicklungsmodellen vgl. Skardhamar (2009); Scheithauer und Petermann (2010).

Besondere wissenschaftliche Aufmerksamkeit wird seit einigen Jahren einer Gruppe von »frühen Startern« zuteil, die bei ihrem dissozialen Handeln einen erschreckenden Empathiemangel, eine Gefühllosigkeit, gar Kaltblütigkeit an den Tag legen. Sie lassen sich von pädagogischen und therapeutischen Angeboten wie auch von juristischen Sanktionen kaum beeindrucken und machen so ihre professionellen Helfer und Helferinnen aus Psychiatrie und Jugendhilfe gleichermaßen rat- und hilflos. Seit einigen Jahren wird ihnen das Etikett »Psychopathy« zuteil (vgl. Frick 2009; Sevecke et al. 2011). Dieses fragwürdige Konzept der »Psychopathy«[11] (Hare 1985) bezog sich ursprünglich auf eine besondere Gruppe krimineller Erwachsener, die sich durch egozentrische, narzisstische Persönlichkeitszüge auszeichnen, die ausschließlich auf den eigenen Vorteil gerichtet sind und die Schuldgefühle nicht zu kennen scheinen. Im Erwachsenenalter wird ihnen dann eine dissoziale oder antisoziale Persönlichkeit attestiert. Allein 60 % dieser Personen mit einer dissozialen Persönlichkeitsstörung waren schon als Kinder auffällig. Die ICD-10 zählt für diese Personengruppe folgende Merkmale auf:

1) dickfelliges Unbeteiligtsein gegenüber den Gefühlen anderer und Mangel an Empathie

---

11 Der Begriff »Psychopathy« wird auch in der deutschsprachigen Literatur zumeist in der englischsprachigen Schreibweise verwendet, vermutlich um die traditionell negativen Konnotationen des Psychopathiebegriffs zu vermeiden. Der deutsche Psychiater J. L. A. Koch (1891–93) verwendete erstmals die Bezeichnung der »Psychopathische Minderwertigkeiten«, welche die früher gebräuchliche Diagnose der »moral insanity« ablöste (Ozarin 2001). Koch siedelte die Psychopathie in einem psychischen »Zwischengebiet« an, wobei er ein gleichrangiges Nebeneinander von angeborenen und erworbenen Einflüssen postulierte (Peters 1990, S. 421). Diese Diagnose, die durchaus einen therapeutischen Nihilismus impliziert, zog gerade in Deutschland während der NS-Zeit negative, ja tödliche Folgen nach sich. – Verschiedene Entwicklungspfade hin zur Psychopathy lassen sich beschreiben (Fontaine et al. 2010). Bei der Entwicklungspsychopathie wird dem genetischen Einfluss große Bedeutung beigemessen (Viding et al. 2010). Bei der erworbenen Form der Psychopathy handelt es sich um eine posttraumatische Persönlichkeitsänderung nach einer Läsion des Frontalhirns, insbesondere der Anteile, die als »soziales Gehirn« (Adolphs 2009) bezeichnet werden. Berühmt wurde der Fall des Phineas Gage durch die Veröffentlichungen des Neurowissenschaftlers António R. Damásio (1995). Dieser Mann war im Jahre 1849 als Vorarbeiter beim Bau der Eisenbahn im Nordosten der USA beschäftigt. Er galt als ein fleißiger Arbeiter, bis er einen Arbeitsunfall erlitt. Eine massive Eisenstange bohrte sich durch den Schädel. Der unglückliche Mann hatte Glück. Er überlebte, veränderte sich aber in den folgenden Jahren in seinem Verhalten. Er wurde nun als launisch, unzuverlässig und gar als aufsässig beschrieben. Die Exhumierung seiner Leiche ermöglichte eine Rekonstruktion der Hirnverletzung. – Zur Renaissance dieses Konzeptes nicht nur in der forensischen Psychiatrie vgl. Stompe (2009). Kontrovers wird diskutiert, ob bzw. ab welchem Alter von einer Persönlichkeit bzw. Persönlichkeitsstörung im Kindes- und Jugendalter gesprochen werden kann (vgl. Lehmkuhl 2006).

2) deutliche und andauernde Verantwortungslosigkeit und Missachtung sozialer Normen, Regeln und Verpflichtungen
3) Unvermögen zur Beibehaltung längerfristiger Beziehungen
4) sehr geringe Frustrationstoleranz und niedrige Schwelle für
aggressives, auch gewalttätiges Verhalten
5) Unfähigkeit zum Erleben von Schuldbewusstsein und zum
Lernen aus Erfahrung, besonders aus Bestrafung
6) Neigung, andere zu beschuldigen oder vordergründige Rationa-
lisierungen für das eigene Verhalten anzubieten, durch das die
betreffende Person in einen Konflikt mit der Gesellschaft gerät
7) andauernde Reizbarkeit.

Zu den besorgniserregenden »Psychopathy«-Eigenschaften gehört
zudem die besondere Qualität der Aggression. Entsprechende Personen zeigen ein hohes Maß an sogenannter proaktiver Aggression
(vgl. Hubbard et al. 2010). Proaktiv-aggressive Handlungen werden
mit der erkennbaren Absicht durchgeführt, ein bestimmtes Ziel zu
erreichen. Von ihnen wird mithin ein Vorteil erwartet. Stellt sich dieser
erwartungsgemäß ein, wird dieses Handlungsmuster dann in das Verhaltensrepertoire übernommen. Zumindest von ihren Gleichaltrigen
wird den proaktiv Aggressiven ob ihrer Coolness durchaus Achtung
entgegengebracht. Sie imponieren als selbstbewusst. Demgegenüber
führt reaktiv-aggressives Handeln, das durch eine Provokation oder
durch das Erleben einer Bedrohung ausgelöst wird, eher zu einer
Abwertung seitens der Gleichaltrigen. Kinder und Jugendliche, die
anlässlich einer Frustration gleich »ausrasten«, gelten denn auch
als ausgesprochen uncool. Reaktiv-aggressive Jugendliche verfügen
dementsprechend nur über ein geringes Selbstwertgefühl (Bukowski
a. Adams 2005). Ihre eingeschränkte soziale Kompetenz lässt sich
denn auch recht leicht zu ihrem Nachteil ausnutzen, weshalb sie sich
als Bullying-Opfer geradezu anbieten.

Das Problem

Wie lässt sich nun das Problem beschreiben, zu dessen Lösung
dissoziales Verhalten eingesetzt wird? Zur Beantwortung dieser
Frage lassen sich die Ergebnisse der inzwischen umfangreichen
Risikoforschung heranziehen. Unter einem Risikofaktor versteht

die moderne Entwicklungspsychopathologie jeden Umstand, sei er ein körperliches Merkmal, ein Persönlichkeitsmerkmal oder eine gegebene Situation, der die Wahrscheinlichkeit erhöht, dass ein von der Norm in negativer Hinsicht abweichender Entwicklungspfad eingeschlagen wird. Risikofaktoren müssen mithin eine psychische Störung nicht unbedingt herbeiführen. Inzwischen ist eine Vielzahl biologischer, psychischer und sozialer Risikofaktoren für die Entwicklung von Dissozialität bekannt (vgl. Lahey a. Waldman 2012). Die Befunde der Risikoforschung sprechen dafür, dass früher Beginn und kontinuierlicher Verlauf nicht nur mit einer größeren Zahl von Risikofaktoren korreliert sind, sondern dass bei diesem Verlaufstyp auch biologischen Risikofaktoren und hier insbesondere einem schwierigen Temperament eine besondere Bedeutung zukommt. Dagegen dürften bei der auf die Adoleszenz beschränkten Form der Dissozialität doch eher soziale Einflüsse ausschlaggebend sein (Frick a. Viding 2009). In diesem Zusammenhang muss betont werden, dass sich biologische und psychosoziale Risiken immer interaktional bzw. transaktional[12] auswirken. So ist davon auszugehen, dass auch die biologienahen»Psychopathy«-Merkmale immer auch beeinflusst werden durch das jeweilige kommunikative Angebot.

Für eine funktionale Analyse bietet es sich nun an, vor allem die sozialen Risiken als Problemindikatoren aufzufassen, während die biologischen und hier insbesondere die genetischen wie auch neurobiologischen Risiken darüber informieren, auf welche Mechanismen die betreffenden Kinder und Jugendlichen zurückgreifen können, wenn es gilt, die anstehenden Probleme zu lösen, vor allem darüber, warum es ihnen nicht gelingt, dies auf normkonforme Weise zu tun. Biologische Merkmale beschränken den Möglichkeitsspielraum für das psychische System. Risikofaktoren sind als distale eher indirekt, als proximale eher direkt mit dem auffälligen Verhalten verknüpft. Nachgewiesene distale Risikofaktoren für Dissozialität sind insbesondere ein niedriger sozioökonomischer Status, Armut, schlechte Wohnverhältnisse, wie sie etwa mit dem Wohnen in einem sozialen Brennpunkt verbunden sind. Armut und soziale Benachteiligung bedeuten prekäre Adressabilität, die wiederum das Selbstkonzept beeinträchtigt. Die Inklusion,

---

12 Das transaktionale Entwicklungsmodell ist eine Weiterentwicklung des interaktionalen Modells. Bei der Transaktion führt die Interaktion von Faktoren vonseiten des Organismus mit Faktoren vonseiten der Umwelt bei beiden zu einer Veränderung. Zum probabilistischen Ansatz der Entwicklungspsychopathologie vgl. auch Schleiffer (2012, Kap. 1).

d. h. der Zugang zu und die Beteiligung an den unterschiedlichen kommunikativen Funktionssystemen der Gesellschaft, wird zum Problem. Mit proximal wirkenden Risikofaktoren wird das Kind vor allem in seiner Familie, aber auch in der Schule sowie in der Wohngegend unmittelbar konfrontiert. Zu den proximal wirksamen familiären Risikofaktoren zählen vor allem Streitigkeiten der Eltern untereinander bis hin zu ihrer Trennung, Dissozialität und Kriminalität bei Eltern oder Geschwistern, überhaupt psychische Störungen, etwa eine Depression der Mutter oder eine Suchtproblematik beim Vater, vor allem aber Probleme der frühen Eltern-Kind-Beziehung sowie ein wenig erfolgreiches Erziehungsverhalten, das geprägt ist durch harte, bisweilen grausame, aber auch kaum vorhersehbare Strafaktionen. Beispiele für schulische Risiken wären etwa ein zu geringes Lob für Schulleistung, überhaupt eine Vernachlässigung der akademischen Leistung, eine Geringschätzung der individuellen Verantwortlichkeit der Schüler sowie ein mangelndes Zur-Verfügung-Stehen der Lehrkräfte bei der Problembewältigung ihrer Schüler. Risikofaktoren liegen selten isoliert vor, sondern in der Regel kumuliert als sogenannte Cluster. Sie addieren sich in ihren Auswirkungen und beeinflussen sich zudem auch gegenseitig. Der Einfluss der Risikofaktoren zeigt sich nicht nur bei der Entwicklung der Verhaltensstörung, sondern auch in ihrem weiteren Verlauf.

Ein weiterer proximal wirkender Risikofaktor ist eine deprivierte, durch Gewalttätigkeit und Drogenkonsum geprägte Nachbarschaft, in der Jugendliche »in schlechte Gesellschaft« geraten und den dort weitverbreiteten Einsatz von Gewalt als Konfliktlösungsstrategie übernehmen (Hart a. Marmorstein 2009). Vor allem Gleichaltrigen, den sogenannten Peers, kommt hierbei eine Vorbildfunktion zu, der pädagogisch nur schwer beizukommen ist. Dies betrifft auch Heime, Institutionen des Jugendarrests und Jugendgefängnisse (vgl. Gatti et al. 2009; Shapiro et al. 2010), aber durchaus auch unstrukturierte und vermeintlich kostengünstige Angebote einer »offenen Jugendarbeit«. Allerdings dürfte es sich bei der Konfrontation mit Gewalt doch um einen eher unspezifisch wirksamen Risikofaktor handeln, der sowohl externalisierende als auch internalisierende Verhaltensauffälligkeiten befördert (Mrug a. Windle 2010).

Darüber hinaus dürften die bekannten sozialen Kontextvariablen wie soziale Benachteiligung, Armut, Stress sowie Depression und Dissozialität aufseiten der Eltern das Risiko für eine dissoziale

Entwicklung nur dann erhöhen, wenn sie assoziiert sind mit einem ineffizienten Erziehungsverhalten der Eltern, das sich in Disziplinproblemen, in ihrem mangelndem Interesse und einer ungenügenden Aufsicht bemerkbar macht (Capaldi et al. 2003). Insofern kommt unter den Bedingungsfaktoren für dissoziales Verhalten den Besonderheiten der erzieherischen Kommunikation ausschlaggebende Bedeutung zu. Die Arbeitsgruppe um den amerikanischen Psychologen Gerald Patterson hat das erzieherische Verhalten der Eltern dissozialer Kinder und Jugendlicher eingehend untersucht und die empirisch gut belegte Theorie des »coercive cycle« aufgestellt (Patterson 1982). Nach diesem Modell lernen Kinder, deren Eltern nur über ineffiziente Erziehungsverhaltensweisen verfügen, dass es sich lohnt, den hohen Anschlusswert negativer Affekte auszunutzen. Mit ihrem frechen und aggressiven Handeln schaffen sie es, schon früh die intrafamiliäre Kommunikation und somit deren Adressierung zu kontrollieren.

Ein Beispiel soll diesen Mechanismus des Coercive Cycle veranschaulichen. Die Mutter bittet ihren Sohn, den Mülleimer hinunterzutragen. Dieser hat aber hierzu keine Lust und verspricht der Mutter daher, es »gleich« zu tun. Nach fünf Minuten erinnert die Mutter an die versprochene Unternehmung. Der Junge wiederholt seine Antwort, wiederum mit aufschiebender Wirkung. Erneut nach fünf Minuten das Gleiche. Der Ton wird allerdings etwas gereizter. Die Mutter fragt hörbar verärgert nach. Der Junge wird patzig: »Ich habe doch gesagt, gleich. Jetzt nicht!« Weitere Zeit vergeht. Auf ihre erneute Anfrage bekommt die Mutter zu hören: »Wie oft soll ich dir noch sagen, jetzt nicht, sondern gleich. Wenn's dich stört, bring doch den Müll selbst runter!« Die Mutter erschrickt, resigniert und macht sich selbst auf den Weg. – Was ist passiert? Der Junge macht die Erfahrung, dass er nur frech genug sein muss, damit er um etwas bekanntermaßen so Unangenehmes wie das Mülleimeruntertragen herumkommt. Sein ungezogenes Verhalten wird insofern belohnt, als es dazu führt, dass ein negativ bewertetes Ereignis, eben das Mülleimertragen, ausbleibt. Man spricht daher von negativer Verstärkung. Dieses Modell des Coercive Cycle, das mit statistisch elaborierten Methoden in vielen empirischen Untersuchungen nachgewiesen wurde, vermag nachzuzeichnen, wie sich eine aggressiv getönte Interaktion gegenseitig hochschaukelt und aufseiten des Kindes in eine dissoziale Störung mündet. Dann besteht die Gefahr, dass sich das Kind in seinem Verhalten auch außerhalb der Familie an diesem offensichtlich tauglichen Modell orientieren wird.

Dissoziales Verhalten lässt sich immer wieder auf ein Versagen der elterlichen Erziehung zurückführen. Die Eltern zeigen sich nicht in der Lage, ihre Kinder ausreichend zu beaufsichtigen. Sie werden der Disziplinprobleme einfach nicht Herr. Es entwickelt sich ein transaktionaler Teufelskreis zwischen den ineffizienten Erziehungspraktiken aufseiten der Eltern und dem dissozialen Verhalten aufseiten des Kindes (Dishion a. Patterson 2006). Das Kind wird frecher, die Eltern unduldsamer. Mit der Zeit erweisen sich nur noch aggressive und feindselige Kommunikationsbeiträge als anschlussfähig, wie Snyder und Patterson (1995) haben nachweisen können. Demnach machen dissoziale Kinder die Erfahrung, dass sich vornehmlich auf ein feindseliges und dissoziales Verhalten hin Reaktionen vorhersehen lassen. Verhalten sie sich etwa nett und freundlich, werden sie darin kaum jemals bestärkt. Im Gegenteil setzen sie sich in einem solchen Fall eher dem Verdacht aus, etwas Besonderes ausgefressen zu haben und nun »gut Wetter« zu machen oder sich gar eine neue »Nettigkeit« ausgedacht zu haben.

Der norwegische Dissozialitätsforscher Dan Olweus (1993, p. 39) charakterisiert das familiäre Klima, in dem dissoziale Kinder aufwachsen müssen, prägnant mit den Worten »too little love and care, too much freedom«. Diese Kinder erhalten von ihren Eltern zu wenig Liebe und zu wenig Aufsicht. Interessanterweise verweist der heute nicht mehr gebräuchliche, weil inzwischen allzu diskriminierende Begriff »Verwahrlosung«[13] gerade auf diesen Zusammenhang. Das Verb »verwahrlosen« bezeichnete nämlich ursprünglich einen transitiven, aktiven Vorgang. Eltern verwahrlosen ihre Kinder, wenn sie ihnen nicht die angemessene Sorge, Achtung und Aufmerksamkeit entgegenbringen, mit anderen Worten, wenn sie sie nicht angemessen adressieren. Dissoziale Kinder werden von ihren Eltern immer wieder nicht ausreichend voraussetzungslos geliebt, d. h. nicht als ganze Person akzeptiert. Ihre Bindungspersonen bringen nicht genügend Empathie auf, um deren Bedürfnisse ausreichend feinfühlig wahrnehmen und angemessen befriedigen zu können. Dissoziale Kinder werden die Bindungserfahrungen daher nur zu unsicheren Bindungskonzepten verarbeiten können. Diesbezüglich gibt es eine große Übereinstimmung zwischen dem Coercive-Cycle-Ansatz und der Bindungsfor-

---

13 Das Wort »Verwahren« leitet sich vom althochdeutschen *wara* ab, das »Acht« oder eben »Aufmerksamkeit« bedeutet (siehe zum Beispiel: http://www.duden.de/rechtschreibung/wahren [5.1.2013]).

schung (Kochanska et al. 2009; Schleiffer 2009). Vor allem bei Jungen finden sich Assoziationen zwischen einer desorganisiert-unsicheren Bindung und externalisierendem und aggressivem Verhalten (Fearon et al. 2010) sowie den oben beschriebenen Psychopathiemerkmalen (Bohlin et al. 2012).

Als zentrales Problem, welches ein dissoziales Handeln als Problemlösung sinnvoll erscheinen lässt, kann man daher ein prekäres Selbstkonzept infolge einer nur als unsicher erlebten Adressabilität bestimmen. Es darf als empirisch gesichert gelten, dass dissoziale Kinder und Jugendliche Probleme mit ihrem Selbstwert haben (Donnellan et al. 2005). Das Selbstkonzept wird schließlich in hohem Maße geprägt durch die Beobachtung der strukturellen Kopplung mit dem jeweiligen kommunikativen Kontext. Ein unsicheres Selbstkonzept ist Ausdruck der Überzeugung, nicht ausreichend sicher sein zu können, in der Kommunikation adressiert zu werden und sich so als Ursache von Wirkung bei anderen erleben zu können. Ist man selbstunsicher, hält man die Chancen, dass die eigenen Kommunikationsbeiträge Resonanz finden, für nur gering. Man erlebt sich als nicht ausreichend anerkannt.

Dissoziales Handeln als Problemlösungsversuch

Das Ergebnis der funktionalen Analyse, dass sich dissoziales Handeln anbietet, wenn eine Unsicherheit bezüglich der eigenen Adressierung wie auch der Thematisierung in der Kommunikation besteht, mag auf den ersten Blick überraschen. Schließlich assoziiert man doch für gewöhnlich dissoziales und aggressives Handeln mit einer eher gesteigerten Risikobereitschaft. Man denke nur an Verhaltensweisen, die als *risk-seeking behavior* bezeichnet werden, wie etwa das prominente U-Bahn-Surfen. Auch Schlägereien oder Stehlen scheinen doch ebenfalls eher geeignet zu sein, Unsicherheit zu erhöhen. Wie lässt sich nun verstehen, dass dissoziales Handeln den Grad der Vorhersehbarkeit steigert?

Ein einfaches Gedankenexperiment mag hilfreich sein. Fordert man Studenten oder Seminarteilnehmer auf, sich zu überlegen, wie sie ganz sicher beim Dozenten eine Reaktion hervorrufen können, die sie sich dann ursächlich selbst zuschreiben können, wird man fast ausschließlich solche Vorschläge zu hören bekommen, die auf störende, den normativen Erwartungen zumindest des Hochschullehrers eindeutig und vorhersehbar zuwiderlaufende Handlungsweisen zielen. Als Vorschläge bekommt man etwa zu hören: Sich-mit-dem-Nachbarn-laut-Unterhalten, Pfeifen, Auf-den-Tisch-Klettern, Laut-schmatzend-ein-Butterbrot-Vertilgen oder Ähnliches. Selten wird etwa die Idee geäußert, sich zu Wort melden zu wollen, um eine Frage zu stellen. Auch wenn man selbstverständlich nur dann, wenn die Teilnehmer dieses Experiments sich viele dieser Vorschläge in ihrem weiteren Verhalten dauerhaft zu eigen machen sollten, eine dissoziale Störung diagnostizieren könnte, wird doch schon deutlich, dass von einem abweichenden Handeln eine höhere Wirksamkeit erwartet wird. Die kommunikative Anschlussfähigkeit solcher Handlungen wird jedenfalls als höher eingeschätzt denn die normkonformer Handlungen.[14] Die Funktion der vorgeschlagenen Handlungsweisen besteht mithin darin, sich soziale Resonanz zu verschaffen, die eigene Adressierung zu erzwingen und sich die Gelegenheit zu verschaffen, sich so als Ursache einer Wirkung erleben zu können.

Besonders wirksam sind also Enttäuschungen normativer Erwartungen. Normative Erwartungen zeichnen sich dadurch aus, dass an ihnen auch im Enttäuschungsfalle festgehalten wird im Unterschied zu kognitiven Erwartungen, bei denen man sich im Enttäuschungsfalle durchaus lernbereit zeigt und sie dann zu ändern gewillt ist. Hat man sich etwa ein Buch eines systemtheoretisch orientierten Autors zur Psychopathologie besorgt und findet darin nicht Neues und Informatives, dann erwartet man fürderhin von diesem Autor nichts mehr. Man hat das vorher nicht gewusst und falsche Erwartungen gehegt. Der Fehler lag bei einem selbst. Nun weiß man es besser. Die Lektüre dieses Autors fortzusetzen wird sich nicht lohnen. Ganz anders ist der Umgang mit Enttäuschungen, wenn es um normative Erwartungen geht. Kommt etwa einem auf der Autobahn ein Falschfahrer entgegen, wird man im Überlebensfall dennoch bei der nächsten Fahrt erwarten, dass die Verkehrsteilnehmer ihre Fahrbahn korrekt benutzen. Wird eine normative Erwartung enttäuscht, wird also an ihr festgehalten und der Fehler nicht bei sich, sondern bei anderen gesucht. Mit dem Festhalten an normativen Erwartungen beweist man sich zudem bisweilen geradezu moralische Stärke. Hinzu kommt noch,

---

14 Pädagogikstudenten und insbesondere fertige Lehrer scheinen allerdings bei diesem Experiment gehäuft auch nichtdeviante Aktivitäten vorzuschlagen wie Nachfragen oder Eine-Diskussion-Provozieren. Dieser Befund lässt sich als Hinweis auf eine prosoziale *déformation professionelle* interpretieren.

dass die Enttäuschung normativer Erwartungen regelhaft negative Affekte provoziert, die im Vergleich zu positiven oder neutralen Affekten die Kommunikation weitaus stärker stimulieren. Es wird ein Handlungsdruck erzeugt, vor allem in Richtung Sanktionen. Dadurch kommt dem dissozialen Handeln die Funktion einer Sicherstellung der kommunikativen Adressierung zu. Dissoziales und insbesondere aggressives Verhalten befördern die Adressenbildung, vermag doch solchermaßen normabweichendes Verhalten überdies auch die eigene Thematisierung in der anschließenden Kommunikation sicherzustellen. Dieser Mechanismus lässt sich gut studieren etwa bei den Themen »Kinderschändung« oder »Fremdenfeindlichkeit und Ausländerhass« (vgl. Schleiffer 1996). Wir werden wütend, sind empört, äußern Ekel und fordern strafrechtliche Sanktionen. Negative Affekte sind offensichtlich besonders wirksam. Selbst noch so liberale Geister melden sich mit Forderungen zu Wort, die man sonst nur von Angehörigen der Law-and-order-Fraktion zu hören gewohnt ist.

Eine wichtige Funktion erwartungswidrigen Handelns besteht darin, sich seiner Handlungskompetenz zu vergewissern. Ein Kind empfindet schon ganz früh Befriedigung dabei, die Personen seiner Umgebung vorhersehbar beeinflussen zu können. Das Erleben, Ursache von Wirkung zu sein, ist für den Säugling ausgesprochen stimulierend. Bei dieser Erfahrung dürfte es sich um den Kern der Selbsterfahrung handeln. Hierbei ist der Säugling allerdings noch in hohem Maße auf seine Bezugspersonen angewiesen, deren Feinfühligkeit sich denn auch gerade darin beweist, dass sie ihrem Kind solche Erfahrungen in einer dem kindlichen Entwicklungsstand angemessenen Form ermöglichen, d. h., ohne das Kind unter- oder überzustimulieren. Es verwundert daher auch nicht, dass Kinder, die das Glück hatten, anlässlich der Kommunikation mit ihren feinfühligen Eltern eine sichere Bindungsorganisation ausbilden zu können, auch über ein besseres Selbstkonzept verfügen. Fördern die Eltern dies nicht oder nur unzureichend, muss das Kind nachhelfen und besondere Maßnahmen ergreifen, um sich selbst als handelnd erleben zu können. Hierbei wird es sich die besondere Anschlussfähigkeit negativer Affekte zunutze machen können. Quengeln oder gar Schreien kann dann die frühe Eltern-Kind-Interaktion prägen. Der ontogenetisch am frühesten nachweisbare Mechanismus, die eigene Autonomie zu betonen, besteht bekanntlich im verneinenden Kopfschütteln (Spitz 1992, S. 48). Später wird im Dienste dieser Selbstbehauptung dann die gereifte Motorik eingesetzt. Ab dem zweiten Lebensjahr lernt das Kind allmählich, Handlungen auch entgegen den Erwartungen der Eltern zu planen. Die Wahrnehmung der Erwartungsenttäuschung aufseiten der Eltern ist dann selbstbestätigend.

Eine liebevolle Erziehung zeichnet sich auch dadurch aus, dass es den Eltern gelingt, dem Kind ausreichende Spielräume für prosoziale Erwartungsenttäuschungen zu eröffnen:»Was du schon alles kannst, sogar das Geschirr in die Spülmaschine tun!« In einem solchen Fall hat es das Kind nicht nötig, sich die entwicklungsfördernden Erwartungsenttäuschungen immer oder auch nur vorzugsweise auf eine negative Art und Weise zu verschaffen. In negativer Richtung abweichendes Verhalten ist allerdings weit weniger aufwendig. Insbesondere ist das Kind diesbezüglich weit weniger vom Wohlwollen und der Feinfühligkeit seiner Bezugspersonen abhängig, sondern kann auf seine ihm zur Verfügung stehenden Mittel zurückgreifen. Es sind dies, im wahrsten Sinne des Wortes naheliegend, körperliche Mittel. Im Falle einer dissozialen Entwicklung etabliert sich in der Familie eine feindselige Kommunikation, die immer wieder negativ verstärkt wird, während prosoziales Handeln regelhaft nicht beachtet und nicht belohnt wird. Freundliche Kommunikationsbeiträge erweisen sich dem Kind als kaum anschlussfähig. Es wird dann gewohnheitsmäßig versuchen, die familiäre Kommunikation zu kontrollieren, indem es Ärger macht. So sichert sich das Kind seinen Einfluss, und die Aufmerksamkeit ist ihm dann hinreichend sicher. Es erlebt sich als in der familiären Kommunikation ausreichend thematisiert und adressiert. Wie bereits erwähnt, lassen sich die Auswirkungen einer unsicheren bzw. ausbleibenden Adressierung experimentalpsychologisch mit dem Still-Face-Experiment schon in sehr jungem Alter eindrucksvoll nachweisen. Bemerkenswert ist auch der Befund, dass bereits in diesem jungen Alter Geschlechterunterschiede zu bestehen scheinen, wenn es gilt, die Adresse zu rehabilitieren (Weinberg et al. 1999). So scheinen Mädchen emotional insofern stabiler zu sein, als sie über bessere Selbstregulationsstrategien verfügen. Im Unterschied zu den Jungen bevorzugen sie jedenfalls eher internalisierende Strategien, wenn sie sich von der frustrierenden Mutter abwenden und sich mit eher sich selbst beschäftigen.

Für die Adressierungsfunktion dissozialen Handelns findet sich in der neueren Literatur ein weiterer eindrucksvoller Beleg. Es ist dies die Great-Smoky-Mountains-Studie (Costello et al. 1996). Während der Durchführung einer epidemiologischen Längsschnittstudie zur psychischen Gesundheit von Kindern und Jugendlichen im nordamerikanischen Indianerreservat der Smoky Mountains ergab sich für die beteiligten Wissenschaftler die Chance, die Auswirkungen zu studieren, welche die Eröffnung eines Spielkasinos nach sich zog, die für die Forscher überraschend während des Untersuchungszeitraums stattfand. Die Einnahmen des Spielkasinos kamen dabei allen in diesem Reservat lebenden Cherokee-Indianern zugute. Auch wurden neue Arbeitsplätze geschaffen. Als Folge dieser Maßnahmen überschritten viele indianische Familien die Armutsgrenze. In den folgenden Jahren stellte sich heraus, dass es bei den Kindern, Jungen wie Mädchen, deren Familien nun nicht mehr arm waren, zu einem deutlichen Rückgang an dissozialen Verhaltensauffälligkeiten kam. Auch bei der Nachuntersuchung im Alter von 21 Jahren fanden sich bei ihnen deutlich weniger psychopathologische Auffälligkeiten, insbesondere weniger Drogen- und Alkoholprobleme (Costello et al. 2010). Bei den Kindern aus Familien, deren sozioökonomischer Status weiterhin schlecht blieb, fand sich hingegen unverändert ein hohes Maß an Verhaltensauffälligkeiten. Die gleichen Zusammenhänge wurden auch bei der Kontrollgruppe nichtindianischer Familien beobachtet. Dieses Resultat ließ sich auf die Verbesserung der ökonomischen Situation zurückführen, da alle indianischen Familien finanzielle Zuwendungen erhielten unabhängig vom jeweiligen beruflichen Engagement der Eltern. Eine Erklärung im Sinne einer sozialen Selektivität schied mithin aus. Vielmehr sprechen die Ergebnisse dafür, dass der verbesserte sozioökonomische Status für die Verhaltensänderung bei den betroffenen Kindern von ursächlicher Bedeutung war im Sinne einer sozialen Verursachung. Allerdings konnte nicht ausgeschlossen werden, dass es vorzugsweise die besser organisierten Familien schafften, das ihnen zusätzlich zur Verfügung stehende Geld dazu zu verwenden, um die Armutsgrenze zu überwinden. Bei der Suche nach den proximal wirksamen Mechanismen erwies sich nur eine der untersuchten Mediatorvariablen als aussagekräftig, nämlich das Ausmaß an elterlicher Aufsicht. Für andere als Mediatoren infrage kommenden Variablen wie etwa kritische Lebensereignisse, Vernachlässigung, inkonsistentes Elternverhalten oder mütterliche Depression ließ sich kein Effekt nachweisen. Das nunmehr verringerte dissoziale Verhalten der Kinder war insofern auf ein verändertes elterliches Erziehungsverhalten zurückzuführen, als die nunmehr nicht mehr armen Eltern ein größeres Interesse für ihre Kinder zeigten, diese besser beaufsichtigten und so eher wussten, wie und womit diese ihre Zeit verbrachten. Diese Gruppe der nicht mehr armen Familien unterschied sich zudem auch darin, dass sowohl die Zahl der Ein-Eltern-Haushalte abnahm als auch die von Doppelverdienerhaushalten zunahm. Dem dissozialen Verhalten der Kinder lässt sich die Funktion zuschreiben, die Adressierungschancen bei ihren Eltern zu erhöhen, wenn diese, ihre soziale Benachteiligung wahrnehmend, depressiv verstimmt und resignativ ihre Kinder in der erzieherischen Kommunikation nur eingeschränkt adressieren.

Vor allem aggressives Handeln lässt sich zur Klärung uneindeutiger Situationen nachhaltig einsetzen. Ein mehr oder minder gezielter Faustschlag lässt Zurechnungskonflikte erst gar nicht aufkommen, ist doch in einem solchen Fall eindrücklich klar, wer gehandelt hat und wer das Opfer ist. Ist man sich nicht sicher, wie sich die eigene Handlungsfähigkeit unter Beweis stellen lässt, weil hierfür vielleicht die kognitiven und materiellen Ressourcen fehlen oder sich auch keine passende Gelegenheit bietet, bleibt doch fast immer die Möglichkeit, aggressiv zu handeln. Hierzu braucht es recht wenig. Es handelt sich im wahrsten Sinne des Wortes um eine »trottelsichere« Methode, da sie nur geringer intellektueller Voraussetzungen bedarf. Um effektiv aggressiv sein zu können, hat man sich allerdings hierfür erst einmal zu motivieren. Dies geschieht dadurch, dass der Kommunikation vorzugsweise solche Informationen entnommen werden, die einen davon überzeugen, dass man sich füglich zu wehren habe. Insbesondere von einer interaktional verfassten Kommunikation lässt sich erwarten, dass mit der eigenen Thematisierung auch eine Adressierung der eigenen Person verbunden sein wird. Dissoziales und aggressives Handeln ermöglicht eine eindeutige Situierung des reziproken Mitteilungshandelns. Aggressivität befördert eine überzeugende Attribution und klärt so die Verhältnisse (Baecker 1996). Hierin dürfte auch die Faszination von Aggression begründet sein.

Der amerikanische Psychologen Kenneth Dodge (1993) hat diese besondere Art der Informationsverarbeitung als Defizit sozial-kognitiver Fähigkeiten beschrieben und sie auch experimentell nachweisen können. Demnach richten dissoziale Kinder und Jugendliche verstärkt ihre Aufmerksamkeit auf aggressive Sachverhalte. Eine als feindlich gesonnen erlebte Umwelt scheint sie regelrecht zu beleben.[15] Uneindeutige Situationen lösen sie auf, indem sie dem anderen von vornherein eine feindselige Absicht unterstellen. Im Zweifel meint es der andere nicht gut mit ihnen. Dodge spricht in diesem Zusammenhang von einem Attributionsfehler oder einer Attributionsverzerrung. Rempelt man etwa im Gedränge vor dem Kassenhäuschen aus Versehen einen dissozialen Jugendlichen an, wird man von ihm mit drohendem Unterton angeraunzt: »Ey, du, kannst du nicht aufpassen?« Dann dürfte es doch ratsam sein, auf einen Klärungsversuch zu verzichten und seine pädagogischen Ambitionen hintanzustellen.[16]

Dissoziale Kinder und Jugendliche konstruieren sich ein Weltbild, das die Enttäuschungsgefahr reduziert. Kann man schon von dem anderen kaum etwas erwarten, so befindet man sich doch auf der sicheren Seite, wenn man zumindest nichts Positives erwartet. Wünsche zu haben macht schließlich verwundbar. Die Welt ist eben schlecht und gemein, und es gilt das Recht des Stärkeren. Da alle nur an sich denken, muss man dies auch tun, soll überhaupt jemand an einen denken und einen adressieren. Auch in diesem Fall korrespondiert das Selbstbild mit dem Bild vom anderen im Sinne einer »theory of nasty minds« (Happé a. Frith 1996). Die Funktion solcher dissozialen Erwartungsstrukturen besteht darin, das psychische System zu entlasten. Dieses ist vorbereitet, wenn es sich zu entscheiden hat, wie es weitermachen soll. Die klare Einteilung der Welt in Freund und Feind, in Täter und Opfer ist denn auch handlungsanleitend und insofern auch durchaus selbstwertstabilisierend. Wird man angegriffen, braucht man nicht erst groß zu überlegen. Noch besser ist es allerdings, wenn man dem anderen zuvorkommt. So lässt sich dann auch eine Erstschlagstrategie begründen.

---

15 Daher erweist sich auch die Invektive »Hurensohn« bei Angehörigen von Subkulturen mit »Migrationshintergrund« als kommunikativ ungemein anschlussfähig. Dieses Wissen lässt sich denn auch ausnutzen, sucht man Streit. Als funktional äquivalent erwies sich im Frühjahr 2012 das provokante Zeigen der bekannten Mohammed-Karikaturen des dänischen Zeichners Kurt Westergaard durch Angehörige der rechtsextremen Spitterpartei Pro NRW. Wie zu erwarten, reagierten die radikalislamischen Salafisten mit Gewalt. Da aber nur eine Handvoll der rechten Aktivisten als Adressaten zur Verfügung stand, richteten sich die Gewaltaktionen dann gegen die Polizeibeamten.

16 Massenmediale breite Resonanz erfuhr das Schicksal eines Mannes, der Ende 2007 in der Münchner U-Bahn zwei Jugendliche aufforderte, sich an die Gebote zu halten und die Zigaretten auszumachen. Die Mitteilung dieser Erziehungsabsicht machte die Jugendlichen wütend. Sie fügten dem Mann lebensgefährliche Verletzungen zu.

Zu überlegen, ob es noch andere Interpretationsmöglichkeiten für den oben erwähnten Rempler geben könnte, macht die Sache schließlich nur kompliziert. Dann könnte es sich vielleicht herausstellen, dass es mit der eigenen sozialen und intellektuellen Kompetenz doch nicht so weit her ist und dass einem eigentlich nichts anderes einfällt. In der Tat erweisen sich die Problemlösungsvorschläge dissozialer Kinder immer wieder als qualitativ wie auch quantitativ recht dürftig. Diese inzwischen vielfach nachgewiesenen Informationsverarbeitungsprozesse dissozialer Kinder und Jugendlicher dienen ihrer Anpassung, auch wenn sie als Defizite beschrieben werden. Dies zeigt sich auch daran, dass sie ihre Strategien durchaus als gut und erfolgreich bewerten. So lässt sich bei aggressiven Personen immer wieder ein gehobenes Selbstwertgefühl beobachten (Baumeister et al. 1996). Die Beobachtung der Kommunikation als feindselig gegen einen gerichtet erleichtert jedenfalls die Orientierung. Ist man sich selbst zu unsicher, wird man dagegen anlässlich freundlicher Mitteilungen den Verdacht hegen, sie könnten nicht ehrlich gemeint sein, und sich leicht »verarscht« vorkommen. Bestenfalls wird man mit solchen kommunikativen Ereignissen wenig anfangen können. Dissoziale Menschen fühlen sich anlässlich ihrer Beteiligung an einer feindseligen Kommunikation dagegen sicher aufgehoben. Deswegen ist sie ihnen auch so wichtig. Das selbstbestätigende Erlebnis, der »narzisstische Triumph« (Mentzos 2009, S. 255), der sich bei aggressiv-destruktiven Handlungen einstellt, ist dann so faszinierend, dass an zukünftige Schäden und Nachteile für die eigene Person nicht gedacht wird oder sie zumindest billigend in Kauf genommen werden.

Dissoziale Menschen tun sich also schwer, mit uneindeutigen Situationen und mit Ambivalenzen umzugehen. Die Frage, wie es bei ihnen zu dieser Unsicherheitsintoleranz gekommen ist, kann immer nur für den Einzelfall beantwortet werden, da auch diesbezüglich unterschiedliche äquifinale Entwicklungspfade anzunehmen sind. Grundsätzlich ist jede Klärung uneindeutiger Situationen mit einer Investition von Zeit und Mühe verbunden. So ist es etwa, will man eine unklare Situation in beiderseitigem Einvernehmen klären, doch zumeist notwendig, mit dem anderen zu sprechen, ihn zu fragen, warum er oder sie sich so und nicht anders verhalten hat. Man hat sich also zu bemühen herauszufinden, was den anderen denn zu seinem Handeln bewogen hat. Für das Verstehen des anderen bedarf es der Empathie, des Einfühlungsvermögens.

Diese Empathie lassen, wie bereits erwähnt, gerade die dissozialen Angehörigen der Subgruppe der »frühen Starter« vermissen. Auch wenn sich die Vermutung einer genetischen Verursachung dieses Mangels erhärten sollte, lässt sich dennoch dieses gefühllose Handeln auch als eine Form der Empathieverweigerung verstehen. Eine solche Neigung ließe sich dann biografisch als Resultat der strukturellen Kopplung mit einer wenig liebevollen Erziehungskommunikation begreifen. In einem solchen Falle hätten die betreffenden Kinder und Jugendlichen einen gekonnten Umgang mit Empathie nicht lernen können. Dieser Mangel muss sich insbesondere in für sie unübersichtlichen Situationen, deren Klärung Empathie erfordern würde, bemerkbar machen. So können sich ausreichend feinfühlige Eltern in die Lage ihres Kindes hineinversetzen, auch und gerade wenn es ihm nicht gut geht, etwa wenn es sich ärgert, wütend oder traurig ist. Sie werden die negativen Affekte des Kindes wahrnehmen, es aber bei dieser Wahrnehmung nicht belassen, sondern dem Kind dabei helfen, diese negativen Affekte so zu regulieren, dass sein psychisches System nicht dekompensiert. Der amerikanische Psychoanalytiker und Entwicklungspsychologe Daniel Stern hat die Rolle der Eltern beim Erlernen dieser Affektregulation beschrieben (1992). Eltern spiegeln demnach beim sogenannten »affect attunement«, bei der Affektanpassung, den vom Säugling gezeigten Affekt nicht einfach nur wider, sondern tun dies in einer etwas veränderten Form, die aber, und das ist entscheidend, für das Kind nun erträglicher ist. Damit geben sie ihrem Kind einen Hinweis, wie es mit diesem negativen Affekt bei nächster Gelegenheit selbst umgehen kann. Im Vertrauen auf die eigene Fähigkeit zur Affektregulation brauchen solchermaßen gut angeleitete Kinder dann auch keine Angst mehr zu haben vor Situationen, die bei ihnen starke Affekte auslösen könnten, weil sie nun erfahren haben, dass sie mit ihnen angemessen umgehen können. Sie fühlen sich diesbezüglich sicher.

Eltern dissozialer Kinder machen sich nicht die Mühe, ihrem Kind ihre Handlungen zu begründen. Ihr Erziehungsverhalten wird als »hart« und dabei auch als »inkonsistent« beschrieben (Hoeve et al. 2009). Insbesondere Kinder, die Misshandlungen durch ihre Bezugspersonen ausgesetzt sind, können nicht verstehen, was ihnen geschieht, zumal man davon ausgehen kann, dass Letzteren die Motive zu solchermaßen inakzeptablem Handeln kaum bewusst sind und sie ihren Kindern daher auch hierüber kaum jemals Auskunft geben. Das

Handeln ihrer personalen Umwelt erleben diese Kinder so als weitgehend unmotiviert. Es passiert für sie einfach. Empathie gerät für sie daher zur Zumutung. Die Investition von Empathie erscheint ihnen als ein lästiges und wenig Erfolg versprechendes Unternehmen. Ohne ausreichende Vorbilder und Routinen ist ein gefühlsbetonter und somit auch ein moralischer Diskurs einfach zu aufwendig. Fernsehfilme vom Rosamunde-Pilcher-Typ sind nicht ihre Sache, und wenn, dann nur heimlich. Für eine solche Sicht sprechen auch die klinischen Beobachtungen an dissozialen Psychopathen, die bei theoretischen moralischen Fragestellungen durchaus gut und bisweilen sogar überdurchschnittlich gut abschneiden, sich jedoch aus Mangel an Empathie im täglichen Leben unmoralisch verhalten (Bzdok et al. 2012). Sie werden daher auch ihr eigenes Handeln nicht begründen wollen, zumindest kaum auf innere Beweggründe zurückführen können. Sie machen einfach »ihr Ding«. Sie sind rücksichtslos, unwillig und unfähig, sich mit den Affekten ihrer Interaktionspartner zu beschäftigen (vgl. Sharp 2007). Da sie dann deren kommunikativen Beiträgen nicht genügend situationsdefinierende Informationen entnehmen werden, sieht es so aus, als ob sie besonders wagemutig und furchtlos seien (vgl. Rothbart a. Bates 1998; Lahey a. Waldman 2003). Ihnen wird dann als biologischer Risikofaktor ein besonderes Temperament, das sich in hyperaktivem Verhalten, in einer übergroßen Irritabilität wie auch in einer starken Impulsivität bemerkbar macht, zugeschrieben. Insofern kommt der Impulsivität, die zumeist definiert wird als eine Unfähigkeit, warten und unerwünschtes Verhalten zurückstellen zu können (Dalley et al. 2011), durchaus eine Funktion zu. Eine solche Selbsttrivialisierung erspart lästiges Nachdenken. Bestehen, wie es bei dissozialen Kindern und Jugendlichen häufig der Fall ist, zudem noch neuropsychische Defizite, welche die motorische Koordination, die Integration akustischer und visueller Reize, die Sprachentwicklung, ja die Intelligenzentwicklung und damit das Lernen und die Anpassungsfähigkeit überhaupt beeinträchtigen, werden die Erfolgsaussichten für eine normkonforme Beteiligung an der Kommunikation zusätzlich verringert.

Erziehungsprobleme

Dissozialität dürfte mithin die Funktion zukommen, die Adressierung in der Kommunikation sicherzustellen. Nicht willens, die Unsicherheit der selbstbestätigenden kommunikativen Adressierung auszuhalten, versuchen dissoziale Personen, diese Adressierung zu erzwingen und sie so zu kontrollieren. Im erzieherischen Kontext geschieht dies typisch dadurch, dass sie gegen die ihnen in der pädagogischen Kommunikation mitgeteilte Erziehungsabsicht opponieren. Ohne ausreichendes Vertrauen in die gute Absicht ihrer Erzieherinnen und Erzieher ist ihnen die normkonforme Beteiligung an der Erziehungskommunikation einfach zu riskant. Schließlich geschieht Erziehung mit der Absicht, den Adressaten dieser Kommunikation zu verändern. Daher zeigen dissoziale Kindern und Jugendliche auch eine Intoleranz gegenüber der Asymmetrie der Erziehungssituation, die ihre Erziehungsschwierigkeit begründet. Im Unterschied zu Kindern, bei denen eine Störung aus dem weiten Autismusspektrum (vgl. Schleiffer 2012, Kap. 4) vorliegt, haben dissoziale Kinder keine Probleme damit, zu verstehen, dass ihnen eine Erziehungsabsicht mitgeteilt wird. Gerade dieses Verständnis eröffnet ihnen aber die Möglichkeit, diese Mitteilung auch abzulehnen. Die kommunikativen Probleme machen sich so weniger auf der fremdreferenziellen Seite der Information bemerkbar denn auf der Seite der Selbstreferenz, mithin bei der Mitteilung. Dass man keine Tiere quält oder seine Klassenkameraden nicht bestiehlt, weiß in der Tat »jedes Kind«. Im Unterschied etwa zu hörgeschädigten Kindern, die nicht oder nur schlecht hören können, wollen dissozial erziehungsschwierige Kinder nicht hören. »Von dir lasse ich mir nichts sagen!«, gehört bekanntlich zu den Standardsätzen nicht nur erziehungsschwieriger Kinder und Jugendlicher, sondern auch erwachsener Personen, wenn sie sich durch ein »lehrerhaftes« Verhalten ihres Kommunikationspartners bedrängt fühlen.[17] Will man sich erziehen lassen, hat man zu tolerieren, dass sich das eigene psychische System verändert, was notwendig ein Risiko impliziert. Insbesondere bei dissozialen Kindern und Jugendlichen, die das Gros der Klientel der stationären Jugendhilfe ausmachen dürften, lässt sich geradezu eine »Mitteilungsallergie« ausmachen. Im professionellen Erziehungssystem befördert jedenfalls die Verweigerung der Teilnahme an der dortigen Kommunikation, vom Nichtaufpassen bis zur Höchstform des Schulschwänzens, die angestrebte Adressierung und Thematisierung. Schließlich besteht Schulpflicht. Auch ist in diesem

---

17 (Hoch-)Schulen sind Institutionen, in den risikoarm erzogen werden darf. Das Risiko jedenfalls, mit dem Epitheton »lehrerhaft« versehen zu werden, ist dort doch vergleichsweise gering.

auf Erziehung spezialisierten Funktionssystem im Unterschied zum multifunktionalen Sozialsystem Familie ein konfliktneutralisierender Wechsel des Kommunikationsthemas nicht ganz so einfach vorzunehmen. Gerade in dieser Bevorzugung des selbstreferenziellen Anschlusses ähnelt die schulische Kommunikation allerdings der gewohnten familiären Kommunikation mit der Konsequenz, dass sich die intrafamiliären Probleme leicht auf die schulische Situation übertragen lassen. Es entwickelt sich ein sich selbst verstärkender Zirkel: Je weniger es der schulischen Kommunikation gelingt, Wissensvermittlung zu betreiben und so einen fremdreferenziellen Anschluss zu bevorzugen, desto anfälliger wird sie bezüglich Störungen, die wiederum einen selbstreferenziellen Anschluss nahelegen.

Da dissoziale Kinder und Jugendliche schon grundsätzlich nicht erwarten, ausreichend in und von der Kommunikation adressiert zu werden, müssen sie die Beteiligung an einer asymmetrisch konfigurierten Kommunikation als eine besonders riskante Herausforderung erleben. Dies zeigt sich auch in der Hilfekommunikation zwischen Klient und Helfer. Beim Helfen handelt es sich wie beim Erziehen gleichermaßen um eine absichtsvolle wie auch asymmetrisch konfigurierte Kommunikation. Während Erziehung die noch unmündigen Kinder und Jugendlichen zu mündigen erwachsenen Bürgern machen will und insofern ein »noch nicht« signalisiert, lässt sich die Hilfebeziehung beschreiben als

»eine Kommunikation, die darüber informiert, dass ein Defizit besteht, mitteilt, dass dieses Defizit behoben werden soll, und verständlich macht, dass zwischen dem Bestehen eines Defizits und seiner Behebung nicht etwa ein kausal verlässlicher, sondern ein höchst kontingenter Zusammenhang besteht« (Baecker 1994, S. 99).

Dabei gibt das psychische System des Hilfeempfängers die Kriterien vor, »unter denen es bereit ist, sich beeindrucken zu lassen« (Willke 1987, S. 333). Der professionelle Helfer hat mithin zu akzeptieren, dass der Erfolg seiner Hilfebemühungen für ihn letztlich ebenso unkalkulierbar bleiben muss wie der Erfolg der Erziehungsbemühungen für den Erzieher. Dissoziale Menschen lassen sich nur ungerne helfen. Mit einem »Gerade von dir lasse ich mir nicht helfen. Lieber verzichte ich auf ...« wird dann die Ablehnung jeglicher Hilfe verbalisiert. Hilfe wird als Bedrohung erlebt, wenn es an Vertrauen fehlt. Dieses ist aber notwendig dafür, sich einer solchen asymmetrisch konfigurierten Situation auszuliefern. Jede Artikulation von Hilfebedarf macht zwangsläufig abhängig von derjenigen Person, die diese Hilfe anbietet. Besteht ein zu großes Autonomieproblem, wie es typisch bei Adressaten der Jugendhilfe auszumachen ist, dann wird diese Asymmetrie schnell als Bedrohung für das gesamte Selbst wahrgenommen. Hilfsbedürftigkeit wird mit Hilflosigkeit gleichgesetzt in der Furcht, dass man bis auf den Hilfewunsch nichts mehr zu vermelden habe.

Die Programme der Erlebnispädagogik verzichten daher weitgehend auf die Mitteilung der Erziehungsabsicht, um ihre erziehungsschwierige Klientel nicht zu verschrecken. Stattdessen werden die Kinder und Jugendlichen systematisch mit Situationen konfrontiert, die ihnen Gelegenheit geben, sich auf erwünschte Weise selbst zu sozialisieren. Im Gegensatz zu den populären, aber devianten Formen riskanten Verhaltens handelt es sich hierbei um prosoziales *risk-seeking behavior*. Sich freiwillig einem Risiko auszusetzen lässt sich als angstreduzierender Mechanismus begreifen, ist doch der eventuelle Schaden auf das eigene Handeln und auf eine eigene Entscheidung zurückzuführen (Luhmann 1990b). Daher lässt sich mit Risikobereitschaft denn auch durchaus Kompetenz und Willensstärke demonstrieren. Wenn es jedenfalls auf dem Meer bläst und stürmt, wird erzieherische Kommunikation entbehrlich, da auch der widerspenstigste Zögling aus gutem, weil schon überlebenswichtigem Grund seinen Erziehungswiderstand aufgeben und das Segel reffen wird. Hierfür bedarf es keines Pädagogen, bloß eines sachkundigen Menschen, eines Seemanns. Das Meer, die Berge und die Natur erziehen gewissermaßen störungsfrei.

Dissoziale Personen können nicht das Vertrauen aufbringen, das nötig ist, sich an solchermaßen riskanten Kommunikationen wie der Erziehung oder der Hilfe zu beteiligen. Bekanntlich lässt sich mithilfe durchaus drohen: »Freundchen, dir werde ich helfen!« Für dissoziale Personen ist es alles andere als selbstverständlich, dass man es mit ihnen gut meint. Positive Affekte verunsichern, sind sie doch mit ihrem dichotomen Erwartungsstrukturen von Täter und Opfer nicht vereinbar. Daher wird auch die Beteiligung an einer psychotherapeutischen Hilfekommunikation vermieden. Schließlich impliziert die Übernahme der Patientenrolle immer eine mehr oder weniger vollständige Suspendierung von Verantwortlichkeit. Diesbezüglich ähnelt die Patientenrolle der Kindrolle, mit der die Betreffenden doch zumeist schlechte Erfahrungen verbinden. Wird dissoziales oder delinquentes Verhalten als Ausdruck einer Krankheit und Symptom einer psychiatrischen Störung gedeutet, wird es damit nicht oder zumindest nur eingeschränkt als Handlung zugerechnet. Schreibt man dem normabweichenden Verhalten die Funktion zu, sich gerade der selbstbestätigenden Handlungskompetenz zu versichern, dann kann die psychiatrische Hilfekommunikation die Selbsthilfebemühungen des dissozialen Nichtpatienten nur unterminieren. Dazu kommt es auch, wenn etwa von besonders »sozialen« Helferinnen und Helfern der »Gesellschaft« die Schuld zugeschrieben wird. Die dissoziale Person erlebt sich dann auf den riskanten Modus des Erlebens verwiesen, bei dem das, was passiert, der Umwelt des psychischen Systems zugerechnet wird.[18]

Ein Fall

Der 17-jährige Igor, ein russlanddeutscher Jugendlicher aus einer ausgesprochen gewaltaffinen Problemfamilie, wird nach einer parasuizidalen Handlung ohne sein Einverständnis in einer kinder- und jugendpsychiatrischen Klinik aufgenommen. Da er an die dort tätigen professionellen Helfer keinen Behandlungsauftrag richtet, wird er nach einigen Tagen als für eine Therapie unmotiviert entlassen. In der Folgezeit nehmen die Verhaltensauffälligkeiten des jungen Mannes sogar noch deutlich zu. Er quält Tiere sowie auch seinen behinderten Bruder. Die Vermutung liegt nahe, dass Igor die Aufnahme in eine psychiatrische Klinik als eine Aktion erlebt hat, die seinen Selbstwert gefährdete. Offenbar fühlte er sich genötigt, seine iatrogen infrage gestellte Handlungskompetenz hernach eindeutig unter Beweis stellen zu müssen.

Die Adressenprobleme betreffen die Teilnehmer einer Hilfekommunikation gleichermaßen. Sie bedingen sich wechselseitig. So wird nicht nur das Geholfenbekommen von dem dissozialen Jugendlichen als Risiko erlebt. Auch das Anbieten von Hilfe ist für die professionellen Helfer und Helferinnen mit einem nicht unbeträchtlichen Risiko verbunden (vgl. Schleiffer 2008). Dissoziale Klienten suchen die Adressierung durch ihre professionellen Helfer ebenso zu vermeiden, wie sie diese nicht adressieren wollen. Den Helfer wird eine solche

---

18 Erfahrungsgemäß geben denn auch dissoziale Personen dem Aufenthalt im »Knast« den Vorzug gegenüber dem in einer »Klapse«.

Nichtanerkennung als Helfer beschämen. Der am Helfen gehinderte Helfer weiß nicht weiter und wird sich selbst hilflos vorkommen, kann er doch sein Hilfsangebot nicht »an den Mann oder die Frau bringen«. Schließlich bestimmt letztlich der Adressat darüber, ob eine Hilfekommunikation zustande kommt oder nicht. Dissoziale Klienten wissen diese Konstellation zu nutzen. Dieses narzisstische Problem aufseiten des verhinderten Helfers und der damit einhergehende negative Affekt werden noch größer, wenn diese prekäre Kommunikation von anderen beobachtet wird, wie es typisch ist für die Gruppenerziehung etwa in Förderschulen oder sozialpädagogischen Institutionen.

Eine offenbar von professionellen Helfern in jüngster Zeit häufig genutzte Möglichkeit, die eigene Helferadresse zu sichern, besteht darin, seinem Klienten die kommunikative Beteiligung aufzuzwingen. Da körperliche Gewalt als symbiotischer[19] Mechanismus zur Sicherung der Kommunikation schon seit geraumer Zeit nicht mehr zur Disposition steht, muss auf subtilere Methoden zurückgegriffen werden. Gemeint sind pädagogische Programme wie etwa das Antiaggressivitätstraining oder Antigewalttraining, die derzeit Konjunktur haben, vor allem im Strafvollzug und in der stationären Jugendhilfe, die aber offenbar zunehmend auch im (sonder)schulischen Bereich durchgeführt werden. Als theoretische Grundlage dient die »konfrontative Pädagogik« (Weidner u. Kilb 2011), um die eine polarisierte Auseinandersetzung entstanden ist.[20] Dass diese Programme bevorzugt im Zwangskontext eingesetzt werden, kann nicht verwundern, besteht doch für den dort tätigen Helfer ein besonders hohes Risiko, als Helfer nicht anerkannt zu werden. Schließlich dürfte der euphemistisch als »verbindlich« (vgl. Ahrbeck u. Stadler 2000) bezeichnete

---

19 Die kommunikativen Funktionssysteme der Gesellschaft regulieren mithilfe »symbiotischer« Mechanismen ihr Verhältnis zur körperlichen Umwelt (Luhmann 1984, S. 337 ff.). Vor allem in Krisensituationen setzt Kommunikation auf den Körper und sichert so ihre Fortsetzung. »Solange du deine Füße unter meinen Tisch stellst, hast du zu gehorchen«, war die einschlägige pädagogische Formulierung, von der zumindest in früheren Zeiten verunsicherte Väter den Erfolg, wenigstens aber die Fortsetzung der erzieherischen Kommunikation erhofften.
20 Vgl. die Beiträge in Heft 4/2005 der Zeitschrift *Behindertenpädagogik*. Diesbezüglich sei verwiesen auf die aktuelle Debatte über die Fürsorgeerziehung der Jahre 1950 bis ca. 1970, die davon zeugt, dass in diesen Jahren menschenrechtswidrige Praktiken einer »schwarzen Pädagogik« durchaus systematisch zur Anwendung kamen (AFET 2009). Körperliche Züchtigungen, das Wegsperren in Isolierzellen oder auch Zwangsarbeit dienten nicht zuletzt dem Ziel, die Adressierung in der erzieherischen Kommunikation zu sichern im Sinne von symbiotischen Mechanismen. Die »konfrontative« Pädagogik lässt sich insofern durchaus als moderne Form dieser »schwarzen« Pädagogik beobachten.

Aufenthalt etwa in einer Haftanstalt oder in einer geschlossenen Institution die jede Kommunikation fundierende doppelte Kontingenz[21] doch erheblich einschränken. Der professionelle Helfer kann daher nie sicher sein, inwieweit es sich bei der Mitteilung seines Klienten, Hilfe erhalten zu wollen und sich an einem solchen Programm zu beteiligen, um eine kontingente Selektion, d. h. um eine Auswahl unter mehreren gegebenen Möglichkeiten, handelt. Und wenn, lässt sich der Verdacht auf eine eher opportunistische Motivlage beim Klienten im Sinne eines »Anschleimens« kaum ausräumen.

Die Beobachtung der eigenen Adresse als unsicher muss das Selbstwertgefühl herabsetzen. Das Resultat einer solchen Selbstbeobachtung beschämt. Angst um das eigene Selbstbild kommt auf, wobei zumindest anfänglich die Ursache für die Selbstwertbeschädigung einer kommunikativen Umwelt zugeschrieben wird, die einen für nicht ausreichend der Rede wert hält und von der man sich als nicht genügend adressiert erlebt. Unterscheidet man zwischen Gefahr und Risiko, dann sollte eine mangelhafte Adresse als Gefahr erlebt werden. Luhmann (1991, S. 30 f.) unterscheidet zwischen zwei Möglichkeiten, mit der Unsicherheit in Bezug auf künftige Schäden umzugehen:

> »Entweder wird der etwaige Schaden als Folge der Entscheidung gesehen, also der Entscheidung zugerechnet. Dann sprechen wir vom Risiko, und zwar vom Risiko der Entscheidung. Oder der etwaige Schaden wird als extern veranlasst gesehen, also der Umwelt zugerechnet. Dann sprechen wir von Gefahr.«

Im Falle der Dissozialität kommt es zu einer Umkehrung dieser Verhältnisse. Dissoziale handeln und können so die Folgen dem eigenen psychischen System zurechnen, was offensichtlich als weniger beängstigend erlebt wird. Im Unterschied zum depressiven Modus (vgl. Kap. 4) des Umgangs mit Angst und Unsicherheit, bei dem die eigene Adresse zurückgenommen und verleugnet wird im Sinne einer Selbstexklusion, drängen dissoziale Personen die eigene Adresse mehr oder weniger gewaltsam und rücksichtslos ihrer personalen Umwelt auf. Körperliche Gewalt sichert im Sinne eines symbiotischen Mechanismus den kommunikativen Anschluss, indem sie die körperliche Unversehrtheit des anderen bedroht, damit dessen Adresse

---

21 Kommunikation kommt nur zustande, wenn sich die Mitteilungen als kontingent, d. h. als weder notwendig noch als unmöglich, wahrnehmen lassen (Luhmann 1984, S. 152).

beschädigt und bei ihm selbstschützende Aktionen provoziert. Seine Reaktion, die andere Wange hinzuhalten,[22] ist erfahrungsgemäß doch eher selten zu befürchten. Aber auch, wenn es dem Kontrahenten in realistischer Einschätzung der Kräfteverhältnisse ratsam erscheinen sollte, einen unrühmlichen Rückzug antreten zu sollen, dürfte der belastende Affekt der Scham nun erfolgreich beim Interaktionspartner deponiert sein.[23]

Eine andere Möglichkeit des Umgangs mit Scham besteht darin, sich absichtlich selbst hässlich[24] und schlechtzumachen, um so negative Affekte zu provozieren. Dieser Mechanismus dürfte vielen Aktionen fremdenfeindlicher und rassistischer Gewalt zugrunde liegen (vgl. Schleiffer 1996). Für diese Vermutung spricht schon der empirische Befund, dass es dieselben Risikofaktoren sind, die sowohl mit der Ausbildung rechtsextremer und fremdenfeindlicher Einstellungen als auch mit der Entwicklung einer aggressiven und dissozialen Persönlichkeit korrelieren. Die bewusst vorgenommene Verleugnung der millionenhaften Ermordung jüdischer Menschen kann schließlich nur entsetzen. Diese affektive Reaktion ist gerade in Deutschland mit einem sehr hohen Sicherheitsgrad erwartbar. Auch Personen, die Gräber schänden oder Menschen mit Behinderung attackieren und so beschämen, wissen über die hervorragende kommunikative Anschlussfähigkeit eines solchen unmoralischen und skandalösen Handelns. Sieht man in der Moral eine »besondere Form von Kommunikation, die Hinweise auf Achtung oder Missachtung mitführt« (Luhmann 1990c, S. 18), dann führen rechtsradikale und fremdenfeindliche Jugendliche gewissermaßen einen moralischen Dauerdiskurs, der aufgrund seiner ausgeprägten Vorhersagbarkeit dem psychischen System die Sicherheit gibt, dass die für seine autopoietische Reproduktion notwendige strukturelle Kopplung ans soziale System gewährleistet ist. Typischer-

---

22 »Und wer dich schlägt auf einen Backen, dem biete den andern auch dar; und wer dir den Mantel nimmt, dem wehre nicht auch den Rock«, heißt es im Lukasevangelium (Kapitel 6, Vers 29).
23 Als extremes Beispiel für den Einsatz eines solchen Abwehrmanövers gegen Scham, der von der Psychoanalyse als projektive Identifizierung beschrieben wird (vgl. Lansky 2008), mag der sogenannte Foltermord in Siegburg dienen. Im Jahre 2006 quälten drei Gefangene der Siegburger Justizvollzugsanstalt einen 20-jährigen Mithäftling über viele Stunden, wobei sie ihn zu entsetzlichen, entwürdigenden Handlungen zwangen. Zuletzt zwangen sie ihn, sich selbst umzubringen. Die Funktion des Schamgefühls besteht in der Regulierung der Adressabilität. Schämen wir uns, dann möchten wir uns in ein »Mauseloch« verkriechen. Wir verbergen unser Gesicht. Die Selbsttötung wäre dann die ultimative Form der Selbstdeadressierung (vgl. Kap. 5).
24 Auch Uniformen verdeutlichen die Adresse.

weise wird die moralische Qualifikation einer Person als »schlecht« gegenüber der gesamten Person vorgenommen. »Kevin quält zwar kleine Katzen, ist aber sonst ein guter Kerl«, wäre ein ungewöhnliches Urteil. Die Kommunikation mit einer solchen Person wird dann doch eher gemieden. Das offensichtlich unmoralische Handeln wie etwa die Leugnung der Holocaust-Verbrechen ermöglicht es, eine weitgehende kommunikative Exklusion und reziprok hierzu eine Inklusion unter Gesinnungsgenossen zu provozieren und so die Adressabilität zu kontrollieren. Dadurch lässt sich das belastende Adressenproblem als Folge des eigenen Handelns sich selbst zuschreiben. Man braucht sich nicht mehr so sehr als Opfer der Verhältnisse zu erleben. Die Exklusion aus der Kommunikation wird so, weil selbst vorgenommen, doch noch erträglich. Eine solche Attribution dürfte das gefährdete Selbstkonzept entlasten, wie überhaupt die rücksichtslose Übertretung von Gesetzen und moralischen Geboten durchaus als Beweis für persönliche Stärke und Souveränität herangezogen werden kann. Sanktionen lassen sich dann auch billigend in Kauf nehmen.[25] Jedenfalls darf man darauf bauen, dass

> »das Böse fasziniert [...], während das Gute aufgrund seiner Unauffälligkeit und Selbstverständlichkeit fast schon den Anstrich des Langweiligen hat« (Pieper 2008, S. 7).[26]

Insofern erscheint denn auch Skepsis angebracht gegenüber solch wohlmeinenden TV-Spots gegen Fremdenfeindlichkeit, mit denen der TV-Zuschauer während der London-Games unablässig konfrontiert wurde. Je einhelliger Fremdenfeindlichkeit und Rassismus abgelehnt werden, desto anschlussfähiger dürften sich provokative Abweichungen von diesem Common Sense ausnehmen.

Ist das Verhaltensrepertoire aus äußeren Gründen eingeschränkt, wie etwa unter Haftbedingungen, lässt sich die Adressensicherung lediglich auf der Fantasieebene herstellen. So kann man beobachten, dass sich die dissozialen Mädchen in einer Jugendstrafanstalt die Lippen anmalen und sich hübsch machen. Auch scheinen sie sich nichts

---

25 Es handelt sich um eine seit alters bekannte Strategie, wie ein Zitat von Montaigne (1533–1592) beweist: »Mir ist es ein solches Vergnügen, gekannt und beurteilt zu werden, dass es mir fast gleich gilt, ob es im lobenden oder tadelnden Sinne geschieht« (Montaigne, zit. nach Staborinski 1998, S. 213).
26 Vgl. Madonnas Song »Beautiful Killer«, ein Tribut an Alain Delon in seiner Rolle eines Auftragskillers im Filmklassiker »Der eiskalte Engel«.

sehnlicher zu wünschen, als ein Kind und eine Familie zu haben. Mehr noch als von einer Partnerschaft erwarten sie von ihrer Mutterschaft offensichtlich die Lösung ihres Adressenproblems. Schließlich sind Kinder existenziell von ihren erwachsenen Bezugspersonen abhängig, sodass von ihnen zumindest in Säuglingsalter eine Adressenverweigerung kaum zu befürchten ist. Überhaupt vermag eine funktionale Analyse auch die Diskussion über das Bestehen von Geschlechterunterschieden bei Dissozialität zu entideologisieren (vgl. Hoyt a. Scherer 1998). Während etwa Moffitt und Caspi (2001) keine Geschlechterunterschiede im Verlauf der dissozialen Entwicklung feststellen konnten, verweisen andere Autoren durchaus auf Unterschiede in der jeweiligen Symptomatik (vgl. Ehrensaft 2005; Javdani et al. 2011). Dies betrifft vor allem das Weglaufen von zu Hause, das Über-Nacht-Wegbleiben, die sexuelle Promiskuität sowie die Prostitution. Dass solche Verhaltensweisen häufiger von Mädchen gezeigt werden, kann nicht überraschen, ist doch der weibliche sexuelle Körper schon in jungem Alter gemeinhin stärker anziehend und somit in höherem Ausmaß adressabel als der männliche. Körperliche Frühreife ist denn auch ein bekannter Risikofaktor für Dissozialität beim weiblichen Geschlecht (Zahn et al. 2010). Mädchen, die in ihrer Herkunftsfamilie sexuell missbraucht wurden, müssen die Erfahrung machen, dass insbesondere ihr sexueller Körper als attraktive Adresse fungiert. Wenn sie von zu Hause weglaufen, werden sie dann wiederum auf ihren Körper zurückgreifen, wenn es gilt, sich auf der Straße den überlebensnotwendigen kommunikativen Anschluss zu sichern.

Auch bei Schülern und Schülerinnen, die im Schulsystem wegen ihrer Lernschwierigkeiten als »lernbehindert« gelten, lassen sich solche Adressenprobleme beschreiben. Lernen wird von diesen Kindern und Jugendlichen nicht selten als Zumutung erlebt. Dies macht sich nicht erst und auch nicht nur in der Schule bemerkbar, dort aber besonders augenfällig. In hohem Maße sozial benachteiligt (vgl. Benkmann 2003), werden sie schon in der familiären Kommunikation als Lernende nur unsicher adressiert. Daher sind sie nur schlecht auf die Inklusion im Erziehungssystem vorbereitet. Die Lernzumutung wird noch größer, wenn ihre Informationsverarbeitungsmöglichkeiten aufgrund einer intellektuellen Minderausstattung begrenzt sind. Die beschämende Erfahrung, nicht erfolgreich lernen zu können, ließe sich am ehesten vermeiden, wenn man Lernen vermeiden könnte. Nicht zu lernen ist aber grundsätzlich unmöglich. Was sich allerdings vermeiden lässt, sind die Risiken von Einsatz und Exploration.

Wird eine Beteiligung an der erzieherischen Kommunikation für zu frustrierend gehalten, bietet es sich daher an, sich der pädagogischen Adressierung zu entziehen. Anders als dissoziale Kinder und Jugendliche, die gegen die Mitteilung der Erziehungsabsicht offen opponieren, bleibt es im Falle einer »Lernbehinderung« typisch unklar, ob die Schwierigkeiten der erzieherischen Kommunikation eher am Pol der Selbstreferenz, wie im Falle von Dissozialität, oder doch eher am Pol der Fremdreferenz, wie etwa im Falle intellektueller Beeinträchtigung, anzusiedeln sind. Jedenfalls sind »lernbehinderte« Kinder und Jugendliche überzufällig häufig auch erziehungsschwierig und machen so ihre Lehrer hilflos. Da ihre kommunikativen Beiträge ins Leere laufen, bleibt ihre Adresse ebenfalls undeutlich. Die Gefährdung der eigenen Adresse mobilisiert dann auch bei Pädagogen negative Affekte, die das bedrohte Selbstkonzept sichern sollen. Schließlich müssen sie erleben, dass ihre Bemühungen um Vermittlung von ihren Zöglingen nicht durch eine Aneignung des von ihnen angebotenen Wissens oder Könnens honoriert werden (vgl. Kade 2004, S. 205).

Der Nutzen einer solchen Strategie liegt auf der Hand. Will man jegliches Kränkungsrisiko ausschließen, dann sollte man auf jegliche Investition von Mühe und Anstrengung verzichten. Schließlich ist es doch weitaus besser, nicht lernen zu wollen, als nicht lernen zu können. Dieser Mechanismus lässt sich am Beispiel einer Prüfung veranschaulichen. Dichotomisiert man etwa die Investition zur Vorbereitung auf eine Prüfung in große vs. fehlende Anstrengungsbereitschaft einerseits sowie das Ergebnis in »sehr gut bestanden« vs. »durchgefallen« andererseits, dann wird man zugeben müssen, dass sich das Risiko nur durch eine konsequente Null-Bock-Strategie wirksam ausschalten lässt. Strengt man sich sehr an, verschiebt man etwa alle Verabredungen und alle Freizeitaktivitäten bis nach der Prüfung, dann wird man im Falle eines Bestehens der Prüfung dieses Ergebnis zwar erfreut, aber nichtsdestoweniger als normal erwartbar bewerten. Fällt man allerdings durch, wird man sich doch ausgesprochen unschlau vorkommen müssen. Verschwendet man aber keinen einzigen Gedanken an die Prüfung, dann wird man eine schlechte Benotung zwar nicht als optimal, aber dennoch als o. k. ansehen können. Die Enttäuschung dürfte sich jedenfalls in Grenzen halten, da man schließlich ja auch nichts getan hat. Besteht man die Prüfung allerdings mit gutem Erfolg, darf man für sich schon Genieverdacht reklamieren.

Die Funktion von Anstrengungsverweigerung besteht mithin darin, das Kränkungsrisiko auszuschalten und so den Selbstwert zu sichern. Allerdings muss in Rechnung gestellt werden, dass bei einer solchen Option die Wahrscheinlichkeit einer guten Examensnote doch geringer ist als bei einer angemessenen Vorbereitung. Trotzdem muss sich die Frage stellen, warum die meisten Examenskandidaten bei der Vorbereitung auf die Prüfung doch Zeit und Mühe investieren. Es darf vermutet werden, dass zumindest ein normal begabter Prüfling damit rechnen darf, dass sich seine Anstrengung auszahlt. Voraussetzung dafür, dass sich eine gewohnheitsmäßige Anstrengungsbereitschaft entwickelt, ist eine erfreuliche Lernbiografie, in der sich positive Erfahrungen in ein erfolgszuversichtliches Erwartungsschema bzw. Lernkonzept überführen lassen. Kinder und Jugendliche mit begrenzten intellektuellen Fähigkeiten werden allerdings doch häufig die Erfahrung machen müssen, dass sich ihre Mühe nicht auszahlt.

Wird die eigene Adresse in der pädagogischen Kommunikation als defizitär erlebt, hat es Sinn, ihre Sichtbarkeit zu verringern und sich so möglichst unbeobachtbar zu machen im Sinne eines depressiven Modus. Der sich selbst deadressierende Schüler ist dann nur noch körperlich präsent. Er imponiert als dumm. Für dieses »pseudodebile« Handeln hat die amerikanische Kinderärztin und Psychoanalytikerin Margret Mahler (1942) die Metapher der »Tarnkappe« geprägt. Solche Kinder laufen allerdings Gefahr, auch von der Kommunikation in der Gleichaltrigengruppe ausgeschlossen, gehänselt oder gar »gemobbt« zu werden (vgl. Jantzer et al. 2012). Unabhängig davon, ob man den Soziobiologen zustimmt, die ein natürliches Rangordnungsstreben postulieren (Bischof 1985, S. 390 f.), darf man davon ausgehen, dass jedes Kind schon bei seinem Eintritt in die Schule den pädagogischen Selektionsmechanismus besser/schlechter bereits kennt und daher im Sinne eines Selbstselektionsmechanismus genau beobachtet, wie es von den anderen in der Lernsituation beobachtet wird.

Insofern hat jede neurobiologisch bedingte Einschränkung der Lernfähigkeit als bedeutsamer Risikofaktor für lernvermeidendes Verhalten zu gelten. Gegen den drohenden Statusverlust bei den Peers bietet sich Frechheit als präventive Maßnahme an. Dann lässt sich auch der »lernbehinderte« ähnlich wie der verhaltensgestörte Schüler wenig sagen. Dadurch werden die Probleme endgültig vom fremdreferenziellen auf den selbstreferenziellen Aspekt der pädagogischen Kommunikation verschoben. Diese selbstreferenzielle Sicherheit kann durch störendes Handeln erreicht werden. Der Schüler stört, damit die ihm gebotenen Informationen keinen zu großen Unterschied ausmachen und ihn nicht zu sehr verstören. Die Gefahr eines beschämenden Versagens bei der Befassung mit dem informationellen Aspekt der Kommunikation erscheint so gebannt. Die funktionale Äquivalenz dieser Mechanismen dürfte auch die bekannt hohe Überlappung der Klientel der Sonderschulen mit denjenigen der jeweiligen Förderschwerpunkte »Soziale und emotionale Entwicklung« und »Lernen« erklären.

Ein Fall

Der 17-jährige Peter besucht seit Kurzem eine Förderklasse, in der verhaltensgestörte wie auch lernbehinderte Jungen im Alter zwischen 13 und 20 Jahren unterrichtet werden. Vorher war er bereits in vier oder fünf anderen Schulen beschult worden. Die Referendarin berichtet, dass sie über Peter kaum etwas wisse. Seinen eigenen Angaben zufolge sei sein Vater »abgehauen«, und seine Mutter habe nun einen neuen »Lebensgefährten«. Auffällig sei, dass der Junge unentwegt rede. Er »labere« und »mülle alle zu«. Mit diesem Verhalten nerve er die Mitschüler wie auch die Lehrkräfte. Ein Kollege habe ihn letztens gar auf den Flur verbannt. Von seinen Mitschülern werde Peter regelrecht gemobbt. Diese hätten ihn auch schon einmal blutig geschlagen. Peter selbst scheine dies alles aber nichts auszumachen. Er sei eigentlich immer guter Dinge, fröhlich und bisweilen gar euphorisch.

Der Junge verleugnet offensichtlich die Bedeutung einer kommunikativen Beteiligung. Er macht möglichst wenig Unterschiede bezüglich Personen und Themen. Er adressiert alle und damit keinen. Alles scheint ihm gleich wichtig oder auch unwichtig zu sein. Er beobachtet die kommunikativen Prozesse nur ungenau. Mit dieser Strategie begrenzt er das Enttäuschungsrisiko.

Diese funktionale Analyse vermag zur Erhellung der komplexen Beziehungen zwischen externalisierenden und internalisierenden Störungen und insbesondere der von Depression und Dissozialität beizutragen. Die empirisch gut belegte Komorbidität dieser zwei Störungsmuster lässt sich auf das bei beiden Störungsmustern vorliegende Problem einer unsicheren kommunikativen Adressierung zurückführen. Bei offen aggressiven Jungen kommt es seltener zu einer depressiven Entwicklung (Loeber et al. 1998). Offenbar gelingt es ihnen so, sich ihrer Adressabilität zu versichern, sodass sich eine depressive Selbstexklusion als funktional äquivalente Option erübrigt. Dissoziales Verhalten lässt sich insofern auch als »Hinweis auf Hoffnung« (Winnicott 1976, S. 228) verstehen. Für oppositionell eingestellte Mädchen besteht demgegenüber ein höheres Risiko für eine Depression, ist ihnen doch offene Aggressivität als Problemlösemechanismus geschlechtstypisch eher verwehrt (vgl. Boylan et al. 2010).

Die dissozialen Entwicklungspfade sind jedenfalls vielgestaltig. Der jeweilige Verlauf und insbesondere die Kontinuität bzw. Diskontinuität der Symptomatik spiegeln die Geschichte des Verhältnisses von Problem und Problemlösung wider. Die jeweiligen Problemlösungswege werden immer durch die biologischen, psychologischen wie auch sozialen Ressourcen bestimmt. Diese Ressourcen legen manche Wege nahe und schließen andere eher aus. Beschränkt sich das dissoziale Verhalten auf das Adoleszenzalter, muss man davon ausgehen, dass entweder das ursprüngliche Problem erfolgreich gelöst werden konnte oder dass dieses Problem entwicklungsbedingt nicht mehr von dem betreffenden Jugendlichen als Problem beobachtet wird, sei es, dass für den Jugendliche das Problem nunmehr »kein Thema« mehr ist, sei es, dass eine veränderte Umwelt die autopoietische Reproduktion des psychischen Systems nicht mehr stört. Denkbar ist allerdings auch, dass neue Probleme hinzutreten, die es dann dem psychischen System nicht erlauben, auf das dissoziale Verhalten zu verzichten. Externalisierendes und dissoziales Problemlöseverhalten enttäuscht die normativen Erwartungen und wird daher im Allgemeinen als unmoralisch bewertet. In Abhängigkeit von der moralischen Entwicklung des betreffenden Jugendlichen kann es dazu kommen, dass die ursprünglich eingesetzten Verfahren von ihm selbst als unmoralisch und insofern als mit seiner Selbstbeschreibung eines letztlich doch anständigen Jugendlichen nicht mehr vereinbar aufgegeben werden müssen. Sollten allerdings in einem solchen Falle die Adressierungsprobleme weiterhin bestehen, kann zu ihrer Lösung nur auf Mechanismen zurückgegriffen werden, deren Selbstbeobachtung wie auch Fremdbeobachtung nicht so negativ ausfallen. Zur funktional äquivalenten Problemlösung bieten sich nunmehr internalisierende Mechanismen an, die zumindest bei der personalen Umwelt eher für Mitleid statt für Ärger sorgen.

Ein Fall

Der 13-jährige Carl, ein ausgesprochen interessierter und leistungsstarker Gymnasiast aus »gutem Elternhaus«, wird dem Kinderpsychiater vorgestellt wegen einer Essstörung. Der Junge hatte in den letzten Monaten 8 kg abgenommen. Er selbst begründete seine Nahrungseinschränkung mit seiner Angst, dass ihm das Essen nicht bekommen könne und er dann entweder sich erbrechen müsse oder dass es zu Durchfällen kommen werde. Aus Angst vor diesen körperlichen Folgen wage er es auch nicht mehr, mit dem Bus zu fahren. Er könne dann in die Verlegenheit kommen, den Busfahrer zum Anhalten auffordern zu müssen. Das sei ihm einfach zu peinlich. Der biografischen Anamnese war zu entnehmen, dass Carl im Kindergartenalter durch sein aggressives Verhalten aufgefallen war. Er war damals schon zum Einzelgänger avanciert. Die drohende Umschulung in eine Sonderschule vermied die Mutter dadurch, dass sie ihren Sohn in einer wohnortfernen Schule einschulen ließ. Nur durch dauernden Kontakt mit der Lehrerschaft der Grundschule sei diese zu motivieren gewesen, Carl »auszuhalten«, berichtete sie. Von seinen Mitschülern wurde Carl als Schläger gefürchtet und abgelehnt. Mit dem Wechsel auf die weiterführende Schule ließen die externalisierenden Verhaltensauffälligkeiten dann doch deutlich nach. Bei der Vorstellung imponierte Carl als ausgesprochen friedfertiger und gewissenhafter Junge,[27] der seine Affekte vor allem mithilfe rationalisierter Mechanismen zu kontrollieren versuchte. In den Gesprächen zeigte er eine ausgesprochen hohe moralische Sensibilität. Das doch hohe moralische Niveau des Jungen ließ aggressive Problemlösemechanismen nicht mehr zu. Vielmehr sorgte er nun mit seinem auffälligen Essverhalten für Sorgen bei seiner Mutter und stellte so seine Adressierung bei ihr sicher. Die Symptomatik ließ sich auch als eine Form der Selbstbestrafung verstehen.

---

27 Das Temperamentsmerkmal »Gewissenhaftigkeit« steht dissozialem Handeln im Wege (vgl. Roberts et al. 2009).

3 Aufmerksamkeitsprobleme

Nosologie der Aufmerksamkeitsdefizit-Hyperaktivitätsstörung

Auch Kinder, die als aufmerksamkeitsgestört gelten, enttäuschen normative Erwartungen. Sie übertreten Gebote, wenn sie nicht aufpassen und ihre Aufmerksamkeit nicht auf das richten, was die Erwachsenenwelt für beachtenswert hält. Nach der Diagnose »Störung des Sozialverhaltens« dürfte es sich bei der Aufmerksamkeitsdefizit-Hyperaktivitätsstörung (ADHS) bzw. beim hyperkinetischen Syndrom[28] um die bei Kindern und Jugendlichen weltweit am häufigsten gestellte Diagnose handeln. ADHS ist jedenfalls das am intensivsten beforschte Störungsbild der Kinder- und Jugendpsychiatrie (Banaschewski et al. 2009). Die wissenschaftliche Literatur zu diesem Thema ist daher kaum noch zu überschauen. Allerdings wird auch kaum eine andere psychische Störung des Kindes- und Jugendalters so kontrovers auch in der Öffentlichkeit diskutiert wie die ADHS, zumal die volkswirtschaftlichen Kosten dieser Störung bzw. des Umgangs mit ihr enorm sind (Schlander et al. 2010).

ADHS wird durch die Symptome »motorische Unruhe«, »Unaufmerksamkeit« und »Impulsivität« definiert, wobei diese Verhaltensweisen erst einmal weniger die betroffenen Kinder selbst als vielmehr ihre natürlichen und vermutlich mehr noch ihre professionellen Erzieher und Erzieherinnen stören dürften. Dennoch sind sie auch für die Kinder mit bisweilen nicht unerheblichen Nachteilen verbunden. Für diesen Sachverhalt findet sich in der Kinderliteratur ein allseits bekannter Beleg. Der Frankfurter Arzt und Psychiater Heinrich Hoffmann[29] schildert in seinem berühmt gewordenen *Struwwelpeter* aus dem Jahre 1845 das auffällige Verhalten und seine dramatischen Folgen anschaulich.

So handelt es sich beim Zappel-Philipp zweifellos um ein motorisch unruhiges, d. h. hyperaktives Kind. Der Junge zeigt ausgesprochen schlechte Tischmanieren. Er sitzt nicht, wie es sich zumindest

---

28 Griech. *hyper* = »über«; griech. *kinein* = »sich bewegen«.
29 Heinrich Hoffmann (1809–1894) leitete die Frankfurter Irrenanstalt. Zu seiner Biografie: Herzog (1995).

damals gehörte, still und ruhig bei Tisch. Vielmehr wackelt und zappelt er unentwegt herum. Die Folgen sind bekannt. Dagegen tut sich der Hanns Guck-in-die-Luft schwer, seine Aufmerksamkeit zu fokussieren. Wie ein Tagträumer läuft er scheinbar ziel- und planlos durch die Stadt. Er lässt sich allzu leicht ablenken. Offensichtlich besteht eine Konzentrationsschwäche, unter welcher der Junge allerdings selbst weniger zu leiden scheint. Das Paulinchen zeigt sich sowohl hyperaktiv als auch unaufmerksam. Sie überschätzt ihre Handlungskompetenz beim Umgang mit dem »Feuerzeug«. Auch lässt sie sich von den pädagogisch bemühten Katzen nicht adressieren. Dies alles nimmt ein böses Ende.

Wenn auch von einem Arzt geschrieben, handelt es sich doch beim *Struwwelpeter* keineswegs um einen medizinisch-wissenschaftlichen Traktat, sondern eher um ein Stück pädagogischer Literatur, in der es um unartige und ungezogene Kinder und um die Erziehungsprobleme ihrer hilflosen Eltern geht (Seidler 2004). Wie schon die nach wie vor ungebrochene Popularität dieser Geschichten erkennen lässt, gab es »schon immer« solche Kinder, die ihren Erziehern mit ihrem Verhalten größte Probleme machen. Allerdings eignen sich diese Geschichten nicht dazu, wie oft behauptet, eine vermeintlich zeitlose Validität der Diagnose »ADHS« zu belegen. Im Gegenteil lässt sich an ihnen veranschaulichen, dass Beschreibung und Bewertung umschriebener Verhaltensmuster immer auch vom jeweiligen kulturellen und historischen Kontext abhängen. Über 100 Jahre nach dem Erscheinen des *Struwwelpeters* hat das hyperaktive Kind jedenfalls seine »ökologische Nische« (Slaby 2010) im Gesundheits- bzw. Medizinsystem der modernen Gesellschaft gefunden. Probleme der erzieherischen Kommunikation wurden so zu Problemen des kindlichen Organismus gemacht, genauer: zu einem Problem ihres Gehirns. So heißt es typisch in einer einschlägigen Webseite:[30]

> »Nach heutigem wissenschaftlichen Erkenntnisstand handelt es sich bei ADHS wahrscheinlich um eine Regulationsstörung im Frontalhirn auf genetischer Grundlage. Die Reizweiterleitung wird durch sogenannte Neurotransmitter bewirkt (u. a. Dopamin und Noradrenalin), die der Körper selbst produziert. Die Ausschüttung und Aufnahme dieser Botenstoffe befindet sich bei ADHS-Betroffenen nicht im Gleichgewicht.«

---

30 http://www.adhs-deutschland.de/desktopdefault.aspx/tabid-3/57_read-62/ [29.11.2012].

Die Diagnose »Aufmerksamkeitsdefizit-Hyperaktivitätsstörung« (ADHS) steht in der Nachfolge der bis in die frühen 90er-Jahre verwendeten Diagnose »minimale cerebrale Dysfunktion« (MCD). Diese Diagnose, die sich seinerzeit bei Kinderärzten und Kinderpsychiatern wie auch bei Erziehern und Lehrern gleichermaßen großer Beliebtheit erfreute, geriet in Misskredit, nachdem von kinderpsychiatrischer Seite überzeugend hatte nachgewiesen werden können, dass es ein solches Syndrom gar nicht gibt. Esser und Schmidt (1987) gaben ihrem einflussreichen Buch bezeichnenderweise denn auch den Titel *Minimale celebrale Dysfunktion – Leerformel oder Syndrom?*. Interessant ist in diesem Zusammenhang, dass die Diagnose »MCD« selbst die zuvor gängige Diagnose »MBD« (Minimal Brain Damage) abgelöst hatte. Letzterer war mithin das gleiche Schicksal beschieden wie der Diagnose »MCD«, war doch bei den betreffenden Kindern kaum jemals ein Hirnschaden nachzuweisen. Über den Nutzen der Diagnose »MCD« wurde seinerzeit ebenso heftig diskutiert wie derzeit über den der Diagnose »ADHS«. Auch bei der damaligen Kontroverse ging es um das Für und Wider der Psychopharmakotherapie mit Stimulanzien. Das von dem Pädagogen Reinhard Voss (1990) vorgelegte Buch trug den aussagekräftigen Titel *Keine Pillen für den Störenfried?*. In ähnlicher Weise wird heute die vermeintlich inhumane Biologisierung und Medikalisierung kindlicher Probleme angeprangert (vgl. Timimi 2005; Kristjansson 2009). In der Tat handelt es sich bei den sogenannten MCD-Kindern und den mit der modernen Diagnose »ADHS« versehenen Kindern um die gleichen Sorgenkinder. Bei den Kontroversen ging und geht es letztlich auch um die Frage, in welchem Funktionssystem das störende Verhalten dieser Kinder zu thematisieren sei, im Gesundheitssystem oder im Erziehungssystem.

Beide psychiatrischen Klassifikationssysteme definieren diese Störung ähnlich. Während allerdings die ICD-10 diese Störung als »hyperkinetische Störung« (F90) bezeichnet und insofern den Verhaltensaspekt betont, verweist die im DSM-IV verwendete Bezeichnung »Aufmerksamkeitsdefizit-Hyperaktivitätsstörung« auf das vermutete neuropsychologische Defizit. Die ICD-10 beschreibt die Hyperkinetischen Störungen wie folgt:

> »Diese Gruppe von Störungen ist charakterisiert durch einen frühen Beginn, meist in den ersten fünf Lebensjahren, einen Mangel an Ausdauer bei Beschäftigungen, die kognitiven Einsatz verlangen, und eine Tendenz, von einer Tätigkeit zu einer anderen zu wechseln, ohne etwas

zu Ende zu bringen; hinzu kommt eine desorganisierte, mangelhaft reguliert und überschießende Aktivität. Verschiedene andere Auffälligkeiten können zusätzlich vorliegen. Hyperkinetische Kinder sind oft achtlos und impulsiv, neigen zu Unfällen und werden oft bestraft, weil sie eher aus Unachtsamkeit als mit Vorsatz Regeln verletzen. Ihre Beziehung zu Erwachsenen ist oft von einer Distanzstörung und einem Mangel an normaler Vorsicht und Zurückhaltung geprägt. Bei anderen Kindern sind sie unbeliebt und können isoliert sein. Beeinträchtigung kognitiver Funktionen ist häufig, spezifische Verzögerungen der motorischen und sprachlichen Entwicklung kommen überproportional oft vor. Sekundäre Komplikationen sind dissoziales Verhalten und niedriges Selbstwertgefühl.«

Im Unterschied zu dieser Definition, welche das Bestehen aller drei Leitsymptome »Unaufmerksamkeit«, »motorische Unruhe« und »Impulsivität« erfordert, definiert das DSM-IV diese Störung insofern breiter, als es die Diagnose nicht an eine Verknüpfung dieser Symptome bindet und somit der Aufmerksamkeitsstörung vorrangiges Gewicht beimisst. Dieses Vorgehen führt daher auch zu etwas höheren Prävalenzangaben. Zudem betont das DSM-IV den Unterschied zwischen Symptomen von Unaufmerksamkeit und Symptomen von Hyperaktivität und Impulsivität und klassifiziert so drei Subtypen der Störung. Unterschieden wird zwischen primär aufmerksamkeitsgestörten, primär hyperaktiven und impulsiven Kindern sowie zuletzt Kindern, die in all diesen Verhaltensbereichen auffallen. Typische Fälle sind die von Heinrich Hoffmann in seinem *Struwwelpeter* beschriebenen Kinder. So würde heutzutage der Hanns Guck-in-die-Luft die DSM-IV-Diagnose »Aufmerksamkeitsdefizit-Hyperaktivitätsstörung vom vorwiegend unaufmerksamen Typ« erhalten, der Zappelphilipp die Diagnose »ADHD vom vorwiegend hyperaktiv-impulsiven Typ« und zuletzt das Paulinchen die Diagnose »ADHD vom kombinierten Typ«. Allerdings wird der Nutzen dieser Phänotypisierung auch in der wissenschaftlichen Literatur durchaus als kritisch gesehen. Auch wenn betreffende Kinder in den unterschiedlichen sozialen Kontexten mit durchaus unterschiedlichen Verhaltensauffälligkeiten aufwarten, dürften die Gemeinsamkeiten zwischen diesen Subgruppen doch überwiegen, zumal sich im Entwicklungsverlauf eine eindeutige Zuordnung kaum halten lässt (Willcutt et al. 2012).

Weltweit wird diese Diagnose im Durchschnitt bei etwa 5 % aller Kinder gestellt (Polanczyk et al. 2007). In Deutschland wurde nach Erhebungen im Rahmen des Kinder- und Jugendsurveys des

Robert-Koch-Instituts Berlin für Kinder und Jugendliche bis zum 17. Lebensjahr eine mittlere Prävalenzrate von 3,9 % ermittelt (Schlack et al. 2007). Dabei erhalten Jungen diese Diagnose gegenüber Mädchen insgesamt zwei- bis dreimal häufiger. Seit den 6oer-Jahren kam es zu einem deutlichen Anstieg der Fallzahlen. Von einer »soziogenen Epidemie« war gar die Rede (Schlack 2004). Dass die Aufmerksamkeitsdefizit-Hyperaktivitätsstörung (ADHS) überdiagnostiziert wurde und wird, lässt sich inzwischen kaum mehr bestreiten (Bruchmüller u. Schneider 2012). Inwieweit diese Störung in den letzten Jahren tatsächlich zugenommen hat, lässt sich nicht eindeutig beantworten. Eine »gefühlte Zunahme« steht indes außer Zweifel. Drastisch zugenommen hat jedenfalls die Verschreibungshäufigkeit von Stimulanzien wie etwa von Methylphenidat (Ritalin®), mit denen die meisten hyperkinetischen Kinder behandelt werden.[31]

Aufmerksamkeitsgestörte oder hyperkinetische Kinder und Jugendliche sind häufig auch in anderen Verhaltensbereichen auffällig. Komorbidität ist also die Regel. Dies betrifft vor allem dissoziales Verhalten und Lernstörungen, zu denen es bei über der Hälfte der ADHS-Kinder kommt (vgl. Witthöft et al. 2010), aber auch Angststörungen und Depressionen (Ralston a. Lorenzo 2004). Diese Zusammenhänge sind zumeist leicht nachzuvollziehen. Ein Kind, das sich in der Schule nur schlecht zu konzentrieren vermag, ist in seinem Lernen gehandicapt. Die Schulleistungen werden in Abhängigkeit von den intellektuellen Ressourcen eher unbefriedigend ausfallen, was das Selbstwertgefühl beeinträchtigen wird. Dann liegt es zur Stützung des gefährdeten Selbstwertgefühls nahe, riskanten Lernsituationen auszuweichen. Schließlich ist es weniger kränkend, nicht zu wollen, als nicht zu können. Zudem sind hyperkinetische Kinder nicht nur bei ihren unauffälligen Klassenkameraden wenig gelitten. Sie nerven. Bei Jugendlichen mit ADHD, bei denen es zu einer solchen komorbiden Störung gekommen ist, soll die ADHS-Problematik besonders ausgeprägt sein (Hurtig et al. 2007).

---

31 Diesbezüglich sorgte eine Mitteilung der Bundesopiumstelle zumindest kurzzeitig für Furore. Demnach ist der Verbrauch von Methylphenidat (Ritalin®) in den vergangenen Jahren exorbitant gestiegen. Wurden 1993 insgesamt 34 kg dieser psychotropen Substanz verkauft, waren es 2008 bereits 1617 kg, was einer Steigerungsrate von 4656 % entspricht (Vom Lehn 2009). Um dieser Entwicklung entgegenzuwirken, beschloss der Gemeinsame Bundesausschuss (G-BA) im Jahre 2010 denn auch eine Einschränkung der Verordnungsfähigkeit bestimmter Stimulanzien. So dürfen inzwischen diese Medikamente nur noch von »Spezialisten für Verhaltensstörungen bei Kindern und Jugendlichen« verschrieben werden, und dies nur für den Fall, dass sich andere therapeutische Maßnahmen als nicht ausreichend wirksam erwiesen haben.

Die hohe Komorbidität beeinflusst auch den Verlauf der Störung. Überhaupt hat sich in den letzten Jahren die Einschätzung des Störungsverlaufs deutlich geändert. Nahm man früher an, dass sich das hyperkinetische Verhalten gewissermaßen auswachse, geht man heute davon aus, dass diese Problematik bis ins Erwachsenenalter andauern kann. Dies soll für bis zu 70 % der Fälle von ADHS zutreffen, vor allem dann, wenn zusätzlich noch komorbide Störungen vorliegen. Dementsprechend lässt sich bei etwa 4 % aller Erwachsenen die Diagnose »ADHS« stellen (Faraone a. Antshel 2008). Im Erwachsenenalter ist das Störungsbild insgesamt noch heterogener (Kohn u. Esser 2008). Auch wenn dann nicht mehr die Hyperaktivität im Vordergrund steht, so beeinträchtigt doch die Impulsivität, etwa die Neigung zu vorschnellen Entscheidungen und zu unüberlegten Geldausgaben, oder eine starke Vergesslichkeit immer wieder eine zureichende Alltagsorganisation. Die Komorbidität scheint zudem mit dem Alter noch zuzunehmen. Dies betrifft vor allem dissoziales Verhalten wie auch den Missbrauch von Alkohol und anderer psychotroper Substanzen, aber auch depressive Verstimmungen und Angstzustände.

Schon die Tatsache, dass die Diagnose »ADHS« nur auf der Verhaltensebene gestellt wird, muss ihre Validität zwangsläufig begrenzen. Um eine solche Diagnose stellen zu können, hat man das Verhalten in unterschiedlichen Situationen zu beobachten und zu bewerten. Beobachter des kindlichen Verhaltens sind dabei in erster Linie Eltern und Lehrer. Ihre Einschätzungen differieren bekanntlich oft genug. Hierfür gibt es zum einen gewissermaßen objektive Gründe insofern, als das zur Rede stehende Verhalten des Kindes doch in hohem Maße situationsabhängig ist. Zum anderen muss man die bei den Beobachtern bestehenden Unterschiede in der Sensibilität bzw. Toleranz in Rechnung stellen. Die oben wiedergegebenen diagnostischen Kriterien müssen daher auch als Ausdruck interpretativer Leistungen eines Beobachters verstanden werden. Zudem sind die jeweiligen Beobachtungsresultate immer wieder durchaus interessengeleitet. Weitgehende Übereinstimmung besteht darüber, dass auch diese Diagnose dimensional und nicht kategorial verfasst ist insofern, als bezüglich aller als symptomatisch bewerteten Verhaltensweisen von einem Kontinuum auszugehen ist. Dabei reicht das Kontinuum von einer kind- und altersgemäßen Lebhaftigkeit, mithin von einem normalen Verhalten, bis hin zu einer extremen Ausprägung bei diesem

Verhaltensmerkmal, die dann erst die Diagnose »ADHS« nahelegt (vgl. Larsson et al. 2011). Insbesondere fällt die Abgrenzung zu Temperamentsmerkmalen im frühen Kindesalter schwer (Purper-Quakil et al. 2010). Die Häufigkeitszunahme der Diagnose »ADHS« in den letzten Jahrzehnten wie auch die hohen Komorbiditätsraten schmälern die Validität dieser Diagnose. Die Frage der Validität der Diagnose ADHS auch im Erwachsenenalter wird ebenfalls kontrovers und bisweilen durchaus auch polemisch diskutiert (Singh 2008; Asheron et al. 2010; Moncrieff a. Timimi 2010). Die Entschiedenheit, mit der diese Frage seitens der Repräsentanten des Medizinsystems positiv beschieden wird (etwa: Bundesärztekammer 2005; Döpfner et al. 2010), kann allerdings auch kaum überraschen. Schließlich kann nur eine valide Diagnose sicherstellen, dass die standardmäßige Verordnung von Stimulanzien nicht als ein ethisch fragwürdiges »Neuro-Enhancement« (vgl. Metzinger 2012), als »Gehirndoping« (Franke u. Lieb 2010; Singh a. Kelleher 2010) oder als »kosmetische« Psychopharmakologie (vgl. Cerullo 2006) diskriminiert wird, sondern dass sie als eine eindeutig dem Medizinsystem, deren Kommunikationen sich nach dem systemspezifischen Code »krank/gesund« richtet, zuzuordnende Operation identifiziert und dementsprechend wertgeschätzt werden kann. Mit der Validität der Diagnose steht geradezu das ärztliche Selbstverständnis auf dem Spiel.

Die Funktion von Aufmerksamkeit

Bevor unter einer systemtheoretischen Perspektive versucht werden soll, das Problem zu bestimmen, für welches das aufmerksamkeitsgestörte und hyperkinetische Verhalten als Problemlösung infrage kommen könnte, muss hinreichend klar sein, was überhaupt unter Aufmerksamkeit zu verstehen ist und worin ihre Funktion besteht. Beim Begriff der Aufmerksamkeit handelt es sich um einen derjenigen Begriffe, die verwendet werden in der irrigen Annahme, dass sie jedem hinreichend geläufig sein sollten. So wird gerne der berühmte amerikanische Psychologe William James (1890, pp. 403 f.) mit seiner klassischen Definition zitiert:

> »Everyone knows what attention is. It is the taking possession of the mind, in clear and vivid form, of one out of several possible objects or trains of thought. Focalisation, concentration of consciousness are of

its essence. It implies withdrawl from some things in order to deal effectively with others.«[32]

Die Psychologie beschäftigt sich also von ihrem Anbeginn an mit dieser für ihr Fach zentralen Thematik.[33] In einem aktuellen Lehrbuch der Wahrnehmungspsychologie heißt es:

>»Mit Aufmerksamkeit werden Prozesse bezeichnet, mit denen wir Informationen, die für aktuelle Handlungen relevant sind, selektieren bzw. irrelevante Informationen deselektieren. Selektion beeinflusst die Wahrnehmung (Selektion für die Wahrnehmung) und die Handlungsplanung und -ausführung (Selektion für die Handlungskontrolle) und umgekehrt« (Hagendorf et al. 2011, S. 8).

Über die Disposition von Aufmerksamkeit reproduziert sich das psychische System. Aufmerksamkeit lässt sich nur schwer abgrenzen von Wahrnehmung oder Bewusstsein, wie schon die immer wieder benutze Metapher vom Aufmerksamkeitsstrahl, mit dem wir Gegenstände in der Umwelt in den Blickpunkt nehmen, verdeutlicht. Die Aufmerksamkeit kann sich allerdings auch auf die Operationen des psychischen Systems selbst richten, etwa auf Gedanken und Vorstellungen. Sie ermöglicht es, uns selbst und unsere Umwelt wahrzunehmen und zu unterscheiden. Aufmerksamkeit impliziert eine Unterscheidung zwischen relevanten und weniger wichtigen und daher hintanzustellenden Informationen. Das psychische System entscheidet selbst darüber, wodurch es informiert wird. Informativität ist insofern ein Qualitätsmerkmal, mit welchem das psychische System ein Ereignis auszeichnet. Würde keine Auswahl getroffen, wäre das psychische System schnell überfordert angesichts des Komplexitätsüberschusses in seiner Umwelt. Aufmerksamkeit definiert den Gegenstand, mit dem sich das psychische System beschäftigen soll, und wählt aus dem Wahrnehmungsbereich aus, was bewusst werden soll und woran sich

---

32 »Jedermann weiß, was Aufmerksamkeit bedeutet. Das Bewusstsein nimmt sich in klarer und lebendiger Form ein Objekt oder einen Gedankengang heraus aus einer Reihe gleichzeitig möglicher. Fokalisierung und Konzentration des Bewusstseins sind wesentlich. Es geht dabei um ein Sichabwenden von manchen Dingen, um sich effektiv mit anderen zu beschäftigen« (Übers.: R. S.).

33 Auch diese Aussage zur Aufmerksamkeit wird häufig zitiert: »An education which should improve this faculty would be the education par excellence« (James 1890, p. 424). »Eine Erziehung, die diese Fähigkeit verbessert, wäre die Erziehung par excellence« (Übers.: R. S.).

erinnern lässt. Ohne die Investition von Aufmerksamkeit ließe sich unser Alltag nicht bewältigen. Ein geplantes Handeln wäre nicht möglich, Probleme ließen sich nicht lösen. Die Qualität von Verhaltensregulation wie auch von Selbstregulation hängt somit entscheidend davon ab, wie das psychische System mit Aufmerksamkeit umgeht.

Auch wenn es sich scheinbar um eine einheitliche Fähigkeit des psychischen Systems handelt, wird Aufmerksamkeit inzwischen als ein multifaktorielles Konstrukt aufgefasst. Je nach der Art der Aufgabe, die das psychische System zu bewältigen hat, lassen sich verschiedene Konzepte beschreiben. Manche Aufgaben erfordern eine selektive Aufmerksamkeit. Das psychische System qualifiziert hierbei die Reize als unterschiedlich relevant. Wird etwa eine Klassenarbeit zurückgegeben, darf der Lehrer davon ausgehen, dass seine Schüler ihre Aufmerksamkeit auf seine Kundgebung fokussieren. Sie lassen sich in dieser Situation von anderen Reizen wahrscheinlich kaum ablenken. Sich auf eine Sache zu konzentrieren kann bekanntlich anstrengend, bisweilen auch zu anstrengend sein. Lässt man sich ablenken, ist die Leistungsfähigkeit eingeschränkt. Die Lektüre eines Buches wird zu einer nicht enden wollenden Aufgabe. Die Schulstunde zieht sich. Bei manchen Aufgaben, etwa bei der Sicherheitskontrolle am Flughafen oder bei der Qualitätskontrolle am Fließband, muss die selektive Aufmerksamkeit über längere Zeit hinweg aufrechterhalten werden. Ablenkung kann hierbei bekanntlich katastrophale Folgen nach sich ziehen. Diese Form der Aufmerksamkeit wird als Daueraufmerksamkeit oder Vigilanz bezeichnet. Allzu monotone Abläufe senken diese Vigilanz. Auch wenn die infrage kommenden Reize zu selten eintreffen und es nicht klar ist, wo und wann sie erscheinen, nimmt die Vigilanz ab. Eine ausreichende Motivation muss also gesichert sein, damit Vigilanz stabil bleibt. Stress und Müdigkeit lassen Pausen geraten erscheinen.

Eine andere Form der Aufmerksamkeit wird als geteilte Aufmerksamkeit bezeichnet. Hierbei sind für das psychische System unterschiedliche Reize informativ. Man kann sich bekanntlich durchaus zur gleichen Zeit verschiedenen Aufgaben widmen. Mütter kleiner Kinder oder auch Hundebesitzer sind in diesem Multitasking bekanntlich oft Meister. Ihnen gelingt es dann, ohne größere Qualitätseinbußen unterschiedlichen Aufgaben gerecht zu werden. Die Mutter kann mit ihrer Freundin telefonieren und dabei auch ihr Kind im Auge behalten. Inwieweit die geteilte Aufmerksamkeit ohne Qualitätseinbuße gelingt, hängt zum einen von der Art der konkurrierenden Aufgaben ab, zum anderen von den zur Verfügung stehenden Aufmerksamkeitsressourcen, zuletzt auch vom Trainingsgrad, d. h. davon, inwieweit sich eine Aufgabe quasiautomatisch lösen lässt. Der Schwierigkeitsgrad der jeweiligen Aufgaben darf zudem nicht zu hoch sein. Auch dürfen sich die Aufgaben nicht zu sehr gleichen. Selbst einer trainierten Mutter dürfte es kaum gelingen, ihrer Freundin zuzuhören und gleichzeitig ihrem Kind die Hausaufgaben zu erklären. Ist die Mutter sowieso schon genervt, kommt es leicht zu unschönen Interferenzen. Ärgerlich ob der nicht ungeteilten Aufmerksamkeit, weiß das Kind, wie es die Mutter dazu bringen kann, sich eindeutig zu entscheiden, wem sie ihre Aufmerksamkeit schenkt. Ist die Steckdose wirklich mit einer Kindersicherung versehen? Statt die Aufmerksamkeit gleichzeitig zwei oder mehreren Aufgaben zu widmen, lässt sie sich auch zeitlich nacheinander aufteilen. »Ich rufe dich zurück«, wäre dann die Option. Aber auch dieses »attention switching« (vgl. Hanania a. Smith 2010) fällt nicht unbedingt leicht. Das Arbeitsgedächtnis muss in Anspruch genommen werden. Oft bereitet es Mühe, wieder den Faden aufzunehmen und die Prioritäten neu zu justieren.

In der Literatur zur Aufmerksamkeit wird immer wieder unterschieden zwischen Bottom-up- und Top-down-Mechanismen, denen inzwischen auch unterschiedliche Gehirnbahnen zugewiesen werden können (Buschman a. Miller 2007). Wird die Aufmerksamkeit absichtlich oder willentlich gelenkt, spricht man von »Top-down-Prozessen«. So wird die Investition der Aufmerksamkeit beeinflusst vom zur Verfügung stehenden Wissen über die anstehende Aufgabe, beispielsweise wenn es darum geht, das verlegte Handy wiederzufinden. Ob es gelingt, aufmerksam einen Text zu studieren, hängt davon ab, ob man hierzu ausreichend motiviert und neugierig genug ist. Andere allgemein bekannte Beispiele sind die gesteigerte mütterliche Empfänglichkeit für Verlautbarungen ihres Säuglings beim sogenannten Ammenschlaf oder die besondere Sensibilität für den eigenen Namen, dessen Nennung selbst bei lautester Geräuschkulisse aufhorchen lässt. »Bottom-up-Prozesse« laufen ab, wenn ein Umweltereignis quasiautomatisch und geradezu reflexhaft die Aufmerksamkeit erregt und einen gefangen nimmt. Dann scheint der Qualität des Reizes ausschlaggebende Bedeutung zuzukommen. In der Tat dürfte das Geräusch einer zerberstenden Fensterscheibe die Aufmerksamkeit selbst des unkonzentriertesten Schülers gefangen nehmen. Hier ist das affektive Überraschungsmoment, der Schreck, konkurrenzlos.

Trotzdem entscheidet auch bei solchen Ereignissen das psychische System, womit es sich befassen will. Überhaupt ist die Unterscheidung zwischen zielgerichteten Top-down-Prozessen und reizbedingten Bottom-up-Prozessen kaum durchzuhalten. Ganz ohne Vorwissen, das in Form von Erwartungen bzw. Erwartungsstrukturen zur Verfügung steht, lassen sich keine neuen Erfahrungen machen. Kein Ereignis ließe sich aus der Umwelt differenzieren. Einen Unterschied zwischen System und Umwelt gäbe es nicht. In einem solchen Fall gäbe es gar nichts wahrzunehmen. Daher geht man von der Existenz angeborener Strukturen aus. Das Gehirn wird als erfahrungserwartend bezeichnet (Greenough 1984). So sind etwa laute Geräusche für alle Säuglinge informativ. Sie erschrecken, wenn sie – zu ihrer Überraschung – einen solchen Unterschied bemerken. Auch später wird auf diesen Mechanismus zurückgegriffen, wenn es gilt, die Anschlusschancen der kommunikativen Beiträge zu erhöhen. Man schlägt mit der Faust auf den Tisch.

Auch wenn die Kontrolle der Informationen durch das psychische System selbst geleistet wird, bedeutet dies keinesfalls, dass dies bewusst geschehen muss. So arbeitet auch das limitierte Kapazitätskontrollsystem (LCCS) weitgehend unbewusst, wenn es die Ressourcenverteilung vornimmt, um so nur die wichtigen Reize als Informationen bewusst werden zu lassen (Birbaumer u. Schmidt 2003, S. 519 ff.). Immer wieder erleben wir, dass uns etwas in den Bann zieht und dass wir uns einem Reiz nicht entziehen können. Solche Informationen, obwohl systemeigen produziert, werden als von der Umwelt angeliefert und somit im Modus des Erlebens prozessiert. Eher selten werden Informationen als durch eigenes Handeln produziert aufgefasst, etwa dann, wenn man sich darum bemüht, einen so schwierigen Text wie die Gebrauchsanweisung für das neue Handy zu verstehen.

Bei der Aufmerksamkeit handelt es sich insofern um die basale Funktion des psychischen Systems, als es diesem zuallererst daran gelegen sein muss, seine autopoietische Reproduktion sicherzustellen. Es muss eben weitermachen. Es muss weitergehen, wobei das Weitergehen als räumliche Metapher für den temporalen Unterschied zwischen »jetzt« und »dann« dient. Daher kann das psychische System wie überhaupt jedes sinnhaft operierende System nur als »endogen unruhig« (Luhmann 1995, S. 57) erscheinen. Schließlich besteht das System aus Elementarereignissen, die laufend zerfallen und so erst das Weitermachen zum Problem werden lassen. Diese Ereignisse müssen sich aber auch immer unterscheiden lassen, damit an sie angeschlossen werden kann. Insofern besteht für das psychische System ein Selbstveränderungszwang. Bei der Aufmerksamkeit handelt es sich daher durchaus um einen Schlüsselmechanismus der Selbstregulation, nämlich um die Fähigkeit, Kognitionen, Affekte wie auch das gesamte Verhalten zu überwachen und zu steuern, um sich an den jeweiligen Kontext anzupassen und den situationsabhängigen Erfordernissen gerecht zu werden (Berger et al. 2007). Der »Aufmerksamkeitsstrahl« tastet gewissermaßen die Ressourcen ab und überprüft, was sich zum Weitermachen eignet. Das psychische System steht also unter Selektionszwang und damit auch unter Sinnzwang. Es hat unentwegt auszuwählen, wobei das jeweils Nichtgewählte als Möglichkeit grundsätzlich im Hintergrund erhalten bleibt. Sinn ist mithin basal instabil (Luhmann 1984, S. 99). Damit man auswählen kann, darf allerdings auch nicht alles gleich wahrscheinlich sein. Die Funktion von Aufmerksamkeit besteht hierbei darin, den Anschluss zu finden. Dabei erweist sich das psychische System erst einmal als wahrnehmungsbasiert. Unter den psychischen Prozessen kommt der Wahrnehmung im Vergleich zur Gedankenarbeit durchaus Priorität zu.

Hyperkinetisch-unaufmerksames Verhalten als Problemlösung

Wenn das psychische System schon »endogen unruhig« ist, wenn also Unruhe für dieses System bestandsnotwendig ist, muss sich die Frage stellen, was denn eigentlich das Besondere an dem Verhalten solcher Kinder ist, die als hyperkinetisch und aufmerksamkeitsgestört wahrgenommen, unterschieden und nicht selten stigmatisiert (Mueller et al. 2012) werden. Wie lässt sich das Problem beschreiben, für das sich das auffällige Verhalten dieser Kinder als Problemlösungsversuch ansehen lässt? Ihr besonderer Umgang mit der Disposition von Aufmerksamkeit wird in der Regel erst dann als Problem identifiziert, wenn der Problemlöseversuch für ihre Umwelt zum Problem wird. Dazu kommt es spätestens dann, wenn die Beteiligung des Kindes an der Kommunikation im ausdifferenzierten Erziehungssystem der Gesellschaft ansteht, mithin in der Grundschule, seit dem sogenannten PISA-Schock allerdings auch immer öfter bereits im Kindergarten. Man wird dabei nicht unbedingt davon ausgehen können, dass die

Kinder selbst ihr Verhalten als problematisch ansehen. Eher sind es die Erwachsenen, die an ihre Kinder Erwartungen herantragen, die diese offensichtlich nicht erfüllen, sei es, dass sie dies nicht können, sei es, dass sie dies auch nicht wollen. Überließe man hyperkinetische Kinder sich selbst in einer Umgebung, in der sie sich ungefährdet für Leib und Leben bewegen könnten, dürften sie sich nicht unbedingt unglücklich fühlen. Überhaupt ist der Zusammenhang zwischen der ADHS-Symptomatik und dem Ausmaß einer Beeinträchtigung eher schwach (Gathje et al. 2008). Inwieweit die Kinder selbst unter ihrem vermeintlichen Aufmerksamkeitsdefizit leiden, ist eine durchaus offene Frage. So wird ihnen bisweilen sogar eine unrealistisch positive Selbstwahrnehmung attestiert, eine Neigung, ihre Fähigkeiten zu überschätzen, wodurch sie in noch größere Schwierigkeiten geraten (Evangelista et al. 2008).[34] Allerdings kommt es mit zunehmendem Alter bei ihnen doch zu Selbstwertgefühlseinbußen, wenn sie nämlich beobachten müssen, dass sie die auch von ihnen selbst gesteckten Ziele nicht erreichen (vgl. Houck et al. 2011). Trotzdem dürften die geringe Konzentrationsfähigkeit sowie die Hyperaktivität die Kinder jedenfalls selbst weniger belasten als die Erwachsenen (Danckaerts et al. 2010). Deren Bedürfnis, die Erziehungsprobleme mit diesen Kindern im Gesundheitssystem zu thematisieren und um eine psychiatrische Diagnose nachzusuchen, entsteht zumeist dann, wenn die Kinder im frühen Schulalter mit ihrem überaktiven, impulsiven und hyperkinetischen Verhalten stören. Die betreffenden Kinder bleiben nicht bei der Sache, lassen sich leicht ablenken, hören nicht zu, was ihnen gesagt wird, sind schusselig, verlieren immer wieder Sachen, sind laut und nehmen wenig Rücksicht auf andere. Dann bleibt es nicht aus, dass sie in der Grundschule den ihnen gestellten Leistungsanforderungen nicht gerecht werden. Mit ihrem unbedachten Verhalten bringen sie sich aber auch selbst immer wieder in Gefahr. Dauernd »passiert« ihnen etwas. Häufiger als ihre ruhigeren und vernünftigeren Altersgenossen verletzen sie sich, kommen unter das Auto oder verwickeln sich in Streitigkeiten. Sie sind einfach anstrengend. Vor allem machen sie nicht das, was die Erwachsenen ihnen sagen. Insbesondere das Vorschulalter und der Übergang in das Erwachsenenalter sind Zeiten, in denen solche Kinder ausgiebig für Sorgen sorgen (vgl. Schmidt u. Petermann 2008).

---

34 Kritisch zur These negativer Auswirkungen eines solchen »Positive Illusory Bias«: Swanson et al. (2012).

Die Tatsache, dass sich die Verhaltensstörungen aufmerksamkeitsgestörter Kinder in der Regel zumeist mit dem Schuleintritt bemerkbar machen, verweist auf ihre Schwierigkeiten, sich nun an der neuen Form der Kommunikation zu beteiligen. Diese Kinder bringen zu wenig Aufmerksamkeit für den systemspezifischen Code des Erziehungssystems auf, in dem es um die Vermittlung von Wissen und Werten geht und der sich nach einem Vorschlag von Kade (1997, S. 50) durch die Unterscheidung »vermittelbar/nicht vermittelbar« bestimmen lässt. Die schulische Kommunikation unterscheidet sich dadurch doch erheblich von der familiären Kommunikation. Darf das Kind in seiner Familie mit Fug und Recht erwarten, mit allem, was es vorbringt, sich zu adressieren und gehört zu werden, hat es sich bei seinen Adressierungsbemühungen in den anderen funktional differenzierten Subsystemen der modernen Gesellschaft an die dort jeweils geltenden kommunikativen Regeln zu halten. In der Schule jedenfalls darf es keine Komplettadressierung erwarten. Dieses Privileg steht ihm nur in der Familie zu. Das Kind muss akzeptieren lernen, dass es in der Schule anders beobachtet wird als in seiner Familie und auch anders als etwa beim Spiel mit den Altersgenossen. Tut es dies nicht, wird es Gefahr laufen, dass seine kommunikativen Beiträge keine Adressaten finden oder zumindest bei diesen auf Unverständnis und Ablehnung stoßen. Das Kind muss mithin spätestens beim Schuleintritt ausreichend Frustrationstoleranz aufbringen können, die es ihm ermöglicht, auf den sofortigen Wunsch, jeden adressieren zu können und von allen adressiert zu werden, zu verzichten. Die professionelle pädagogische Kommunikation erwartet schließlich eine solche Verzichtsbereitschaft. Das Schulkind muss wissen, d. h. erwarten können, welche Beiträge im Unterricht als anschlussfähig gelten und welche dort »nicht hingehören«.

Aufmerksamkeitsgestörte Kinder können über ihre Aufmerksamkeit nicht souverän verfügen. Dabei investieren diese Kinder allerdings nicht zu wenig Aufmerksamkeit, sondern sie lenken im Gegenteil ihre Aufmerksamkeit auf zu viele Gegenstände in ihrer Umwelt. Sie begrenzen und fokussieren ihre Aufmerksamkeit nicht so, wie die Erwachsenen es von ihnen erwarten. Sie konzentrieren sich eben nicht auf das, was ihnen etwa in der Schule als Unterrichtsgegenstand zugedacht wird. Vielmehr beschäftigen sie sich mit anderen Dingen. Dabei haben sie nicht unbedingt eine von den Normen abweichende oder gar idiosynkratische Relevanzhierarchie aufgebaut. Vielmehr dürften sie, jedenfalls was den pädagogischen Kontext angeht, eher über zu wenige oder zumindest zu wenig differenzierte Erwartungsstrukturen verfügen. Ihr psychisches System berücksichtigt diesen speziellen Kontext erwartungswidrig zu wenig. So sind ihnen ihre eigenen Gedanken attraktiver als die Einlassungen ihrer Lehrerin. Der Schulranzen ihres Nachbarn verspricht ihnen einen attraktiveren Anschluss als der Tafeltext. Was sie mithin nicht machen, ist ihre Aufmerksamkeit einzuschränken zugunsten des von ihnen Geforderten. Insofern enttäuschen sie die vom Lehrer und ihren Eltern an sie gerichteten Erwartungen. Sie haben nicht gelernt, dass in der Schule nicht alles Aufmerksamkeit erregen darf. Sie sind, mit anderen Worten, zu wenig *unaufmerksam*: Sie zeigen keine zureichende »habitualisierte Indifferenz« (Hahn 2001), wenn sie es nicht schaffen, im Unterricht die Musik aus dem neuen MP3-Player der Freundin zu überhören, deren neues Handy einfach zu übersehen und ihre Aufmerksamkeit stattdessen auf die Belehrungen ihrer Lehrerin zu konzentrieren. Es passiert eben doch so viel in ihrer Umwelt! Zu vieles wird mit ihrer Aufmerksamkeit bedacht. Da sie auch nicht beobachten, wie sie beobachten, bemerken sie auch nicht, dass sie nicht kontextkonform beobachten. Ohne genügend klar strukturierte und damit auch der Erinnerung zugängliche Selektionskriterien kann ihr psychisches System die Selektion der nächsten Operationen nicht kontrollieren. Es hat Schwierigkeiten, an der Selbstreferenz anzuschließen bzw. flexibel zwischen Selbstreferenz und Fremdreferenz zu wechseln. So wird sich das psychische System seine Anschlüsse bevorzugt auf der fremdreferenziellen Seite zu beschaffen suchen. Es beschäftigt sich unentwegt mit der Produktion neuer Informationen und weniger damit, was diese für das System selbst affektiv bedeuten könnten und was zu diesen Beobachtungen motiviert hat. Es schließt sich ein Teufelskreis, der die weitere Entwicklung beeinträchtigen wird. Wenn das Wie und Warum der Wahrnehmungen selbstreferenziell nicht beobachtet werden kann, wird das psychische System nur schwer kohärente Erwartungsstrukturen aufbauen können, die ihm eine Orientierung bietende Selbstbeschreibung ermöglichen könnten. So muss es sich stattdessen immer neuen fremdreferenziellen Beobachtungen zuwenden, wodurch sich das System selbst immer wieder verändert.

Das aufmerksamkeitsgestörte Kind jedenfalls selektiert nonkonform. Sein Verhalten kann dabei unterschiedliche Formen annehmen. So unterscheidet etwa Diamond (2005) zwei Typen.

Da sind *zum einen* Kinder, die ihre Aufmerksamkeit zu wenig fokussieren können. Sie sind nicht unbedingt hyperkinetisch. Ihr Problem scheint eher die Langeweile zu sein. Sie begeben sich daher auf die Suche nach Erfahrungsgegenständen, die ihre Aufmerksamkeit erregen könnten. Allerdings fällt ihnen auch dies schwer, da sie hierfür nur über ein unzureichendes Vorwissen und somit nur über unzureichende Erwartungen verfügen. Die Ursache dafür wird in einem Problem des Arbeitsgedächtnisses vermutet, das heißt in ihrer Fähigkeit, selektive Information aufzubewahren und nicht benötigte zu vergessen. Neurowissenschaftlich nicht unbedingt überzeugend, wird ihr eher hypoaktives Verhalten mit einem trägen »kognitiven Tempo« in Verbindung gebracht, von dem wiederum auf eine träge neuronale Aktivität in ihrem Gehirn geschlossen wird (vgl. Bauermeister et al. 2012). Eine solche eher metaphorische Beschreibung des Sachverhalts legt dann eine medikamentöse Behandlung mit Stimulanzien nahe, welche die kognitiven Prozesse gewissermaßen wieder »in die Gänge« bringen sollen.

Zum anderen gibt es Kinder, die nicht zu wenige Unterscheidungen, sondern im Gegenteil zu viele Unterscheidungen treffen. Das muss zu Unruhe führen. Diese Kinder stören und imponieren als impulsiv. Allerdings sind die Beziehungen zwischen der Hyperaktivität und dem Aufmerksamkeitsdefizit noch nicht gänzlich verstanden. Die motorische Unruhe lässt sich jedenfalls als ein symbiotischer Mechanismus verstehen, bei dem das psychische System Körperroutinen einsetzt, um sich Gelegenheit für neue Erfahrungen zu verschaffen. Mit zunehmendem Alter dürfte das psychische System auf einen solchen Körpereinsatz verzichten und nun mit psychischen Mechanismen für Informationsnachschub sorgen können. Der betreffende Jugendliche erscheint dann ruhiger, nichtsdestoweniger aber konzentrationsgestört. Während diese Kinder sich in Situationen, die ein vorsichtiges und überlegtes Handeln erfordern, unüberlegt und impulsiv verhalten, erscheinen sie in Situationen, in denen es auf ein eher schnelles und zielgerichtetes Handeln ankommt, verlangsamt und häufig geradezu lethargisch. Gilt es, komplexe Entscheidungsprozesse zu bewältigen, platzen sie mit der erstbesten Antwort heraus. Immer wieder handeln sie, bevor sie nachdenken. Sie können schlecht planen. Oft sieht es so aus, als ob sie bei komplexen Aufgaben vergessen würden, was sie ursprünglich eigentlich vorhatten. Sie versprechen sich von ihrem Handeln eine unmittelbare Belohnung und ziehen daher Verhaltensalternativen, die sich auf längere Sicht eher lohnen würden, gar nicht erst in Betracht. Sie bevorzugen eine geringe Belohnung, sollten sie diese sofort erhalten können, einer später zu erwartenden, auch wenn diese dann größer ausfallen würde. Sie haben eine Abneigung gegen jegliche Zeitverzögerungen. Der erste Gedanke ist für sie gleich der beste. Sie ergreifen die erstbeste Gelegenheit und verzichten darauf zu überprüfen, ob sich ein Zuwarten vielleicht doch lohnen könnte (Marco et al. 2009).»Was ich hab, hab ich«, lautet ihre bevorzugte Devise. Ihr psychisches System versorgt sich mit Irritationen, die seine Autopoiesis in Gang hält. Somit geht es einfach weiter. Dann ist es, zumindest für den außenstehenden Beobachter, geradezu Zufall, womit ihr psychisches System sich als Nächstes fremdreferenziell beschäftigen wird. »Et kütt, wie et kütt!« – »es kommt, wie es kommt!«. ADHS-Kinder erscheinen daher als vornehmlich external gesteuert. Ein solches psychisches System kann auch schwerlich Neugier entwickeln, da für Neugier schon ausreichend strukturierte Erwartungen als Selektionskriterien bereitstehen müssten. Es droht Langeweile. Wenn keine Unterscheidung zwischen wichtig und unwichtig vorgenommen werden kann, dann ist alles gleich wichtig wie auch unwichtig. Das solchermaßen unterkomplex operierende psychische System eines ADHS-Kindes ist denn auch nur schlecht angepasst an die Funktionsbewandtnisse des Erziehungssystems. Zumindest vermag es von dessen Komplexität kaum zu profitieren. Es ist insofern lernbehindert.

Das Problem

Das psychische System eines hyperkinetischen und aufmerksamkeitsgestörten Kindes tut sich schwer, sich in erwünschter Weise an die insbesondere erzieherische Kommunikation strukturell anzukoppeln. Es entwickelt Schemata oder Erwartungsstrukturen, deren Anwendung sich in einer störenden Unruhe bemerkbar macht. Diese Schemata lassen sich immer nur als Resultat eines Lernprozesses ihres psychischen Systems anlässlich seiner strukturellen Kopplung mit dem familiären und später auch mit dem professionellen Erziehungssystem begreifen. Bei aufmerksamkeitsgestörten, hyperkinetischen Kindern hat dieser Lernprozess dazu geführt, dass sie schlecht vorbereitet sind, sich angemessen und erfolgreich an der familiären und insbesondere an der professionellen pädagogischen Kommunikation zu beteiligen.

Ein solches Kind ist nicht davon überzeugt, dass es sich lohnt, die Aufmerksamkeit nicht auf den ersten besten Gegenstand zu richten, sondern auf eine unmittelbare Belohnung zu verzichten zugunsten einer späteren und konsensuell vorgenommenen Belohnung. Belohnungserwartung ist Resultat eines längeren Lernprozesses, wie überhaupt Belohnung als eine systemeigene Bewertung verstanden werden muss. Insofern sind Anstrengungsbereitschaft und Konzentrationsfähigkeit in hohem Maße auch das Ergebnis von Erziehungsprozessen.

Offenbar erlebt sich das psychische System des Kindes vor allem anlässlich der strukturellen Kopplung mit dem Erziehungssystem als nur ungenügend irritiert. Dieses psychische System hat insofern ein Zeitproblem, als es von seiner Beteiligung an Kommunikation zumindest keine zeitnahe Versorgung mit Informationen erwartet. Es gelingt ihm nicht, seine Erwartungen mit denen seines sozialen Kontextes hinreichend abzustimmen, zumal die Operationen der Kommunikation vergleichsweise langsam ablaufen. Es kommt zu Problemen der zeitlichen Sequenzierung von Handlungsabläufen (vgl. Toplak et al. 2006; Pine et al. 2010). Auf die temporalen Probleme anlässlich der strukturellen Kopplung verweist Luhmann (1997, S. 83 f.):

»Aber innerhalb der dadurch gegebenen Beschränkungen muss das System eine Eigenzeit konstituieren, die das Operationstempo und die Zeitperspektiven des Systems internen Möglichkeiten anpasst. Das System muss dann auf Eins-zu-eins-Kopplungen von Umweltereignissen und Systemereignissen verzichten und intern Einrichtungen schaffen, die dem Umstand Rechnung tragen, dass in der Umwelt andere Zeitverhältnisse herrschen als im System. Das System entwickelt Strukturen (Erinnerungen und Erwartungen), um in seinen Operationen Zeitverhältnisse im System und in der Umwelt auseinanderzuhalten und die Eigenzeit organisieren zu können. Teils muss das System gegenüber der Umwelt Zeit gewinnen, also Vorsorge treffen; teils muss es Überraschungen hinnehmen und verkraften können. Es muss Reaktionen verzögern oder auch beschleunigen können, währenddessen in der Umwelt schon wieder etwas anderes geschieht. Aber zum Problem wird dies nur dadurch, dass System und Umwelt ausweglos gleichzeitig operieren und das System also nicht in die Zukunft der Umwelt vorauseilen oder in deren Vergangenheit zurückbleiben kann. Das System kann also nie in eine Zeitlage gelangen, in der es sicher sein kann, dass in der Umwelt nichts geschieht. Das gilt auch und speziell für das Verhältnis von Kommunikation und Bewusstsein, also für die Bewusstseins- und vor allem die Wahrnehmungsvorgänge [...]«.

So gesehen, ist die hyperkinetische Unruhe des psychischen Systems Ausdruck übermäßiger Eins-zu-eins-Kopplungen von Systemereignissen und Umweltereignissen als Folge des Unvermögens, hinreichend komplexe Erwartungsstrukturen auszubilden. Ohne solche Erwartungsstrukturen schafft die Beteiligung an Kommunikation eine zu große, das Sicherheitsbedürfnis überfordernde Unsicherheit. In einem solchen Fall wird das psychische System sich bemühen, sich mit Informationen zu versorgen, deren Unsicherheitsgrad erwartbar und daher tolerabel erscheint. Bekanntlich können viele ADHS-Kinder durchaus stundenlang am Computer sitzen und sich mit Videospielen beschäftigen, die ihnen belohnungsversprechende Spannung anbieten.

Beim ADHS handelt es sich zweifellos um eine ausgesprochen komplexe und heterogene Störung. Das Wissen über die Ursachen bzw. die Pathogenese der ADHS ist derzeit allen Forschungsanstrengungen zum Trotz noch unvollständig. Ganz unterschiedliche Entwicklungspfade dürften zu diesem Störungsbild führen im Sinne einer Äquifinalität (Nigg 2006). Wie bei fast allen psychischen Störungen wird auch bei dieser komplexen und heterogenen Störung eine Interaktion bzw. Transaktion von genetischen und Umweltfaktoren angenommen. ADHS ist am ehesten als ein klinisch brauchbares diagnostisches Konstrukt angesehen, das die Probleme ganz unterschiedlicher Patientengruppen zu erfassen sucht (Sonuga-Barke a. Castellanos 2007).

Die neuropsychologische Forschung machte für die Aufmerksamkeitsprobleme lange Zeit ausschließlich kognitive Defizite verantwortlich, vor allem eine Störung der sogenannten exekutiven Funktionen, worunter sich diejenigen psychische Prozesse »höherer Ordnung« verstehen lassen, die ein vorausschauendes Planen und Handeln erst ermöglichen (vgl. Hampel et al. 2009). Seit einigen Jahren wird die ursprünglich enge kognitivistische Sichtweise jedoch deutlich erweitert. So geht man heute davon aus, dass ganz unterschiedliche kognitive Prozesse bei der Entwicklung eines ADHS beteiligt sein dürften (Taylor 2009). Auch wurde klar, dass es sich bei der Aufmerksamkeit um alles andere als um eine kontextfreie Fähigkeit handelt. Daher wird der Einfluss der motivationalen Prozesse (vgl. Sonuga-Barke et al. 2008) sowie der Affektregulation (Martel 2009) betont, zumal aufmerksamkeitsgestörte Kinder typisch immer auch eine emotionale Labilität

(Sobanski et al. 2010) zeigen.[35] Schließlich entscheidet die emotionale Bewertung der jeweiligen Erfahrungen darüber, woran man sich erinnert und welche Erwartungsstrukturen sich ausbilden können. Affekte vermitteln insofern den selbstreferenziellen Anschluss der psychischen Operationen. Aufmerksamkeitsgestörte Kinder haben Probleme, ihre Aufmerksamkeit den von ihnen geforderten Aufgaben zu widmen. Geht man davon aus, dass ihr psychisches System einen Vergleich vornimmt zwischen der aktuellen Reizkonstellation und den in ihrem Gedächtnis gespeicherten Modellen mit solchen Erfahrungen, d. h. mit ihren Erwartungen oder Schemata (vgl. Birbaumer u. Schmidt 2003, Kap. 22), wird man vermuten dürfen, dass sie die ihnen etwa im Schulunterricht angesonnenen Aufgaben als zu wenig attraktiv und belohnungsversprechend bewerten. Schließlich wird Aufmerksamkeit nur dann investiert, wenn eine Belohnung zu erwarten ist (Maunsell 2004). Bestimmen negative Affekte die Interaktion, wird die Fähigkeit zur Affektregulation überfordert.

Die jeweiligen Erwartungsstrukturen des Kindes lassen sich immer nur als Ergebnis von Prozessen struktureller Kopplung mit der jeweiligen Kommunikation, an denen das Kind beteiligt ist, verstehen. Ein rein individualistischer Ansatz erscheint daher unangemessen. Die Qualität der strukturellen Kopplung wiederum hängt ab zum einen von den biologischen bzw. neuropsychologischen Ressourcen, die dem Kind zur Verfügung stehen, zum anderen von der Qualität der erzieherischen Kommunikation, die für das Kind ausreichend strukturiert angeboten werden muss, damit sie zum Gegenstand seiner Aufmerksamkeit werden können. Die oben genannten neurophysiologischen Einschränkungen behindern die Entwicklung von Schemata und Konzepten, die Orientierung und Ruhe bringen könnten. Auf der anderen Seite dürfen elterliche Einflüsse, deren Erfassung allerdings schwerer fällt, nicht zu unterschätzen sein. So lässt sich leicht vorstellen, dass Kinder mit einem schwierigen Temperament es ihren Eltern bisweilen zu schwer machen, sich an ihr alles andere als »pflegeleichtes« Kind anzupassen (vgl. Ludewig 1991; De Pauw a. Mervielde 2011). Gelingt ihnen dies nicht, besteht die Gefahr, dass Hyperaktivität und

---

35 Daher erhalten diese Kinder zumindest in den USA zunehmend häufig die Diagnose »bipolare Störung« (vgl. Zepf 2009). Ob sich diese diagnostische Formulierung durchsetzen wird, bleibt abzuwarten. Allerdings impliziert auch diese Diagnose fast automatisch eine medikamentöse Intervention, in diesem Fall mit »affektstabilisierenden« Psychopharmaka (Scheifele et al. 2009).

Konzentrationsprobleme des Kindes weiter zunehmen und so erst zum psychiatrischen Problem werden. Dies droht vor allem dann, wenn die Eltern selbst nur über ineffiziente Erziehungsstrategien verfügen (Patterson et al. 2000). In einem solchen Fall garantieren dissoziale Verhaltensweisen, welche die normativen Erwartungen der Erwachsenen enttäuschen, dem Kind einen vergleichsweise risikoarmen Anschluss an Kommunikation. Auf ähnliche Weise wird ein erwartungswidrig unaufmerksamer Schüler durch die erwartbaren disziplinarischen Interventionen seiner frustrierten Lehrerin eindeutig adressiert. Diese Adressierung vermittelt dann die erwünschte Orientierung. Die ausgesprochen hohe Komorbidität mit Dissozialität, die bei der Mehrheit der hyperkinetischen Kinder besteht (Connor et al. 2010), dürfte auf solche Mechanismen zurückzuführen sein.[36]

Dass eine nur suboptimal ausgebildete Selbstregulationsfähigkeit (Shiels a. Hawk 2010) nicht dafür ausreicht, einen langweiligen Schulunterricht auszuhalten, dürfte unmittelbar einleuchten. Ein solcher Unterricht ließe sich durchaus als ökologisch valides Testverfahren diagnostisch einsetzen. Um am Schulunterricht in geforderter Weise teilnehmen zu können, muss der Schüler über ausreichend kohärente Erwartungsstrukturen, mit anderen Worten: über wirkungsvolle Schemata in seinem Arbeitsgedächtnis verfügen können, die sich auf den schulischen Kontext übertragen lassen. Dann hängt es auch von der Qualität der Schüler-Lehrer-Interaktion ab, ob die Schemata normgerecht funktionieren können. Die pädagogischen kommunikativen Angebote müssen hinreichend strukturiert sein, damit sie es dem Schüler ermöglichen, seine Schemata wiederzuerkennen und Relevanzunterschiede ausmachen zu können.

Bei alledem darf nicht unerwähnt bleiben, dass die Bildung von Erwartungsstrukturen immer ein ausreichendes Erfahrungsangebot voraussetzt. Von ihren Eltern grob vernachlässigten Kindern oder Kindern, die bereits im Säuglingsalter in einer personell schlecht ausgestatteten Heimeinrichtung aufwachsen müssen, wird ein solches Erfahrungsangebot vorenthalten. Sind angemessene Pflege und Fürsorge für das kleine Kind nicht erwartbar, muss sein psychisches

---

36 Jüngst ließ sich in einer Studie aus Israel (Shoval et al. 2012) nachweisen, dass bei Kindern mit bestimmten einschlägigen Vornamen ein höheres Aktivitätsniveau zu erwarten ist. In der Wahl eines »hyperaktiven« Vornamens dürften sich in diesen Fällen bestimmte elterliche Erwartungen an ihr Kind ausdrücken. Auf hiesige Verhältnisse übertragen, ließe sich von einem »Kevin-Effekt« sprechen.

System verzweifelte Anstrengungen unternehmen, seine Welt erwartbar zu gestalten. In Ermangelung von Regularitäten, wie sie von den frühen Bezugspersonen zur Verfügung gestellt werden sollten, wird das Kind nur auf seine altersentsprechend doch noch recht einfach strukturierten Erwartungsschemata und auf seinen Körper zurückgreifen können. Sein Verhalten lässt sich dann als hyperkinetisch und aufmerksamkeitsgestört beschreiben (vgl. Dahmen et al. 2012). Solche Prozesse ließen sich in den letzten Jahren bei den deprivierten rumänischen Waisenkindern[37] beobachten (Stevens et al. 2008). Diese unglücklichen Kinder hatten keine Gelegenheit, ihr Erleben in sinnförmige Episoden zu gliedern, um so überhaupt erst anspruchsvollere Erwartungsstrukturen bilden zu können.[38]

Zudem gibt es noch eine weitere Gruppe von Kindern mit einem aufmerksamkeitsgestörten und hyperaktiven Verhalten. Es sind dies Kinder mit einer Störung aus dem Autismusspektrum (vgl. Schleiffer 2012, Kap. 4). Das autistische Kind kann sich nur schlecht an der von seinen Bezugspersonen angebotenen Kommunikation beteiligen, da es nicht ausreichend den Unterschied zwischen Informationen und mitgeteilten Informationen zu verstehen vermag und so kein Verständnis für die besondere Relevanz von Mitteilungen entwickelt. Bei der Entwicklung von Erwartungsstrukturen kann es somit nicht vom Wissen seiner Bezugspersonen profitieren. Eine ADHS-Symptomatik ist dann das äquifinale Resultat.

Wissenschaftliche Komplexitätsreduktion

Mit dem ausgesprochen komplexen Thema »Aufmerksamkeit und Aufmerksamkeitsstörung« beschäftigen sich nicht nur die klinischen Disziplinen, sondern auch ihre Grundlagenwissenschaften wie die

---

37 Nach dem Zusammenbruch des Ceauşescu-Regimes in Rumänien wurde die Welt aufmerksam auf das erschütternde Schicksal Tausender kleiner Kinder, die dort in Heimen unter schockierenden Umständen untergebracht waren. Viele dieser verwahrlosten Kinder wurden im westlichen Ausland adoptiert, vor allem in den USA, in Kanada, Großbritannien und Australien. In der Folge wurden aufwendige, methodisch anspruchsvolle Längsschnittstudien zu ihrer psychosozialer Entwicklung durchgeführt, die sich insbesondere mit den Auswirkungen dieser desolaten Erfahrungen auf das Bindungsverhaltenssystem im Sinne einer reaktiven Bindungsstörung beschäftigen (vgl. Rutter et al. 2007).
38 Auch bei international adoptierten Kindern fand sich dementsprechend ein Zusammenhang zwischen der Bindungssicherheit und ADHS-Symptomatik (Abrines et al. 2012). Kinder, deren sicheres Bindungskonzept auf eine ausreichend gute Versorgung in der Zeit vor ihrer Adoption schließen ließ, waren deutlich weniger hyperaktiv und aufmerksamkeitsgestört.

Entwicklungspsychologie oder die Neurowissenschaften. Dabei profitieren klinische und Grundlagenforschung voneinander (vgl. Bush 2010). So verweisen die Probleme mit und von Kindern mit Aufmerksamkeitsdefizit-Hyperaktivitätsstörung auf Bestandsprobleme des psychischen Systems. Es geht letztlich um die grundsätzliche Frage nach den Operationsbedingungen des psychischen Systems und seiner strukturellen Kopplung mit seinem biologischen und sozialen Kontextsystem. Nach den Ergebnissen insbesondere der neuropsychologischen Forschung gibt es dabei kaum einen Bereich, bei dem sich bei Kindern mit einem ADHS keine Auffälligkeiten bzw. Defizite auffinden ließen. Dies betrifft die kurzfristige Erregbarkeit (Arousal) wie auch die eher längerfristige Aktivierung, die Motivation, die exekutiven Funktionen und hier insbesondere das Arbeitsgedächtnis sowie die willentliche Handlungskontrolle, das Risikoabschätzungs- und Belohnungssystem bis hin zur Affektregulation, Verhaltensregulation oder Selbstregulation (vgl. Renner et al. 2008; Sonuga-Barke et al. 2010).

Auch wenn es in jeder Wissenschaft um Komplexitätsreduktion gehen muss, so fällt doch im Falle der ADHS die überaus große Diskrepanz zwischen der Komplexität der neuropsychologischen Diskussion und der Trivialität der den Kindern mit ADHS weithin angebotenen Behandlung auf. Zweifellos muss Komplexität drastisch reduziert werden, will man handlungsfähig bleiben, etwa als Lehrerin den Unterricht erfolgreich durchführen oder als Arzt die Eltern erziehungsschwieriger Kinder zufriedenstellen. Ein biologistischer Reduktionismus, bei dem das Problem einseitig in einer Störung des Neurotransmitterhaushalts lokalisiert wird, verspricht offensichtlich Abhilfe. So wird verbreitet geradezu reflexhaft mit der Diagnose »ADHS« das Psychopharmakon Ritalin® assoziiert. Dessen Verschreibungszahlen sprechen diesbezüglich denn auch eine eindeutige Sprache. Auch wenn die Anwendung des biomedizinischen Modells den therapeutischen Nutzen der wissenschaftlichen Erkenntnisse eher behindern dürfte (Sonuga-Barke a. Halperin 2010), so bringt dieses reduktionistische Vorgehen doch offenbar für alle Beteiligten Vorteile mit sich. Da sind die Eltern, die sich nicht mehr mit Schuldvorwürfen herumzuplagen haben, haben sie nun doch das Gehirn oder gar seine Neurotransmitter als Schuldigen ausgemacht. Ähnlich ergeht es den Lehrern, die ihre Vermittlungsprobleme einseitig auf ein Aneignungsproblem seitens ihres zerebral nur suboptimal funktionierenden Schülers zurückführen können. Das Kind selbst mag sich als ADHS-

Kind identifizieren können und auch weiterhin Hilfe von äußerer Zufuhr in Form von Tabletten erwarten. Die Kinderärzte und Kinderpsychiater erleben sich als handlungsmächtig. Schließlich gehört die Verschreibung eines Medikamentes zu den identitätsstiftenden und daher unverzichtbaren professionellen Kompetenzen eines Arztes. Vielleicht der größte Profiteur dürfte die Pharmaindustrie sein, von deren Zuwendungen in Zeiten der biologischen Psychiatrie sowohl das medizinische Versorgungssystem wie auch das medizinische Wissenschaftssystem in hohem Maße abhängig sind.[39]

---

[39] Um den Einfluss der Pharmaindustrie auf die Wissenschaft zu begrenzen, sind die Autoren von Beiträgen für wissenschaftliche Zeitschriften seit einigen Jahren gehalten, mögliche »Interessenkonflikte« zu offenbaren. Gerade bei Arbeiten zum Thema ADHS fühlt man sich diesbezüglich bisweilen an die »Gelben Seiten« erinnert. Honi suit qui mal y pense! Zumindest sahen sich die Repräsentanten des Wissenschaftssystems gehalten, Regeln für den Umgang mit dem Wirtschaftssystem aufzustellen (vgl. Sergeant et al. 2010).

4 Selbstdeadressierung: Depression[40]

Auch die depressive Verstimmung verweist auf ein Adressenproblem. Im betonten Gegensatz zur dissozialen Problemlösungsstrategie, bei der die eigene Adressierung nicht selten geradezu rücksichtslos provoziert wird, scheinen depressive Menschen sich mit ihrem Adressenverlust abgefunden zu haben. Im Unterschied zu dissozialen und hyperkinetischen Menschen, die mit ihrem Verhalten stören, fallen depressive Personen kaum auf und am ehesten dann, wenn sie mit ihrer niedergedrückten Stimmung auch die Stimmung ihrer Mitmenschen runterziehen.

Nosologie

Bei kaum einem anderen psychiatrischen Störungsbild besteht ein ähnlicher Begriffswirrwarr wie bei der Depression. Bereits die Umgangssprache ist nicht eindeutig. Schon eine lediglich suboptimale Stimmung kann mit diesem Begriff gemeint sein. So bezeichnen sich etwa Jugendliche, sind sie »nicht gut drauf«, als »depri«. Kaum jemals wird eine depressive Niedergedrücktheit vom Affekt der Trauer unterschieden. Aber auch die psychiatrische Terminologie ist ausgesprochen verwirrend und logisch inkonsistent, was den Psychiatriehistoriker Edward Shorter (2007) dazu veranlasste, diesbezüglich von einer »nosologischen Katastrophe« zu sprechen. So können sich die Begriffe »depressiv« bzw. »Depression« auf den besonderen Affekt oder auf die Stimmung beziehen. Auch dienen sie der Beschreibung der besonderen Psychodynamik anlässlich eines Verlusterlebnisses. Sodann können sie ein Symptom bezeichnen oder ein Syndrom, d. h. einen Symptomenkomplex von Niedergeschlagenheit, Selbstabwertung, Suizidalität und körperlichen Befindlichkeitsstörungen. Zuletzt wird auf der diagnostischen Ebene unter Depression eine Krankheit verstanden, bei der sich ätiologische wie auch Verlaufsmerkmale beschreiben lassen.

---

40 Bei diesem Kapitel handelt es sich um eine überarbeitete Fassung des entsprechenden Kapitels aus Schleiffer (2012).

In den beiden aktuellen psychiatrischen Klassifikationssystemen wird die Depression zu den affektiven Störungen gezählt. Bei diesen besteht eine Veränderung der Stimmungs- und Gemütslage. Klassifiziert werden die verschiedenen Formen der Affektstörungen vor allem nach der Art der Symptome, ihrem Schweregrad und nach ihrem Verlauf. Unterschieden werden depressive, manische und gemischte Episoden. Bei Letzteren finden sich gleichzeitig manische und depressive Symptome. Kommt es im Verlauf immer nur zu Veränderungen der Stimmung in eine Richtung, dann ist von einer unipolaren Störung die Rede, etwa von einer unipolaren Depression. Inwieweit es auch zu ausschließlich manischen Stimmungsveränderungen kommt, ist umstritten. Man nimmt an, dass sich auch im Falle manischer oder gemischter Episoden immer auch depressive Stimmungsveränderungen beobachten lassen, die dann die Diagnose einer bipolaren oder manisch-depressiven Störung rechtfertigen. Überhaupt wird inzwischen auch bei den affektiven Störungen von einem Spektrum zwischen unipolaren und bipolaren Affektstörungen ausgegangen (Phelps et al. 2008).

Die Depression geht mit einer herabgesetzten Stimmung, die Manie mit einer gehobenen Stimmung einher. Die gestörte Affektivität drückt sich dabei nicht nur in Veränderungen von Gefühlslage und Stimmung, von Motivation und Antrieb aus, sondern es finden sich auch Besonderheiten auf der kognitiven und körperlichen Ebene. Das allgemeine Aktivitätsniveau ist betroffen. Von einer affektiven Störung sollte erst dann gesprochen werden, wenn dem Ausmaß und der Dauer dieser Veränderungen klinische Relevanz zukommt im Unterschied zu allfälligen Stimmungsschwankungen. Typisch für alle affektiven Störungen ist zudem ihr episodischer Verlauf, wobei diese wiederkehrenden Episoden ganz unterschiedlich lang anhalten können, von Wochen bis zu Monaten. Auch wenn sich oft im Nachhinein gerade für depressive Episoden soziale und/oder biologische Auslöser eruieren lassen, kann man den weiteren Verlauf doch kaum mehr im alltagspsychologischen Sinne nachvollziehen. Auch lässt sich immer wieder eine jahreszeitliche Häufung der Episoden im Sinne einer Rhythmizität beobachten.

Kernsymptome der Depression sind neben der anhaltend niedergedrückten Stimmung ein deutlich vermindertes Selbstwertgefühl bis hin zum Überzeugtsein von der eigenen Wertlosigkeit, welches mit Suizidideen einhergehen kann. Freude kann nicht mehr empfunden,

Gefühle kaum noch oder gar nicht erlebt werden. Es kommt zu einem Energie- und Interessenverlust. Die Konzentrationsfähigkeit ist eingeschränkt. Die Patienten klagen über vegetative Symptome wie etwa Appetitverlust und Schlafstörungen sowie über körperliche Beschwerden wie Kopf- und Bauchschmerzen. Auch psychomotorische Auffälligkeiten im Sinne einer Unruhe oder einer Antriebshemmung, die bis hin zur völligen Immobilität, dem depressiven Stupor, reichen kann, kennzeichnen eine depressive Episode. Ist sie besonders stark ausgeprägt, können auch psychotische Symptome hinzutreten.

Eine bipolare Depression wird diagnostiziert, wenn es im Verlauf auch zu einer oder mehreren manischen Episoden kommt. Dieser oftmals plötzlich eintretende Stimmungswechsel, der dazu führt, dass die betreffende Person für andere wie auch für sich selbst »nicht mehr wiederzuerkennen« ist, lässt sich kaum jemals psychologisch rekonstruieren, weswegen es naheliegt, für dieses »Switching« biologische Erklärungen zu postulieren (vgl. Chen et al. 2010). Kommt es immer wieder zu eher gering ausgeprägten Stimmungsschwankungen, lässt sich eine zyklothyme Störung diagnostizieren, wobei allerdings die Abgrenzung zur Persönlichkeitsstörung oder zum reinen Temperamentsmerkmal schwierig ist (Van Meter et al. 2012). Mit gewiss freundlicher Unterstützung der Pharmaindustrie werden inzwischen auch leichtere und durchaus temperamentsbedingte Stimmungsschwankungen des Jugendalters als Anzeichen einer bipolaren Störung pathologisiert und, da diese Diagnose quasiautomatisch die Verschreibung sogenannter stimmungsstabilisierender Medikamente nach sich zieht, auch medikalisiert (Parry a. Levin 2012).[41] In den USA wurde diese Störung bei Jugendlichen im Jahre 2003 jedenfalls 40-mal häufiger gestellt als zehn Jahre zuvor (Moreno et al. 2007).

Überhaupt scheinen depressive Störungen inzwischen geradezu epidemische Ausmaße angenommen zu haben. Depression gilt als Volkskrankheit. Man schätzt, dass jeder fünfte oder gar jeder dritte Mensch im Laufe seines Lebens unter einer Depression leiden wird (Andrews et al. 2005). Nach Einschätzung der Weltgesundheitsorganisation handelt es sich bei der Depression um die Krankheit in Europa, die zahlenmäßig die Lebensqualität am meisten beeinträchtigt (Witt-

---

41 Die Bandbreite der Konnotation solcher Stimmungsschwankungen verdeutlicht Clärchens Lied im dritten Aufzug von Goethes *Egmont* (Goethe 2006): »Freudvoll / Und leidvoll, / Gedankenvoll sein, / Hangen / Und bangen / In schwebender Pein, / Himmelhoch jauchzend, / zum Tode betrübt – / Glücklich allein / Ist die Seele, / die liebt.«

chen et al. 2011). Dass heute gar von einem Zeitalter der Depression gesprochen werden kann, führen Horwitz und Wakefield (2007) allerdings vor allem auf ein Versagen der Sozialwissenschaften zurück, die nicht zwischen Traurigkeit und Depression unterschieden und so eine klare Definition von Depression verfehlten.[42] Für den französischen Soziologen Alain Ehrenberg (2004) ist Depression die Krankheit der modernen Gesellschaft, die ihre Mitglieder zwar von überkommenen Traditionen befreie, sie aber gleichwohl durch die Verpflichtung zur Selbstverwirklichung überfordere. Eine weitere Gegenwartsdiagnose hält Depression für eine Art Reaktion, aus der modernen »Beschleunigungsgesellschaft« auszusteigen (Rosa 2011).

Glaubte man früher, dass depressive Störungen erst im späten Jugend- oder im Erwachsenenalter auftreten könnten, so besteht heute Übereinstimmung darüber, dass sich eine entsprechende Diagnose bereits im Kindesalter stellen lässt (vgl. Seiffge-Krenke 2007; Bettge et al. 2008). Die depressive Symptomatik findet sich bei Kindern und bei Erwachsenen ebenso (Luby et al. 2009), auch wenn eine explizite depressive Selbstbeschreibung im frühen Kindesalter noch nicht zu erwarten ist. In diesem Alter äußert sich eine Depression vor allem in körpernahen Symptomen wie Appetitmangel, Schlafstörungen oder Bauchschmerzen. Mit zunehmendem Alter zeigen depressive Kinder dann auch die für das spätere Alter typische niedergedrückte Stimmung sowie eine Anhedonie. Diese Unfähigkeit, sich zu freuen, stellt sich ein, wenn ein Kind seine eigentlich durchaus normale Traurigkeit nicht erfolgreich verarbeiten kann.

Die Häufigkeit von Depressionen wird bei Kindern im Grundschulalter auf etwa 2 % geschätzt. Mit Einsetzen der Pubertät nimmt die Prävalenz deutlich zu, insbesondere bei Mädchen. Im Jugendalter beträgt sie insgesamt etwa 8 % (Schulte-Körne 2012). Die Gründe für die geschlechtsspezifische Vulnerabilität sind noch weitgehend unklar (vgl. Weller et al. 2006). Biologische Faktoren, etwa hormonelle Einflüsse, werden diskutiert. Zudem soll die Autonomieentwicklung bei Mädchen im Vergleich zu der von Jungen doch schwieriger sein. Zumindest dürften die pubertären körperlichen Reifungsprozesse es Jungen eher erleichtern, sich von ihrer Mutter zu lösen. Jedenfalls sind Konflikte mit der Mutter als Risikofaktor für Depressivität anzusehen. Auch weisen Mädchen bzw. Frauen ein anderes Hilfeverhalten auf. Es

---

42 Zur Kritik an dieser Kritik vgl. Brent (2009).

fällt ihnen leichter, um Hilfe nachzusuchen und diese Hilfe auch in Anspruch zu nehmen.

Die klassifikatorische Praxis, die zur Konstruktion zahlreicher, vermeintlich unterschiedlicher Krankheitseinheiten führte, erfährt inzwischen durchaus Kritik. Die klinische Nützlichkeit wird bezweifelt. So wird dafür plädiert, Depression nicht mehr kategorial, sondern dimensional zu diagnostizieren, d. h. als den Zustand eines kontinuierlichen Mehr oder Weniger (etwa Luyten et al. 2006; Andrews et al. 2008). Auch für den Bereich der Depressionen ist inzwischen von einem Spektrum die Rede. Es wird bezweifelt, dass es tatsächlich Sinn ergibt, zwischen einer »minor depression« und einer »major depression« zu unterscheiden, wie es im DSM-IV geschieht (Howland et al. 2008).[43] Vor allem von psychologischer Seite erfährt die sich in der Klassifikationspraxis ausdrückende Medikalisierung deutliche Kritik (Kanter et al. 2008). Diese Medikalisierung werde befördert durch die finanziellen Interessen der Pharmaindustrie, deren Einfluss die Psychiatrie in eine intellektuelle und klinische Krise geführt habe (Fava 2009). Überhaupt zeige sich gerade am Beispiel der Depression, wie der einseitig reduktionistische neurobiologische Ansatz einen psychopathologischen Zugang erschwere und damit die Rolle des Psychiaters marginalisiere.

Das Problem

Depression[44] bezeichnet einen Zustand gedrückter Stimmung, Niedergeschlagenheit oder gar Verzweiflung (Bürgy 2010), welcher das gesamte Erleben und Handeln beeinflusst. In einem solchen Zustand werden die eigene Person, das eigene Selbst und die ganze Umwelt als schlecht und wertlos wahrgenommen. Depression ist nur schwer zu unterscheiden von einer niedergedrückten Stimmung, zumindest wenn diese stärker ausgeprägt ist. Kummer und Traurigkeit sind ähnliche psychische Verfassungen, weshalb auch zwischen Depression und Traurigkeit häufig nicht unterschieden wird. Auch wenn die

---

43 Vermutlich nicht allzu simplifizierend ausgedrückt, impliziert die Diagnose einer »majoren« Depression die Verordnung vieler Medikamente, während bei der »minoren« Depression eher psychotherapeutische Interventionen angezeigt sind (Hegerl et al. 2012). Inzwischen wurde bekannt, dass die »Psychiatrie-Bibel« DSM-IV unter buchstäblich maßgebendem Einfluss der Pharmaindustrie verfasst wurde (Angell 2009; Greenslit a. Kaptchuk 2012).
44 Lat. *deprimere* = »niederdrücken«.

Trauer, bei der es sich um eine zumeist nachvollziehbare schmerz-
liche Reaktion auf ein Verlustereignis handelt, ebenfalls mit einer
gedrückten Stimmung einhergeht und das Interesse an der Welt wie
auch die Leistungs- und Genussfähigkeit bisweilen erheblich beeinträchtigt, kommt es in der Depression doch noch zusätzlich zu einer
»Herabsetzung des Selbstgefühls« (Freud 1975, S. 198). Bei einem
depressiven Menschen ist seine narzisstische Balance gestört, oft aus
Anlass und als Folge eines Verlusterlebnisses. Depression lässt sich als
eine psychobiologische Grundreaktion auf einen seelischen Schmerz
mit Verlust des Wohlergehens und der narzisstischen Integrität (vgl.
Sandler u. Joffe 1980; Mentzos 1995) auffassen.

Bezüglich depressiver Störungen sind inzwischen eine Vielzahl
möglicher Ursachen bzw. Auslöser bekannt. Die Entwicklung dieser heterogenen Störungsmuster wird zumeist mit einem Diathese-
Stress- bzw. Vulnerabilitäts-Stress-Modell rekonstruiert. Dabei können
unterschiedlich verlaufende Entwicklungspfade in eine Depression
münden. Besonderheiten des sozialen Kontextes wie etwa chronisch
belastende Lebensumstände in der frühen Kindheit können eine Disposition für Affektstörungen hinterlassen (Pryce et al. 2005). Kritische
Lebensereignisse fungieren sowohl als Auslöser einer depressiven
Episode wie auch als Faktoren, die den Verlauf beeinflussen (Watt
a. Panksepp 2009). Dies dürfte für alle Altersbereiche gelten. Bis zu
80 % aller depressiv erkrankten Menschen berichten von mit Stress
verbundenen Lebensereignissen vor Beginn der Erkrankung (Monroe
a. Reid 2009). Bei diesen handelt es sich typisch um Verlusterlebnisse
und Trennungen, Streitigkeiten, Zurückweisungen oder auch den
Verlust des Arbeitsplatzes. Als wichtigste Belastungsfaktoren für das
Kindes- und Jugendalter werden genannt eine konflikthafte Elternbe-
ziehung, die psychische oder körperliche Erkrankung eines Elternteils,
der Verlust eines Elternteils, Deprivation, ein niedriger Sozialstatus
oder auch Migration (Mehler-Wex u. Kölch 2008). Da allerdings diese
zweifellos belastenden Situationen und Konflikte zumeist bewältigt
werden, ohne dass es zu psychopathologischen Auffälligkeiten kommt,
ist davon auszugehen, dass sich im Krankheitsfall noch weitere Vul-
nerabilitätsfaktoren auswirken. In der jüngsten Zeit richtet sich das
wissenschaftliche Interesse gezielt auf biologische Merkmale, vor
allem auf die genetische Ausstattung oder das schwierige Temperament. Dass an der Pathogenese depressiver Störungen genetische
Faktoren, Umwelteinflüsse wie auch deren komplexe Interaktionen

beteiligt sind (Dunn et al. 2011), wird heute nicht mehr bezweifelt. Auch dürften epigenetischen[45] Veränderungen, bei denen intrauterine und frühkindliche Erfahrungen gespeichert werden, große Bedeutung zukommen (Frieling et al. 2012).

Unter einer systemtheoretischen Perspektive lassen sich diese psychischen, psychologischen und sozialen Risikofaktoren als Problemindikatoren auffassen. Bei diesen Problemen, für die ein depressives Verhalten als Problemlösungsversuch infrage kommt, geht es zumeist um eine Gefährdung der Adressenbildung. Trennungen und Verlustereignisse beeinträchtigen das psychische Wohlbefinden vor allem dann, wenn sie als kränkende, d. h. den Selbstwert herabsetzende Zurückweisungen erlebt werden. Als depressionsfördernd erweist sich ein Verlusterlebnis, wenn ihm eine solche Bedeutung zugeschrieben wird.[46] In einer solchen Situation nimmt das psychische System sich selbst als ungenügend adressiert wahr. Es hält sich für nicht mehr ausreichend der Rede wert. Depressive Menschen haben ein schlechtes Bild von sich selbst. Verlusterlebnisse sind dann geeignet, diese negative Selbstbeschreibung zu bestätigen. Die schlechte Adresse ist wie jede Adresse ein Resultat der Kommunikation, an der das betreffende psychische System beteiligt ist. Das psychische System beobachtet dieses Resultat. Die Bewertung dieser Beobachtung macht dann zu einem großen Teil das Selbstkonzept aus. »Ich bin nicht der Rede wert« ist gleichbedeutend mit »Niemand mag mich« oder »Ich bin ungeliebt«.

Personen, denen die Funktion zukommt, den Selbstwert bzw. die narzisstische Balance auf ausreichend hohem Wertniveau zu sichern, nennt die Psychoanalyse »Selbstobjekte«. Daher sind Selbstobjekte besonders bedeutsame Adressen. In der Kindheit sind es noch fast ausschließlich die Eltern, denen diese Funktion zukommt, im Jugendalter vor allem die Gleichaltrigen, die Peers, aber auch schon die Partner der ersten Liebesbeziehungen. Erwachsene regulieren ihren Selbstwert auch durch die Beobachtung ihrer Beteiligung an den Kommunikationen an ihrem Arbeitsplatz und in ihrem beruflichen

---

45 Epigenetische Mechanismen beeinflussen die Genexpression und damit auch die Hirnentwicklung bei unveränderter DNA-Sequenz. Umwelterfahrungen können so zumindest über einige Generationen hinweg das Verhaltensrepertoire verändern (vgl. Paslakis et al. 2011).

46 Bekanntlich tun wir uns schwer, Ereignisse als zufällig zu beobachten. Daher besteht ein Bedürfnis, Ereignissen grundsätzlich Sinn zuzuschreiben, auch wenn eine solche Sinngenerierung mit Nachteilen für das Selbsterleben verbunden sein sollte (vgl. Wilke a. Barrett 2009).

Umfeld. Erlebt man sich als in und von der Kommunikation nicht oder nicht genügend adressiert, schämt man sich. Vonseiten der Psychoanalyse wurde denn auch schon früh darauf hingewiesen, dass etwa der Verlust eines Elternteils dann als depressionsauslösende Zurückweisung erlebt werden kann, wenn die Beziehung zu dieser Person nicht ausreichend ambivalenzarm gestaltet war.

In vielen Studien konnte gezeigt werden, dass die Ausprägung der kommunikativen Reziprozität von Adressieren und Adressiertwerden mit psychischer Gesundheit bzw. Krankheit korreliert (Siegrist 2005; Väänänen et al. 2008), insbesondere mit Depressivität (von dem Knesebeck u. Siegrist 2004). Nicht mehr dazuzugehören deprimiert. Bei Kindern und Jugendlichen kann der Zusammenhang zwischen Zurückweisung durch die Gleichaltrigen und Depression als gut belegt gelten (vgl. Gerber a. Wheeler 2009). Liebesbeziehungen haben denn auch den gegenteiligen Effekt. Bekanntlich liebt man besonders, wenn man sich geliebt fühlt (Luhmann 2008a). Dann genießt man den Zustand der Höchstrelevanz für den anderen und erlebt sich als voll und ganz adressiert.

Die kommunikative Anschluss- oder Resonanzfähigkeit wird vor allem dann zu einem brisanten Problem, wenn man auf Hilfe angewiesen ist. Angst ist Ausdruck eines aktivierten Bindungssystems. Auch wenn dieses biologisch begründete Bedürfnis nach Nähe zu einer Bindungsperson, die in Situationen von Kummer und Stress als sichere Basis zur Verfügung steht, im Kindesalter am deutlichsten zu beobachten ist, besteht es doch lebenslang, mit den Worten von John Bowlby (1982, S. 159 f.), dem Begründer der Bindungstheorie, »von der Wiege bis zum Grab«. Mit zunehmendem Alter kommt dem Bindungssystem die Funktion zu, ein Gefühl der Sicherheit zu vermitteln, dass eine Person grundsätzlich in Zeiten der Not zur Verfügung steht (Sroufe a. Waters 1977). Bindungsbeziehungen sind typisch asymmetrisch konfiguriert. Schutz und Fürsorge sind nur von einem Menschen zu erwarten, der für »stärker und/oder klüger« (Bowlby 1982, S. 159) gehalten wird. Dem Verlust einer solchen Bindungsfigur wurde denn auch von Bowlby (1983) zentrale ätiologische Bedeutung für die Entwicklung einer Depression beigemessen (vgl. Coffino 2009). Allerdings ist es weniger der Verlust, der zu einer depressiven Verstimmung Anlass gibt, als vielmehr die Beobachtung, dass man, wiewohl hilfe- und trostbedürftig, seine Bedürfnisse nicht erfolgreich an die Bindungsperson adressieren kann. Diese fehlende

Bestätigung beschämt (vgl. Schüttauf 2008). Dem Affekt der Scham wird denn auch eine besondere Bedeutung für die Entwicklung bzw. Auslösung einer Depression zugeschrieben (vgl. etwa Aslund et al. 2007; De Rubeis a. Hollenstein 2009). Als Paradigma einer Beziehung, in der es zu einer reziproken Anerkennung kommt, darf die ausreichend gute Mutter-Kind-Beziehung gelten. Der Verfügbarkeit einer solchen Beziehung wird denn auch nicht nur in der psychoanalytischen Tradition eine antidepressive Funktion für das weitere Leben zugeschrieben. In der Tat ist das neugeborene Kind für seine Mutter zumeist das »Thema Nr. 1«, wobei zu diskutieren ist, ob und in welchem Umfang diese erfreuliche Tatsache auf biologische, biografische und/oder kulturelle Einflüsse zurückzuführen ist. Charakteristisch für die Mutterschaftskonstellation (Stern 1998) ist jedenfalls, dass Mutter und Säugling sich wechselseitig adressieren und dass die jeweiligen Adressen geradezu konkurrenzlos sind. Es konstelliert sich ein intimes Kommunikationssystem, in dem beide Teilnehmer sich wechselseitig im Modus der Höchstrelevanz adressieren (vgl. Fuchs 1999, S. 40). Wenn es denn ausreichend gut läuft, kann der Säugling sich seiner Adressierung sicher sein. Säuglinge erwarten ihre Adressierung seitens ihrer ersten Bezugspersonen erfahrungsabhängig und reagieren im Falle einer diesbezüglichen Erwartungsenttäuschung mit negativen und depressionsähnlichen Affekten, wie sich experimentell am bereits erwähnten Still-Face-Paradigma nachweisen lässt.

John Bowlby begründete die Bindungstheorie auf den Befunden der Deprivations- und Hospitalismusforschung, die sich mit dem unglücklichen Schicksal von Kindern beschäftigte, denen eine ausreichend sichere Adressierung verweigert worden war (vgl. Grossmann u. Grossmann 2003). Der aus Wien stammende Arzt und Psychoanalytiker René Spitz hatte bei deprivierten Kleinkindern ein Zustandsbild beschrieben, das er als »anaklitische Depression« bezeichnete (Spitz 1945; Spitz a. Wolf 1946). Demnach zeigten Kinder, denen die affektive Adressierung vorenthalten wurde, nach einer Phase des Protests Zeichen von Trauer und Weinerlichkeit. Sie verweigerten die Nahrung, schaukelten hin und her und wurden apathisch. Auch traten bei ihnen körperliche Symptome auf wie Koliken, Ekzeme sowie eine allgemeine Infektanfälligkeit. Ihre Entwicklung stagnierte. Manche von ihnen starben gar. Diese körperlichen Auswirkungen als Folge einer solchen basalen Nichtadressierung verweisen darauf, dass der Körper zu Beginn des Lebens in Ermangelung einer noch ungenügend resonanzfähigen Psyche als erste Adresse fungiert (vgl. Schleiffer 2012, Kap. 3).[47] Einem solchermaßen nicht oder nur schlecht adressiertem Kind wird zugleich auch die Erfahrung vorenthalten, einen Adressaten für seine künftigen Mitteilungen zu finden (vgl. Beebe et al. 2010). Menschenkinder entwickeln in den ersten Lebensjahren die Fähigkeit, die eigene Adressierung in der Kommunikation zu beobachten. Man darf annehmen, dass ein Säugling, der immer wieder erleben muss, von seinen Bezugspersonen nicht adressiert zu werden, eine basale negative Selbstbewertung vornimmt.[48] Bereits im Alter von etwa fünf Monaten lassen sich bei Säuglingen solche selbstreferenziell konfigurierten Gefühle wie Verlegenheit und Beschämung oder aber auch Stolz, wenn etwas gelingt, beobachten. Es sind dies Vorläufer für die späteren selbstreferenziellen Gefühle von Stolz, Scham und Schuld, die konstitutiv sind für die sich entwickelnden Konzepte des eigenen Selbst, des anderen und damit für die Interaktion (Zinck 2008). Das Kind entwickelt so eine Art Minitheorie von sich selbst, welche die Erwartungen bezüglich der Adressierung in der Kommunikation beinhaltet. Die Erfahrungen der frühen Adressierung werden mithin zu Erwartungsschemata generalisiert. Dabei bezieht sich das Schamgefühl auf das gesamte Selbst im Unterschied zum Schuldgefühl, das eher durch ein spezifisches Fehlverhalten ausgelöst wird (vgl. Deonna a. Teroni 2009).[49] Für Kinder, die sich ihrer Adressierung nicht sicher sein können, wird der selbstreferenzielle Anschluss in der Kommunikation zum beschämenden Dauerproblem. Sie zeigen daher ein betontes Kontrollbedürfnis bezüglich ihrer Adressierung, das sich als übermäßige Abhängigkeit von den frühen Bezugspersonen äußert. Diese Abhängigkeit gilt denn auch als Vulnerabilitätsfaktor für Depressionen (vgl. Eley et al. 2008). Auch dieser Befund verweist auf die enge Beziehung zwischen Scham und Depression.

Die Bindungskommunikation betont den selbstreferenziellen Mitteilungsaspekt. Muss das Kind erleben, dass es von seiner Bin-

---

47 Daher lassen sich die Symptome der anaklitischen Depression auch bei Tieren beobachten (Harlow 1958; Blatt a. Luyten 2009).
48 In seiner psychodynamisch orientierten Typologie der Depression unterscheidet Sidney Blatt die anaklitische oder abhängige Dimension von der introjektiven oder selbstkritischen Dimension. Während beim anaklitischen Typ der Depression Schwäche, Verlassenheit und Hilflosigkeit kommuniziert werden, geht es bei der introjektiven Form der Depression um Gefühle des Versagens und der Wertlosigkeit (Blatt et al. 2005).
49 Zur schwierigen Unterscheidung von Scham und Schuld vgl. Tangney et al. (2009).

dungsperson nur ungenügend adressiert wird und dass es so seine Bindungsbedürfnisse nicht ausreichend sicher adressieren kann, wird es zu einer Verbindung der beiden Affekte von Angst und Scham kommen. Da das Kind von seinen Bindungspersonen existenziell abhängig ist, bedeutet eine ungenügende Adressierung letztlich Überlebensgefahr und muss daher Angst machen. Zudem beschämt diese Erfahrung und ist somit eine Gefahr für das Selbst. Eine Verleugnung von Bindungswünschen schützt dann die Integrität des Selbst.[50] In diesen ineinander verschränkten Mechanismen dürfte eine der Ursachen für die überaus häufig zu beobachtende Komorbidität von Angststörungen und Depression zu finden sein.

An zwei Gruppen von Kindern sind diese prekären Adressierungsprozesse recht gut erforscht worden. Es sind dies zum einen Kinder, die von ihren Bezugspersonen grob vernachlässigt und/oder misshandelt werden (Cicchetti a. Toth 2005; Webb et al. 2007), zum anderen Kinder, deren Mütter selbst depressiv verstimmt sind (Tronick a. Reck 2009). Dass Vernachlässigung und Misshandlung das Risiko für die Entwicklung depressiver Verstimmungen erhöhen müssen, kann nicht überraschen. Dabei dürfte Vernachlässigung noch gravierendere Folgen nach sich ziehen. Schließlich wird sich das misshandelte Kind noch als wenn auch im wahrsten Sinne des Wortes beschädigte Adresse der Kommunikation erleben dürfen, wohingegen im Falle einer schweren Vernachlässigung das betroffene Kind nur das Selbstkonzept eines Kindes entwickeln kann, das der Aufmerksamkeit, der Anerkennung und der Adressierung nicht wert ist. In einem solchen Fall ergibt es buchstäblich Sinn, wenn ein solches Kind für seine beschämende Situation Gründe liefert. Eine depressive Selbstbeschreibung, d. h. die Entwicklung eines Konzeptes von sich selbst als einem minderwertigen Kind, dient dann der Begründung für die erlebte mangelnde Adressierung. Ein anderer funktional äquivalenter Ausweg besteht darin, ein solches Verhalten an den Tag zu legen, das die Ablehnung und Exklusion aus der Kommunikation zumindest nachträglich zu begründen vermag. Dies wäre der dissoziale Modus (s. Kap. 2).

---

50 Aus der Perspektive der Bindungstheorie, die ja eine Theorie der Affektregulation ist, wird man erwarten dürfen, dass solche Kinder bevorzugt ein unsicher-ambivalentes Bindungsmuster ausbilden. Sie sind unsicher, wann ihre Bindungsperson ihnen zur Verfügung steht, und kontrollieren die Distanz zu ihr unablässig. Sie klammern an ihrer Bindungsperson und können so auch ihren Ärger ob deren Unzuverlässigkeit ausagieren.

Eine Mutter, die unter einer Depression leidet, tut sich schwer, ihr Kind ausreichend feinfühlig zu adressieren und ihm die erwartete Anerkennung zukommen zu lassen. Depressiv verstimmt, neigt sie dazu, alles schwarz oder doch grau in grau zu sehen. Daher wird sie auch die Affekte ihres Kindes nicht differenziert wahrnehmen und angemessen darauf reagieren können. Dies betrifft in besonderer Weise den positiven Affekt der Freude. Sie muss sich gewissermaßen zusammenreißen, um etwa das Lächeln ihres Kindes zu beantworten. Ihr Affektausdruck wird auch nicht eindeutig positiv konfiguriert sein. Das Kind hat dann Mühe, diesen Affekt zu decodieren. Oder sie präsentiert ihren Affekt nur mit Verzögerung, sodass es dem Kind schwerfällt, einen Kausalzusammenhang zwischen dem eigenen Lächeln und dem seiner Mutter herzustellen. In einem solchen Fall mag es auch Versuche unternehmen, sich der Kontingenz und damit der Selbstwirksamkeit zu vergewissern, indem es etwa ein clowneskes Verhalten an den Tag legt oder seine Mutter zwickt, um diese gewissermaßen wiederzubeleben.

Der wohl früheste Beleg für die bisweilen dramatischen Folgen einer Nichtadressierung findet sich bekanntlich in der Bibel. Es ist die Geschichte des Geschwisterpaars Kain und Abel. So heißt es in der Genesis (1. Buch Mose), Kapitel 4, Vers 3–8 (zitiert nach der Luther-Übersetzung):

»Es begab sich aber [...], dass Kain dem Herrn Opfer brachte von den Früchten des Feldes. Und Abel brachte auch von den Erstlingen seiner Herde [...]. Und der Herr sah gnädig an Abel und sein Opfer. Aber Kain und sein Opfer sah er nicht gnädig an. Da ergrimmte Kain sehr [...]. [...] Da redete Kain mit seinem Bruder Abel. Und es begab sich, da sie auf dem Felde waren, erhob sich Kain wider seinen Bruder und schlug ihn tot.«

Kain erreichte allerdings mit seiner aggressiven Handlung letztlich doch seine Readressierung, mit anderen Worten: seine Rehabilitation als Adressat von Kommunikation, d. h. als Person: »Und der Herr machte ein Zeichen an Kain, dass ihn niemand erschlüge, wer ihn fände«, heißt es in Vers 15. Kain wurde zwar von Gott verstoßen, durfte sich jedoch, mit dem Kainsmal versehen, durchaus von Gott vor künftigen Racheakten oder gar vor einer finalen, weil letalen Adressierung vonseiten der damals noch wenigen erbosten Mitmenschen beschützt fühlen. Insofern lassen sich Opfer wie auch Gewalttat durchaus als funktional äquivalente Strategien zur Sicherung der Adressabilität beobachten. Die Geschichte von Kain und Abel verweist zudem auf den bekannten Sachverhalt, dass Schuldgefühle doch noch eher zu ertragen sind als Schamgefühle. Schamgefühle signalisieren eine Diskrepanz zwischen der Wahrnehmung der Bewertung durch andere und dem erwünschten Selbstgefühl, wobei diese Diskrepanz kausal nur der Umwelt zuzurechnen ist, während Schuldgefühle dann aufkommen, wenn sich diese Diskrepanz dem eigenen Fehlverhalten zurechnen lässt. Schamgefühle sind an den Modus des Erlebens gebunden, Schuldgefühle an den Modus des Handelns, weshalb sich auch ein Buße-Tun als entschuldigender Reparationsversuch anbietet. Schuldgefühle implizieren eine Adresse. Man fühlt sich einem anderen gegenüber schuldig. Die Adressierung ist dann reziprok, wenn man schuldig gesprochen wird. In einer beschämenden Situation hingegen lässt sich der zumindest temporäre Ausschluss aus der Kommunikationsgemeinschaft weit weniger aktiv rehabilitieren, sondern oft nur erhoffen. Dies führt zu einem passiven, depressionsfördernden Grübeln (Orth et al. 2006).

Auch wenn sich eine depressive Entwicklung als Folge einer solchen fehlenden oder abnormen, jedenfalls eindeutig erwartungswidrigen Adressierung leicht rekonstruieren lässt, so kommt doch leichteren, gewissermaßen alltäglichen psychischen Verletzungen und Kränkungen schon rein quantitativ eine größere Bedeutung zu. Es dürften nicht so sehr die dramatischen, augenfälligen Erlebnisse wie etwa der Verlust einer Bindungsperson oder Misshandlung sein, welche die Bildung von Erwartungsstrukturen oder kognitiv-affektiver Schemata wie das eines depressiven Schemas in Gang setzen, sondern eher immer wiederkehrende Interaktionen. Ist von der Welt nichts Positives, sondern nur Negatives zu erwarten, wird man die Aufmerksamkeit von ihr abwenden und sie eher dem Selbst zuwenden. Dann liegt es nahe, sich mit sich selbst und dem eigenen Körper zu beschäftigen. Aber auch die Wahrnehmung dieses Objektes macht wenig Freude. Der Körper wird denn auch häufig negativ verzerrt wahrgenommen. So kommt es bei der Depression immer wieder auch zu körperlichen Beeinträchtigungen. Depressive fühlen sich nicht wohl in ihrer Haut. Ihr Körper schmerzt. Sie haben keinen Appetit und schlafen schlecht.

Depression als Problemlösungsversuch

Angesichts des offensichtlichen Leidens depressiver Menschen und ihrer Verzweiflung mag es vielleicht unangebracht erscheinen, aus einer systemtheoretischen Perspektive heraus versuchen zu wollen, dem »Nutzen« bzw. dem Sinn (vgl. Hell 2004) einer solch belastenden psychischen Verfassung nachgehen zu wollen. Depressive Patienten tun sich jedenfalls schwer, sich mit dem Gedanken anzufreunden, ihre Depression sei für sie irgendwie nützlich und zu irgendetwas »gut«. Allerdings geht es bei der funktionalen Analyse nicht um Nutzen in einem alltagssprachlichen Verständnis, sondern um die Sicherstellung der autopoietischen Reproduktion des psychischen Systems. Da es sich bei diesem um ein sinnhaft operierendes System handelt, wird man annehmen müssen, dass auch der Depression eine Sinn generierende Funktion zukommt.

Zwei Argumente sollten für die Plausibilität einer solchen Annahme sprechen. Zum einen sind es die klinischen Erfahrungen mit der Psychotherapie depressiver Patienten. Zum anderen sprechen die Befunde der Kognitionspsychologie dafür, dass depressive Menschen sich geradezu darum bemühen, ein schlechtes Bild von sich selbst und der Welt zu konstruieren. Dieses Bild erweist sich zudem immer wieder als überaus veränderungsresistent. Dann sieht es fast so aus, als ob sie auf das doch sonst allen Menschen zu unterstellende Streben nach Glück verzichteten. Insbesondere von psychoanalytisch orientierten Psychotherapeuten dürften Einwände gegen eine solche funktionalistische Sichtweise kaum zu erwarten sein, ist ihnen doch die enorme und bisweilen auch aggressivierende Therapieresistenz ihrer depressiven Patienten nur allzu vertraut. Diese machen ihre professionellen Helfer selbst hilflos, wenn sie ihnen die Aussicht auf einen Erfolg ihrer therapeutischen Bemühungen zunichtemachen und geradezu besserwisserisch darauf bestehen, dass sie doch nichts wert seien. Auch zeigen sie sich keineswegs erfreut, wenn ihnen von therapeutischer Seite die »objektive« Unangemessenheit ihrer negativistischen Selbstbeschreibung aufgezeigt wird. Vielmehr kommt es immer wieder zu einer sogenannten negativen therapeutischen Reaktion, d. h. zu einer prompten Verschlechterung der Symptomatik, sollte diese sich zwischenzeitlich gebessert haben (Mentzos 2009, S. 143). So können

»erfreuliche Ereignisse und Erlebnisse, die für den Betreffenden eine deutlich positive narzisstische Zufuhr bedeuten könnten, zum Auslöser von Depressionen werden« (Mentzos 1995, S. 34).

Eine depressive Stimmung kann zudem durchaus anstecken (Joiner a. Katz 1999). Es ist dies der Mechanismus der projektiven Identifizierung (vgl. Frank u. Weiß 2007). Bei depressiven Menschen lässt sich immer wieder das bekannte Hilfeparadox beobachten, wonach diejenigen, die der Hilfe »objektiv« am meisten bedürfen, sich besonders schwertun, um Hilfe nachzusuchen bzw. ein Hilfsangebot auch zu nutzen. Im Gegenteil: Sie machen aus ihrer Not eine Tugend. Es hat dann den Anschein, als ob aus dem Leid »eine Fähigkeit zum Leiden und daraus ein narzisstischer Gewinn hervorgeholt« würde (Mentzos 1995, S. 81). Bleibt ein therapeutischer Erfolg aus, bei dem es sich doch um die für den Selbstwert des Therapeuten kritische Variable handeln dürfte, ist damit zu rechnen, dass bei diesem Wut aufkommt. Angesichts des Leidens seiner Patienten wird es ihm allerdings schwerfallen, sich diese Wut einzugestehen, geschweige denn sie zu äußern.

Auch von evolutionspsychologischer Seite[51] wird der Depression eine Anpassungsfunktion zugeschrieben (Keller a. Nesse 2005). Demnach hätte die natürliche Selektion schon für die Elimination depressionsdisponierender Gene gesorgt, käme nicht auch eine adaptive Funktion zu (Argent 2006). Der depressive Affekt signalisiere einen Unterwerfungswillen in Konfliktsituationen. Ein resignatives Aufgeben diene letztlich der Anpassung, wenn der Kampf doch nicht zu gewinnen sei. Auch lasse sich der Gegner friedlich stimmen, wenn er sich vor seinem sich offen geschlagen gebenden Kontrahenten nicht mehr zu fürchten brauche. Gebe man seine Hilfsbedürftigkeit zu erkennen, dürfe man zudem durchaus die Hoffnung hegen, dass einem vielleicht doch noch Hilfe zuteilwerde. Wenn einer gefährlichen Situation ersichtlich nicht auszuweichen sei und keinerlei Aussicht auf Erfolg bestehe, das erstrebenswerte Ziel überhaupt erreichen zu

---

51 Die Evolutionspsychologie, als deren Hauptvertreter die Psychologin Leda Cosmides und der Anthropologe John Tooby gelten (Cosmides a. Tooby 1994), geht davon aus, dass sich im Verlauf der Evolution spezifische psychische Mechanismen herausgebildet haben, mit deren Hilfe sich Anpassungsprobleme lösen ließen. Mit dem Einsatz solcher Mechanismen ist eine Erhöhung der reproduktiven Fitness verbunden, d. h. eine Erhöhung der Chancen, die eigenen Gene in die nächste Generation zu übertragen (vgl. Confer et al. 2010). – Zur Anwendung der Evolutionstheorie auf die Psychopathologie vgl. etwa Brüne und Ribbert (2002) oder Baptista et al. (2008).

können, dürfte es sinnvoll sein, sich zurückzuziehen, sich selbst zu demotivieren und auf weitere Anstrengungen zu verzichten. Sollte jede Aktion die eigene Lage nur verschlechtern, dürften Stillhalten und Nichtstun tatsächlich angemessene Strategien sein. Zumindest lasse sich so mit seinen Kräften und Ressourcen haushalten. Werde die Umwelt nicht nur als nachteilig und gefährlich, sondern auch als unbeeinflussbar erlebt, sollte es durchaus Sinn haben, seine Energien nicht zu vergeuden, sondern abzuwarten, ob sich die Umstände vielleicht nicht doch zum Besseren verändern. In den meisten evolutionspsychologischen Depressionstheorien wird gerade der Überzeugung des Individuums, bestimmte Ereignisse, seien sie gut oder schlecht, nicht mehr kontrollieren zu können, zentrale pathogenetische Bedeutung beigemessen. Dies betrifft insbesondere die Kontrolle über die personale Umwelt (Gilbert 2006). So betont die evolutionstheoretische Rangordnungshypothese (Price 2009) die adaptive Funktion depressiven Verhaltens. Hat man schon Niederlagen einstecken müssen, ist man also ein »Loser«, dann schütze submissives, unterwürfiges Verhalten davor, vollends niedergemacht zu werden. Schätzt man sich selbst als minderwertig ein, sei es durchaus sinnvoll, die sich daraus ergebende Statusdiskrepanz noch zu übertreiben. Dann fehlten jegliches Rangstreben und Konkurrenzverhalten (Sloman 2008). Im Gegenteil lasse sich sogar Mitleid erhoffen, komme der Demonstration von Hilflosigkeit doch auch eine appellative Funktion zu (vgl. Watson a. Andrews 2002). Nach der Hypothese der »sozialen Navigation« (Hagen a. Thomson 2004) kommt der Depression die Funktion zu, sich die Unterstützung durch einen nahestehenden Menschen zu sichern auch für den Fall, dass die Beziehung durch einen Konflikt belastet ist. Bestehe an der Hilfsbedürftigkeit kein Zweifel, bleibe dem Kommunikationspartner dann kaum noch die Möglichkeit, Hilfe zu verweigern.

Auch Panksepp und Watt (2011) sehen in der Depression einen Mechanismus, der sich in der Evolutionsgeschichte bewährt und daher auch bewahrt habe. Demnach habe die Depression die Funktion, einen länger anhaltenden Trennungsstress zu beenden. Lasse sich eine solche Situation nicht ändern, dann sei es besser, auf kräftezehrenden Protest und auf Wehklagen zu verzichten. Darauf hatte schon John Bowlby (1983) bei seiner Beschreibung der typischen Verhaltenssequenz, die Kinder als Reaktion auf Verlusterlebnisse zeigen, hingewiesen. Insbesondere im Übergang von der Phase des Protests, mit dem die Verfügbarkeit der Bezugsperson zurückgewonnen werden soll, hin zur Verzweiflung sehen die Autoren ein nützliches Modell für die Depression. Resignation und Aufgeben seien demnach adaptiv. Bestünde keine Hoffnung auf ein Entkommen, dann lohne es sich auch nicht, seine Zeit für Gedanken an eben nicht mögliche Auswege zu verschwenden. Die depressive Verfassung töte den Schmerz (Zellner et al. 2011). Grübeln, d. h. das unentwegte Festhalten an ein und demselben Gedanken, erspare einem noch weitere Enttäuschungen (Kanter et al. 2008). Zumindest lässt sich so die Gefahr, von der Kommunikation irritiert zu werden und dadurch vielleicht auf »dumme«, weil letztlich doch immer nur mit trügerischen Hoffnungen verbundene Gedanken zu kommen, effektiv kontrollieren. Nicht mit Vertrauen, sondern eher mit Urmisstrauen ausgestattet, muss Neugier Leichtsinn bedeuten. Überhaupt scheint es eher gesundheitsförderlich zu sein, auf Ehrgeiz zu verzichten und Ziele aufzugeben, zumindest dann, wenn die Wahrscheinlichkeit, diese Ziele zu realisieren, nur als gering einzuschätzen ist (vgl. Wrosch et al. 2007). Pessimismus und Anspruchslosigkeit schützen für den Fall, dass die eigene Lebenserfahrung Anlass gibt, nur noch weitere Katastrophen auf sich zukommen zu sehen. Bei einer solchen negativen Selbstbeschreibung kann eigenes Handeln kaum als Erfolg versprechende, den Anschluss an Kommunikation ermöglichende Strategie vorgestellt werden. Pessimismus ist dann funktional und insofern immer Zweckpessimismus. Depressive beharren auf ihrer Überzeugung, dass sich keine Aktivität für sie lohnen wird. Wenn nichts Gutes zu erwarten ist, dann lohnt es sich auch nicht, überhaupt Entscheidungen zu treffen (Treadway a. Zald 2012). Man lässt es laufen. Depressive bevorzugen daher den Modus des Erlebens im Gegensatz zu dissozialen Personen, die sich zutrauen, ihre Adressierung durch – wenn auch von der Norm abweichendes – Handeln sicherzustellen.

Hoffnungslosigkeit garantiert denn durchaus auch Sicherheit. Wer sich auf andere verlässt, ist – bekanntlich nicht nur nach Überzeugung Depressiver – doch immer wieder selbst verlassen. Will man ganz sichergehen, sich nie zu früh gefreut zu haben, gibt es nur eine einzige, sichere Methode: Man darf sich erst gar nicht freuen. So ließe sich auch die Funktion der depressionstypischen Anhedonie, der Freudlosigkeit, bestimmen. Auch lässt sich verstehen, weshalb Depressive so oft aufmunternden Kommentaren vonseiten ihrer Familienmitglieder oder Freunde hartnäckig und standhaft Widerstand entgegenbringen. Sind sie noch wohlwollend, werden sie diese Versuche ihrer personalen Umwelt als zwar gut gemeintes, aber doch unnützes Unterfangen konnotieren. Sind sie aber verbittert und feindselig eingestellt, dann lassen sie keinen Zweifel daran, dass ihre Kommunikationspartner eben keinen Durchblick oder nur unzulängliche Wertvorstellungen und Maßstäbe haben, wenn sie etwa eine ausreichende Leistung in einer Klausur mit den Worten »Hauptsache, bestanden« kommentieren. Trostbedürftig zu sein und auf Aufmunterung angewiesen zu sein kann die eigene Situation nur verschlimmern. In einem solchen Fall erscheint es doch noch besser, die Entwertung selbst vorzunehmen (vgl. Yap et al. 2008). Der Depressive beharrt darauf, dass er eine zutreffende Selbsteinschätzung vornimmt.

Die Erfahrung ungenügender Adressierung oder gar der Zurückweisung in der Kommunikation beschämt. Der selbstreferenzielle Affekt der Scham informiert das psychische System darüber, dass das Selbst gefährdet ist, und motiviert zu Aktivitäten, es zu schützen oder zu rehabilitieren. Erscheinen diese Maßnahmen als zu riskant, dann bleibt als Ausweg nur der Rückzug (vgl. Hooge et al. 2010). Unter einer systemtheoretischen Perspektive lässt sich die Funktion dieses belastenden Gefühls der Scham als Versuch der Regulierung von Adressabilität bestimmen. Schämen wir uns, dann fühlen wir uns schlecht und geben zu erkennen, dass mit uns als Adresse in der Kommunikation zumindest für eine gewisse Zeit nicht zu rechnen ist. Wir verbergen das Gesicht,[52] möchten in ein Mauseloch verkriechen oder gar vollends in den Erdboden versinken. Wir signalisieren, dass wir uns zumindest zeitweise nicht an der Kommunikation beteiligen wollen. Hierin zeigt sich der soziale, kommunikative Aspekt der Scham. Damit verbunden ist die Erwartung, dass einem gerade durch die demütige Kundgabe dieses Gefühls die Adressierung bald wieder gewährt werde. Im Gegensatz zum ebenfalls selbstreferenziellen Gefühl der Schuld, das aufkommt, wenn man davon überzeugt ist, mit seinem Handeln eine andere Person geschädigt zu haben, und das einen zu Wiedergutmachungsversuchen anhält, bezieht sich Scham auf die ganze Person.

Bei einem depressiven Menschen lässt sich ein besonderer Umgang mit diesem Gefühl der Scham beobachten. Er nimmt die Beschämung vorweg. Er hält sich für nicht adressabel, für nicht der Rede

---

52 Kleinkinder gehen bekanntlich noch davon aus, dass sie nicht gesehen werden, wenn sie selbst nicht sehen.

wert. Die eigene Adresse, das Selbst, wird für unattraktiv, minderwertig und schlecht gehalten. Allerdings belässt er es nicht bei dieser Selbstbeschreibung, sondern grenzt sich selbst aus. Diese Selbstexklusion (Stichweh 2009) ermöglicht dem Depressiven doch noch eine sinnhafte Selbstdefinition. Der Depressive deadressiert sich selbst und steht der Kommunikation nicht mehr als Adresse zur Verfügung. Ein solcher depressiver Rückzug vermag das Enttäuschungsrisiko zu reduzieren. Zumindest lässt sich die ausbleibende Adressierung in der Kommunikation doch noch sich selbst zuschreiben. Diese Attribution garantiert somit ein Mindestmaß an Selbstwirksamkeit. Der Depressive kommt der befürchteten Demütigung gewissermaßen zuvor, wenn er eine übertriebene Demutshaltung einnimmt und somit die Unterwerfung als kontingente, d. h. als eine weder unmögliche noch als zwingend notwendige Aktion und damit als sinnhafte Selektion markiert. Die depressive Verstimmung legt es ihm denn auch nahe, jegliches Tun in der Vergangenheit als ein falsches und fehlerhaftes Handeln zu interpretieren, um so die gegenwärtige unglückliche Lage begründen zu können. So lässt sich die eigene Lebensgeschichte wieder als sinnhaft interpretieren. Bezüglich seiner eigensinnigen Selbstdefinition ist mit einem depressiven Menschen daher auch nicht zu verhandeln. Der Depressive gibt sich hinsichtlich seiner Erwartungen nicht lernbereit. Seine Selbstbeschreibung trotzt allen Korrekturbemühungen von fremder Seite. Diese Selbstbeschreibung wird bisweilen sogar durchaus aggressiv verteidigt. Die selbst vorgenommene Deadressierung lässt denn auch einen Vorwurf mitschwingen. Der Aggression kommt dann eine die Systemgrenzen bestätigende Funktion zu, wie überhaupt die Selbstexklusion durchaus Souveränität bezeugt.

Mit seiner oft maßlosen Selbstkritik beweist der depressive Mensch sich selber, dass ihm wenigstens noch die Selbstbeurteilung zur Verfügung steht (Hell 2004, S. 56). Dann sieht es so aus, als ob durch den Einsatz einer solchen Strategie das Schamproblem gelöst werden sollte. Darauf machte bereits Sigmund Freud aufmerksam. In seiner *Abhandlung Trauer und Melancholie* aus dem Jahre 1917 schreibt er über die Melancholiker:

»Es fehlt das Schämen vor anderen, welches diesen letzteren Zustand vor allem charakterisieren würde, oder es tritt wenigstens nicht auffällig hervor. Man könnte am Melancholiker beinahe den gegenteiligen Zug einer aufdringlichen Mitteilsamkeit hervorheben, die an der eigenen Bloßstellung eine Befriedigung findet« (Freud 1975, S. 201).

Und weiter heißt es:»Ihre Klagen sind Anklagen, gemäß dem alten Sinne des Wortes; sie schämen und verbergen sich nicht« (ebd., S. 202). Die Selbstanklagen betreffen immer nur in der Vergangenheit vermeintlich begangenes Unrecht. Durch den Verzicht auf den Modus des Handelns erreichen depressive Menschen ein ausreichendes Maß an Sicherheit. Von ihrer Persönlichkeitsstruktur her häufig zu übertriebener Gewissenhaftigkeit und zu pedantischer Übererfüllung vorgegebener Normen neigend, kann die sich in der Depression manifestierende»Dominanz des Vergangenheitsbezuges« (Kraus 2007) vor künftigen Fehlern schützen.[53] Tut man nichts, kann man auch nicht Falsches tun. Insofern lässt sich der Depression durchaus eine angstmindernde Funktion zuschreiben. Angst setzt schließlich voraus, dass es etwas gibt, um das sich zu sorgen lohnt. Die Vermeidung jeglicher freudvoller Erwartungen reduziert die Enttäuschungsgefahr radikal. Die depressionstypische Hoffnungslosigkeit eliminiert ebenso wie die Hoffnung Kontingenz (vgl. Luhmann 1973, S. 25) und vermindert dann Angst, wenn sich keine Sinn verbürgende Handlungsentscheidung anbietet.[54] In der tiefen Depression wird nichts mehr, weder andere Personen noch das eigene Selbst, für wert gehalten, als Inhalt einer Sorge vorgestellt und thematisiert zu werden. Vielmehr tut sich eine innere Leere auf. Diesen Zustand beschreibt das Schlagwort »Gefühl der Gefühllosigkeit«. In einer solchen Situation erweisen sich auch Zwangshandlungen und Zwangsgedanken als nützlich (s. Kap. 8).[55] Von solchen stereotypen Gedanken und Handlungsweisen wird man nicht überrascht werden können. Sie ängstigen weniger. Zudem garantieren sie aber auch, dass es doch weitergeht. Die Gefahr des endgültigen Stillstandes erscheint für das psychische System gebannt. Wird die depressive Selbstbeschreibung allerdings zu rigide vorgenommen, dann lässt sich eine Beteiligung an der Kommunikation kaum mehr aufrechterhalten.

Nimmt das psychische System seine Beteiligung an der Kommunikation zurück, dann kann es nicht von den Ressourcen profitieren, die diese strukturelle Kopplung zur Sicherung seiner autopoietischen

---

53 Alfred Kraus (2007) spricht gar von »Normopathie«.
54 »Spem metus sequitur« (»Die Furcht begleitet die Hoffnung«), formulierte der römische Philosoph Lucius Annaeus Seneca (vgl. Seneca 1832), die Worte des Stoikers Hekato von Rhodus zitierend bzw. paraphrasierend: »Du wirst aufhören zu fürchten, wenn du aufgehört haben wirst zu hoffen.«
55 Zum schon lange bekannten Zusammenhang von Melancholie und Zwangsphänomen vgl. Lauter (1962); Glatzel (1990, S. 96).

Reproduktion bietet. Es bleibt auf sich verwiesen. Reize vonseiten der Umwelt bewirken wenig (vgl. Jouen et al. 2012). Das psychische System beschäftigt sich stattdessen mit sich selbst und seinen Operationen. Diese unablässige fremdreferenzielle Beschäftigung mit dem eigenen Selbst muss die Selbstgrenzen gefährden. In einer solchen Situation wird das psychische System seine Anschlüsse vorzugsweise auf der Seite der Selbstreferenz suchen. Dann beschäftigt sich das psychische System vornehmlich mit dem Wie und Warum der Wahrnehmungen und Gedanken und weniger mit dem fremdreferenziellen Was. Die Psyche setzt sich dann nicht fort in Richtung der Bedeutung der jeweiligen Wahrnehmungen und Gedanken, sondern »in Richtung dessen, wie diese Information ›materialisiert‹, ›gefärbt‹, ›gestimmt‹ ist« (Fuchs 2010, S. 85). Das macht die psychischen Operationen mühevoll und riskant. Anlässlich seiner Selbstbeobachtung ist sich das psychische System unsicher, ob und wie es weitergehen kann. Schließlich muss etwas wahrgenommen bzw. etwas gedacht werden. Ohne die Möglichkeit, sich Anregungen aus der Umwelt verschaffen zu können, droht eine Blockade. Angst kommt auf, der Gedankennachschub könnte versiegen und es ließen sich keine Anschlussgedanken ansteuern. Daher muss kontrolliert werden. Seinen Kontrollbemühungen kann der Depressive aber gerade nicht trauen. Ein Teufelskreis droht.

Die depressive Verfassung verändert die Kognitionen. Der Kognitionspsychologie sind bedeutsame Erkenntnisse zu verdanken, welche die Auswirkungen einer typisch depressiven Informationsverarbeitung auf die Affektregulierung thematisieren. Während diese empirischen Befunde von den Forschern zumeist im Sinne eines Defizits bzw. einer Wahrnehmungsverzerrung interpretiert werden (Gotlib a. Joormann 2010), geht ein systemtheoretischer Ansatz allerdings davon aus, dass diesen Besonderheiten eine funktionale Bedeutung zukommen sollte. Diese Besonderheiten betreffen vor allem das Arbeitsgedächtnis, den Umgang mit negativen Stimmungen und negativen Lebensereignissen sowie die Fähigkeit, positive Belohnungsreize für die Regulation der Stimmung einzusetzen. Die bekanntesten Theorien sind das kognitive Depressionsmodell von Beck (2008) sowie die auf Seligman (1972) zurückgehende Theorie der Hilf- und Hoffnungslosigkeit. Beide Theorien ergänzen sich. Nach dem Modell von Beck führen Verlusterlebnisse wie etwa der Tod eines nahen Angehörigen, aber auch schon weniger einschneidende ungünstige Lebenserfahrungen zu einer kognitiven Vulnerabilität. Als kognitive Triade wird die Neigung von depressiven Menschen bezeichnet, die eigene Person negativ darzustellen im Sinne eines negativen Selbstkonzeptes, neue Erfahrungen grundsätzlich negativ zu bewerten sowie für die eigene Zukunft ausschließlich Schlechtes zu erwarten. Alles wird in negativer Weise gegen sich selbst verwendet. Allfällige Ereignisse werden im Zweifelsfall negativ interpretiert, wobei die betreffende Person ihren Lebenskontext geradezu nach Gelegenheiten absucht, welche diese negative, pessimistische Weltsicht bestätigen könnten. Mit der Zeit entwickelt sich dann eine zunehmende Empfindlichkeit im Sinne eines »kindling effects« (Monroe a. Harkness 2005). Nicht nur halb volle Gläser werden als halb leer angesehen, sondern auch nicht mehr ganz volle als schon fast oder bald zur Gänze leer. Alternative Sichtweisen, die diese negative Interpretation gefährden könnten, werden systematisch ausgeblendet. Der Depressive ist in einem Schwarz-Weiß-Denken gefangen. Menschen, die zur Depression neigen, setzen diese charakteristischen kognitiven Schemata quasiautomatisch ein.

Negatives hält ihre Aufmerksamkeit gefangen (vgl. Koster et al. 2011). Auch die Erinnerungen beziehen sich, passend zur Stimmung, ganz überwiegend auf Misserfolge, die sich überdies auch in der Zukunft mit vermeintlich an Sicherheit grenzender Wahrscheinlichkeit erwarten lassen. Bisweilen werden Erinnerungen gar konstruiert. Bei diesen Erinnerungsverfälschungen handelt es sich dann aber stimmungsangepasst nur um negative Ereignisse (Joormann et al. 2009), welche geeignet sind, die depressive Weltsicht zu bestätigen. Während sich Erinnerungen an negative Erlebnisse geradezu aufdrängen, erinnert man sich an positive Ereignisse kaum oder gar nicht. Zumindest wird der Belohnungswert solcher Ereignisse verleugnet. Das gilt auch für das aktuelle Erleben. So messen depressive Menschen einem Lob weniger Bedeutung bei als einer negativen Rückmeldung, die sogar noch übertrieben gewertet wird (Eshel a. Roiser 2010).

Depressive Menschen sind davon überzeugt, ihre Lebenserfahrungen kaum oder gar nicht kontrollieren zu können. Sie glauben, der Welt eher passiv ausgeliefert zu sein. »Et kütt, wie et kütt«, dies aber immer nur schlecht. Sie entwickeln die Vorstellung von Hilflosigkeit und darüber hinaus auch von Hoffnungslosigkeit (Abramson et al. 1989). Die ursächliche Zuschreibung negativer Erlebnisse erfolgt stereotyp nach dem Schema internal, global und stabil. »Mal wieder typisch: Egal, was ich anpacke, immer vermassele ich es. Da ist eben nichts zu machen!« ist ihr verzweifeltes Motto. Nichtdepressive Studierende zum Beispiel würden dagegen eine missratene Klausur mit deren besonderem Schwierigkeitsgrad und/oder mit einer ausnahmsweise schlechten Tagesform, mit dem erwartungswidrig miserablen Wissen des Nebenmannes, letztlich mit einem »Ausnahmsweise Pech gehabt!« begründen. Depressive Menschen machen sich fortlaufend Vorwürfe. Sie fühlen sich schuldig. Über die Maßen mit sich selbst beschäftigt, wird der eigene Lebenslauf als eine Kette fortlaufender Katastrophen konstruiert.

Auch wenn die Gedanken sich zumeist um sich selbst, um die eigene Person drehen, dürften es aber, wie bereits erwähnt, weniger die negativen Inhalte sein, welche für die psychischen Operationen eines depressiven Menschen charakteristisch sind. Vielmehr ist es die Art und Weise, wie gedacht wird, mithin der Denkstil, der als Grübeln bzw. als Rumination bezeichnet wird (Nolen-Hoeksema et al. 2008). Beim Ruminieren richtet sich die Aufmerksamkeit auf die schlechte Stimmung, auf ihre Ursachen und ihre Folgen. Depressive Menschen scheinen sich nicht mehr von ihren negativen Gedanken lösen zu können. Sie lassen sich und können sich nur schwer ablenken. Dieses eingeschränkte Disengagement verstärkt die depressive Verstimmung (Koster et al. 2011). Sie meiden assoziatives Denken, das doch grundsätzlich die Stimmung hebt (Bar 2009),[56] sondern denken immer dasselbe. Neue Gedanken werden nicht zugelassen. Dabei kann im Extremfall dieses unablässige Grübeln über ein und dasselbe Thema als eine bedrückende Verlangsamung der Gedanken, gar als deren Blockade erlebt werden. Überhaupt können sich Stimmung und Denkgeschwindigkeit wechselseitig beeinflussen (vgl. Pronin a. Jacobs 2008). So ist auch das Zeiterleben (Kupke 2009) bei der Depression verändert. Zeit wird anders eingeschätzt. Der Lauf der Welt wird verlangsamt wahrgenommen oder scheint gar stillzustehen (Glatzel 1990, S. 96). Das psychische System koppelt sich auch zeitlich von seiner kommunikativen Umwelt ab, von der es dann nicht mehr überrascht werden kann.

Nach alledem lassen sich die Besonderheiten der depressiven Informationsverarbeitung und Affektregulation nicht vorschnell als Defizit auffassen. So kann das ruminierende Sichsorgen depressiver

---

56 So ließen sich in der Vor-Walkman-Ära die lieben Kleinen auf den Rücksitzen während ermüdender Autofahrten noch mit Spielen wie etwa »Ich sehe was, was du nicht siehst« oder »Stadt, Land, Fluss« bei Laune halten.

Menschen durchaus nützlich sein, nämlich dann, wenn es gilt, komplizierte soziale Sachverhalte analytisch zu durchdenken (Andrews a. Thomson 2009). Manche Probleme lassen sich eben nur lösen, wenn man sich nicht ablenken lässt, sondern »dranbleibt«.[57] Auch wird depressiven Menschen durchaus eine besonders genaue und akkurate Wahrnehmungsfähigkeit unterstellt. Demnach würden sie sich wenig Illusionen machen, sondern seien die eigentlich wahren Realisten (vgl. Soderstrom et al. 2011). Diese Theorie des depressiven Realismus lässt sich allerdings auch kritisch sehen (Carson et al. 2010). So blenden depressive im Unterschied zu nichtdepressiven Menschen Informationen und Hinweise, die zu Hoffnung Anlass geben könnten, systematisch aus (vgl. Schulz et al. 2007). Auch dürfte gerade die Fähigkeit, sich – allerdings nicht allzu unrealistische – Illusionen zu machen, auch ein Zeichen von Gesundheit sein. Die Nachteile der depressiven Problemlösungsstrategie sind denn auch nicht zu übersehen. Die depressive Verstimmung bindet zu viele Ressourcen, sodass sich die kognitiven Fähigkeiten insgesamt doch verschlechtern (Baune et al. 2010). Die depressive Exkommunikation dürfte noch weitere Nachteile mit sich bringen. Ohne eine Beteiligung an Kommunikation stehen soziale Zeitgeber wie etwa Schulbeginn, Arbeitszeiten, Mahlzeiten, Zu-Bett-geh-Zeiten, Verabredungen bis hin zur Sportschau nicht mehr zur Verfügung, die sonst die wichtige Aufgabe haben, die natürlichen zirkadianen Zeitgeber wie vor allem das Tageslicht oder die Jahreszeiten zu synchronisieren.[58] Viele Befunde sprechen dafür, dass bei affektiven Störungen auch eine Störung dieser sozialen Rhythmizität vorliegt (Grandin et al. 2006; Boland et al. 2012).

Der weitgehende Rückzug aus der Kommunikation verhindert jedenfalls eine Korrektur der depressiven Selbstbeschreibung. Die depressive Selbstbeschreibung als schlechte Adresse macht dann auch die Chancen zunichte, deren Rehabilitierung zu erreichen. Da es sich bei der sozialen Adresse um eine sinnförmige Struktur der Kommu-

---

57 Bei der komplizierten und deshalb pathologisch genannten Trauer (vgl. Rosner u. Wagner 2009) fällt es dem betreffenden Menschen schwer, auf die Adressierung durch den nunmehr Verstorbenen zu verzichten, was letztlich das Ziel einer erfolgreichen Trauerarbeit wäre. Ist die Abhängigkeit von dieser personenspezifischen Adressierung zu groß, mag dann ein Festhalten an der Thematisierung dieser für das Selbst so wichtigen Beziehung im Sinne eines Grübelzwangs eine Hilfe darstellen (vgl. O´Connor et al. 2008).
58 Das bei schweren Depressionen immer wieder bestehende sogenannte Morgentief der Stimmung sowie die Wirksamkeit der Lichttherapie lassen sich mit solchen chronobiologischen Prozessen in Verbindung bringen.

nikation handelt, wäre dies nur über eine Beteiligung an Kommunikation zu erreichen. Es schließt sich ein Teufelskreis. Dann besteht die Gefahr, dass es zu einer Psychose kommt (s. Schleiffer 2012, Kap. 5). Mit dem depressiven Rückzug geht einher eine drastische Reduktion fremdreferenzieller Informationen, insbesondere solcher, die anlässlich der Beteiligung an Kommunikation anfallen könnten. Als Folge der depressiven Selbstdeadressierung vollzieht sich eine weitgehende strukturelle Entkopplung von der Kommunikation. Ohne den kommunikativen Abgleich mit der Sicht anderer Personen lassen sich die eigene Einschätzung und insbesondere die Begründung für die beschämende Verfassung des Selbst anderen Menschen nicht vermitteln.

Die Dauerbeschäftigung mit dem eigenen Selbst führt zu Grenzproblemen, da das psychische System sich schwertut, sich zu unterscheiden. Schließlich kann es sich seine Identität immer nur intern über die Differenz zu anderem und anderen konstruieren (Fuchs 1995, S. 170). Wenn es ausschließlich nur sich selbst beobachtet, kann es sich dann kaum noch als Beobachter vom Gegenstand seiner Beobachtungen differenzieren. Es kommt zu einer Konfusion der Referenzen. Die Psyche vermag nicht mehr zu bestimmen, was denkt und wer wahrnimmt, wenn gedacht und wahrgenommen wird. Sie weiß dann nicht mehr, was der Fall ist. Wenn es sich als schlecht und minderwertig beobachtet, dann ist auch den schlechten Beobachtungen nicht zu trauen. Ist die depressive Stimmung zu stark ausgeprägt, dann kann das psychische System nur noch schlecht unterscheiden zwischen seinen Operationen und denen der Umwelt. Es kann sich nicht mehr selbst beobachten. Ohne die Möglichkeit, diese Situation fremdreferenziell zu unterbrechen, droht der Sinnverlust. In diesem Zustand mag das psychische System auf die psychosetypischen Mechanismen von Wahn und Halluzinationen zurückgreifen (vgl. Schleiffer 2012, Kap. 5).

Der manische Problemlösungsversuch

Im Vergleich zur Depression erscheint die Aufgabe, eine funktionale Analyse der Manie durchzuführen, eher noch schwieriger. Auch bei der bipolaren affektiven Störung wird dem depressiven Aspekt entschieden mehr Beachtung geschenkt. Das betrifft auch die Überlegungen zur Psychodynamik. So bemängelt Mentzos (2009, S. 210), dass die psychodynamische Dimension manischer Störungen selbst bei psychodynamisch orientierten Psychiatern nur selten Beachtung finde. Stattdessen wird schnell die psychologische und psychopathologische Ebene der Diskussion verlassen und auf die neurobiologische Ebene übergegangen.

Die Tatsache, dass die Manie fast immer einer Depression vorangeht oder ihr nachfolgt, lässt die traditionelle psychoanalytische Vermutung, dass ihr die Funktion einer antidepressiven Abwehr zukomme (vgl. Böker 2006, Kap. 8), durchaus plausibel erscheinen. Diese Hypothese wurde auch von kognitionspsychologischer Seite aufgenommen. So wird auch bei der Manie ein charakteristischer kognitiver Stil beschrieben, dem eine kompensative Funktion zukomme (vgl. Alloy et al. 2006). Auch unter einer systemtheoretischen Perspektive lassen sich manische und depressive Strategien als funktional äquivalent auffassen. Beide konträr imponierende Mechanismen verweisen auf ein Problem der Selbstwertregulation. Insofern ist es auch nicht überraschend, dass beide Mechanismen sich nicht wechselseitig ausschließen, wie das traditionelle Modell der Bipolarität suggeriert, sondern häufig gleichzeitig eingesetzt werden (vgl. Johnson et al. 2011). Sowohl für das depressiv wie auch für das manisch veränderte psychische System ist es nicht von Belang, wie seine personale Umwelt seine strukturelle Kopplung mit dem kommunikativen Kontext beobachtet und bewertet. Ähnlich souverän wie der Depressive demonstriert der Maniker anlässlich seiner Selbstbeschreibung seine Unabhängigkeit und Autonomie. Kritik am Resultat dieser Selbstbeobachtung wird als Zumutung erlebt oder als irrelevant abgetan. Zieht sich der depressive Mensch aus der Kommunikation zurück, wenn er seine Beschämung schamlos übertreibt und auf seine Adressierung verzichtet, so drängt der manisch gestörte »Nichtpatient« dagegen rücksichtslos seine Adresse anderen auf. Schamgefühle kommen erst nach Abklingen der manischen Episode auf. Die manisch verstimmte Person gibt selbst unablässig Mitteilungen von sich und fühlt sich dabei durch die besorgten Reaktionen ihrer Angehörigen belästigt und an ihrem Glück behindert. Fehlende Reziprozität kennzeichnet das »manische Spiel« (Janowsky et al. 1970). Es verwundert daher auch nicht, dass sich bei der manischen Verfassung ebenfalls Einschränkungen der Empathiefähigkeit beobachten lassen (Wolf et al. 2010). Das manisch veränderte psychische System konstruiert sich eine Umwelt, welche ganz und gar belohnend ist. Es beschafft sich so Informationen, die das Selbstbild, das im Kontrast zur Depression ausschließlich positiv gestaltet ist, bestätigen sollen.

Ein Fall

Die 32-jährige Patientin befindet sich seit ihrer Entlassung aus einer psychiatrischen Klinik in niederfrequenter psychotherapeutischer Behandlung. Der stationäre Aufenthalt wurde nötig, nachdem die Patientin im Anschluss an ihr berufliches Scheitern an einer schweren Depression erkrankt war. Die Patientin fällt auf wegen ihrer Körperfülle. Es besteht eine sogenannte Adipositas permagna mit einem Body-Mass-Index[59] von deutlich über 40. In der Präpubertät begann die Patientin nach eigenen Angaben, übermäßig zu essen. Sie berichtete, dass sie deswegen von ihrer Mutter, zu der die Beziehung »schon immer« problematisch gewesen sei, harsch kritisiert worden sei. Aus Trotz und Wut sowohl gegen ihre Mutter, von der sie nie Anerkennung erfahren habe, als auch gegen sich selbst habe sie daraufhin erst recht gegessen, bevorzugt Süßigkeiten und Fast Food.

Nach dem Studium, das sie mit einem guten Examen abgeschlossen hatte, trat sie ihre erste Stelle in einem Heim der öffentlichen Erziehungshilfe an, in dem erziehungsschwierige Kinder und Jugendliche lebten. Die Arbeit dort geriet zu einem Desaster. Die Patientin konnte sich nie gegenüber den Kindern behaupten und wurde auch wegen ihres grotesken Übergewichts aufgezogen. Aber auch von ihren Kolleginnen fühlte sich die Patientin »gemobbt«. Sozial fast völlig isoliert, ließ sie sich stationär aufnehmen, zumal ihr immer wieder Suizidgedanken durch den Kopf gingen. Die psychopharmakologische Therapie brachte eine gewisse Besserung der Symptomatik. Nach der Entlassung traute sich die Patientin allerdings nicht mehr, die Berufstätigkeit wieder aufzunehmen. Vonseiten des Arbeitsamtes wurde gar eine Frühberentung vorgeschlagen.

Im Verlauf der Psychotherapie hellte sich die Stimmung kontinuierlich auf. Die Patientin begann, wieder zu arbeiten, im Behindertenbereich, allerdings immer auf zeitlich befristeten Stellen, die ihrer Qualifikation nicht entsprachen. Trotzdem zeigte sie ein großes Engagement, was sich auch in hervorragenden Beurteilungen niederschlug. Seit einer betriebsbedingten Kündigung betreut sie als Honorarkraft behinderte ältere Menschen bei deren Ferienfreizeiten.

---

59 Der BMI berechnet sich aus dem Körpergewicht (kg), dividiert durch das Quadrat der Körpergröße (m²).

Anlässlich einer solchen Ferienbegleitung kam es zu einer gefährlichen Krise. Die Patientin berichtete, dass sie unter personell katastrophalen Bedingungen für viele, teilweise körperlich kranke und verhaltensauffällige Senioren fast alleine verantwortlich gewesen sei. Die Empörung seitens des Therapeuten über die durchaus riskanten äußeren Rahmenbedingungen dieser Betreuungsmaßnahme teilte die Patientin überraschend keineswegs. Auf den Vorschlag, sich nun möglichst bald um eine Vollzeitstelle zu bemühen, reagierte sie reserviert. Es wurde klar, dass die Patientin zweifellos objektiv als Betreuerin ausgebeutet worden war, dass sie aber dies auch sehr genoss. Sie war für die ihr anvertrauten Menschen unentbehrlich gewesen. Stolz berichtete sie, dass ihr dies auch rückgemeldet wurde. Eine ältere Teilnehmerin, die sie an ihre Mutter erinnerte, habe sich eigens bei ihr bedankt. Sie berichtete, dass sie in dieser Zeit kaum zum Schlafen gekommen sei. Dauernd sei sie auf Trab gewesen. Es sei ihr einfach gut gegangen. Rückblickend meinte sie, dass sie deutlich überdreht gewesen sei. Zwei Tage vor der Anfahrt nach Hause habe sich ihre Befindlichkeit dann geändert. Angst habe sie ergriffen. Die Rückfahrt mit dem Bus habe sie nur noch aus Pflichtgefühl durchgestanden. Zu Hause angekommen, habe sie sich ins Bett gelegt und sei nur noch aufgestanden, um etwas zu essen. Sie habe ihr Telefon abgestellt und die Post erst gar nicht mehr aus dem Briefkasten geholt. Es habe ja sowieso nichts zum Freuen gegeben. Es wurde deutlich, wie sehr die Patientin es genossen hatte, in der Kommunikation von ihren Klienten adressiert zu werden und für sie verantwortlich zu sein. Dieser Adressierung hatte sie sich ganz sicher sein können. Sie hatte es genossen, unentbehrlich zu sein, geradezu Tag und Nacht als Adresse zu fungieren. Es war zu einer regelrechten submanischen Episode gekommen. Die Aussicht auf das baldige Ende dieses Arrangements hatte dann ihre Stimmung umkippen lassen. Als es machbar gewesen war, war sie in den depressiven Modus gewechselt. Unsicher, ob und inwieweit es ihr gelingen könnte, in und von Kommunikation adressiert zu werden, hatte sie es eingerichtet, für Kommunikation nicht mehr zur Verfügung zu stehen. So kontrollierte sie ihre Adressierung nach dem Motto »Besser ich will mit niemandem kommunizieren, als erleben zu müssen, dass niemand mit mir kommuniziert«. Die Funktion der Depression ließ sich mithin verstehen. Auch dem übermäßigen

Übergewicht konnte eine solche Funktion zugeschrieben werden. Alle Kontaktprobleme ließen sich mit dem körperlichen Erscheinungsbild begründen. Das abnorme Essverhalten diente insofern auch der Schambewältigung.

5 Hand an sich legen: Selbstschädigendes Verhalten

Nosologie selbstschädigenden Verhaltens

Ein Ausgang aus der Depression ist immer wieder der Suizid, die Selbsttötung.[60] Zwischen depressivem Erleben und suizidalem Handeln besteht ein enger Zusammenhang. Depression dürfte der wichtigste Risikofaktor für Suizidalität sein. Dies gilt für Jugendliche ebenso wie für Erwachsene (Gould et al. 2003). Geht es einem gut, wird man kaum an Suizid denken. Suizidalität ist mit Wohlbefinden und Glück kaum vereinbar (vgl. Koivumaa-Honkanen et al. 2003). Das mag vielleicht nicht gelten für Menschen, die für eine vermeintlich hohe Aufgabe ihr Leben zu opfern bereit sind wie tapfere Kriegshelden, Kamikaze-Flieger, Märtyrer oder islamistische Suizidbomber und -bomberinnen, die berüchtigten Schwarzen Witwen. Die berühmte Zeile aus einem Gedicht des römischen Dichters Horaz, »Dulce et decorum est pro patria mori!«[61], gehörte denn auch traditionell zum humanistischen Bildungskanon. Wird ein Opfer gegeben, wird auf etwas Wertvolles verzichtet. Sonst wäre eine solche Tat auch kaum der Rede wert. Im Falle eines Suizids opfert der Opfernde sich selbst, sein eigenes Leben.[62] Opfern impliziert notwendig das Eintreten eines Schadenfalles. Beim Suizid kommt mit dem Leben ein hohes und für die meisten Menschen auch das höchste Gut zu Schaden. Insofern handelt es sich beim Suizid bzw. der Selbsttötung um die ultimative Form selbstschädigenden Handelns.

Selbstschädigendes Handeln wird definitionsgemäß mit der Absicht durchgeführt, sich selbst eine physische und/oder psychische Verletzung beizubringen (Nock 2010). Eine auch logisch überzeugende Terminologie bezüglich ihrer ganz unterschiedlichen Erscheinungsformen steht noch aus. Hierfür lassen sich einige Gründe nennen. So erweist sich nicht jede in suizidaler Absicht durchgeführte

---

60 Lat. *sui caedere* = »sich töten, sich selbst totschlagen«
61 »Süß und ehrenvoll ist es, fürs Vaterland zu sterben« (Horaz, Oden III, 2, 13).
62 Zur philosophische Psychologie des Opfers im Anschluss an René Girard, insbesondere zu den diffizilen Beziehungen zwischen Opfer, Identität und Gewalt, vgl. Emrich (2007, S. 167 ff.)

Handlung als tödlich. Auch verbleibt häufig im Unklaren, ob eine nichttödliche selbstschädigende Handlung nicht doch in suizidaler Absicht begangen wurde. Auch von der betreffenden Person wird man im Nachhinein diesbezüglich nicht unbedingt eine verlässliche Auskunft erwarten dürfen. Sie mag sich aus Schamgründen hierüber nicht äußern oder eine Zwangseinweisung in eine psychiatrische Klinik vermeiden wollen, die ansteht, wenn eine Suizidgefahr ärztlicherseits attestiert wird. Zudem dürfte die Motivlage auch für den betreffenden Menschen keineswegs völlig einsichtig sein, weder vor noch nach diesem Tun. Überhaupt sind uns unsere Absichten immer wieder selbst nicht recht klar und die Motive keineswegs bewusst. Im Nachhinein, mithin in Kenntnis des Handlungserfolgs, wird dann eine Absicht formuliert.

Aus diesen Gründen bietet es sich an, von einem Kontinuum selbstschädigender Handlungsweisen auszugehen (Nitkowski u. Petermann 2010), die sich anhand zweier Kriterien unterscheiden und vergleichen lassen. Das erste Kriterium ist das jeweilige Handlungsergebnis, wobei verständlicherweise dem tödlichen Ausgang herausragende Bedeutung zukommt. Das zweite Kriterium ist die jeweilige Absicht bzw. das Motiv für das selbstschädigende Handeln. So macht es schon einen Unterschied, ob die betreffende Person ihren Tod beabsichtigte oder ob sie »nur« ihrem Körper Schaden zufügen wollte. Zu unterscheiden ist mithin, ob und inwieweit das Thema »Tod« bzw. »Selbsttötung« bei der Handlungsplanung von Bedeutung war. Wird der Tod intendiert, lässt sich von suizidalem Handeln sprechen. Tritt der Tod infolge der selbstschädigenden Handlung auch tatsächlich ein, handelt es sich um einen Suizid. Tritt er, wiewohl beabsichtigt, nicht ein, dann liegt ein Suizidversuch vor, etwa wenn der Sprung aus großer Höhe überlebt wird oder der Strick reißt. Fügt man sich selbst mit Absicht einen körperlichen Schaden zu, ohne dabei aber sterben zu wollen, dann handelt es sich um einen Parasuizid (Kreitman 1977) bzw. um eine nichtsuizidale Selbstschädigung. Für den Fall, dass sich diese Verletzung aber als tödlich erweist, ließe sich – horribile dictu – von einem missglückten Parasuizid sprechen. Dies wäre beispielsweise der Fall, wenn ein Mädchen in der Nacht viele Schlaftabletten zu sich nimmt in der Annahme, dass es wie gewöhnlich morgens von den Eltern geweckt wird, es aber gerade an diesen Tag dazu nicht kommt, sei es weil die Eltern selbst ausschlafen oder dieses Mal ihre Tochter ausschlafen lassen wollen. Bei der nichtsuizidalen Selbstschädigung oder Selbstverletzung lässt sich zudem eine direkte von einer indirekten Form unterscheiden. Beispiele für indirekt schädigendes Verhalten, das typischerweise kulturell oder zumindest subkulturell nicht oder kaum negativ sanktioniert wird, sind Rauchen, der Konsum von Alkohol und anderer Drogen oder riskantes Verhalten wie etwa U-Bahn-Surfen. Zudem lässt sich noch unterscheiden zwischen Schädigungen, die für andere sichtbar sind, und solchen, die es nicht sind.

Im Einzelfall gelingt eine solche nosologische Verortung der selbstschädigenden Handlung immer wieder nicht. Insbesondere im Falle einer tödlich endenden Handlung sind Absicht und Motivlage oft nicht eindeutig zu bestimmen. Hier hilft auch die sogenannte psychologische Autopsie (Conner et al. 2011; 2012) nur bedingt weiter, bei der im Nachhinein alle verfügbaren Informationen gesammelt werden mit dem Ziel, über die Lebensumstände und über die psychische Verfassung des Verstorbenen zum Zeitpunkt seiner (para)suizidalen Handlung Aufschluss zu erlangen. Solche Informationen sind etwa einem Abschiedsbrief zu entnehmen, sollte ein solcher vorliegen, vor allem aber den Angaben der Hinterbliebenen. Diesen ist aber aus verständlichen Gründen auch nicht unbedingt zu trauen, sei es, dass sie sich selbst gegen eigene oder von anderen erhobene Schuldvorwürfe wappnen zu müssen glauben, sei es, dass sie selbst nur wenig über die psychische Befindlichkeit ihres verstorbenen Angehörigen wissen. Im Falle einer selbstschädigenden Handlung ermöglicht die Kenntnis der eingesetzten Methode eine Einschätzung ihrer Gefährlichkeit. Überlebt ein Mensch etwa den Sprung aus großer Höhe, wird man mit Fug und Recht von einer Selbsttötungsabsicht ausgehen dürfen. Allerdings hat man bei Kindern und Jugendlichen mit Wissensdefiziten bezüglich der Gefährlichkeit der eingesetzten Methoden zu rechnen.

Diese vielleicht allzu bemüht anmutenden begrifflichen Unterscheidungen lassen sich rechtfertigen durch die unterschiedlichen epidemiologischen Kennzeichen der jeweiligen selbstschädigenden Handlungen wie etwa ihre ausgeprägte Geschlechterdifferenz – Parasuizide begehen deutlich häufiger Mädchen und Frauen, Suizide hingegen deutlich häufiger Jungen und Männer –, vor allem aber durch ihre therapeutische und präventive Relevanz. Mit jeder suizidalen wie auch parasuizidalen Handlung steigt nämlich die Wahrscheinlichkeit, dass es künftig zu weiteren Versuchen bis hin zu einem vollendeten Suizid kommt (de Munck et al. 2009). Gerade bei Jugendlichen lassen sich häufig beide Formen einer Selbstschädigung beobachten (Nock et al. 2006). Die Motive für suizidales Handeln reichen vom bloßen Wunsch nach Ruhe und einer Unterbrechung des empfundenen Leides bis hin zum eindeutigen Wunsch, tot zu sein. Dennoch dürfte es schon einen bedeutsamen Unterschied ausmachen, ob über den Leib hinaus auch das Leben zur Disposition gestellt wird.

Suizidalität

Eine suizidale Handlung lässt sich kaum jemals als ein isoliertes Ereignis auffassen. Vielmehr handelt es sich zumeist um den vorläufigen oder wie im Falle des Suizids endgültigen Schlusspunkt eines länger andauernden Prozesses. So beschrieb der Suizidforscher Walter Pöldinger (1968) die idealtypische suizidale Entwicklung als Ablauf von vier Stadien. Dem Stadium der Erwägung, in dem die Selbsttötung als eine mögliche Lösung der Probleme in Betracht gezogen wird und in dem man sich daher mit dessen Thematisierung im Fernsehen, in der Literatur, in der Presse und in jüngster Zeit auch in Chatforen des Internets beschäftigt, folgt das Stadium der Ambivalenz. In dieser Phase ist man noch unentschieden, ob man sich das Leben nehmen oder doch noch um Hilfe nachsuchen sollte, um am Leben zu bleiben. In diesem Konfliktstadium lassen sich erste Ankündigungen für einen Suizid vernehmen. Interventionen sind noch möglich. Darauf folgt das Stadium des Entschlusses. Ist der Entschluss, sich umzubringen, erst einmal gefasst, kann sich diese Entscheidung durchaus beruhigend auswirken. Hat man sich etwa die notwendigen Tabletten besorgt, vermag die so wiedergewonnene Handlungskompetenz das Selbstwertgefühl zumindest kurzfristig so zu stabilisieren, dass der Selbsttötungswunsch nicht mehr ganz so dringlich erscheint. Da die betroffene Person nun einen eher gelassenen und entspannten Eindruck macht, besteht die Gefahr, dass der Beobachter fälschlich auf eine grundlegende Besserung der psychischen Befindlichkeit schließt. Man spricht von einer für dieses Stadium charakteristischen Ruhe vor dem Sturm.

Selbstmordgedanken, die von einer eher globalen Überzeugung der Sinnlosigkeit des Lebens hin zu konkreten Selbsttötungsplänen reichen können, sind keineswegs selten. Die Häufigkeit suizidaler Gedanken wird für die deutsche Allgemeinbevölkerung mit 8 s% angegeben (Forkmann et al. 2012). Suizid bzw. der Gedanke an ihn ist für Kinder kaum jemals eine Option. Ein Kind unter acht Jahren ist noch nicht davon überzeugt, dass es selbst wie auch seine Eltern dereinst einmal wird sterben müssen. Solche abstrakten Vorstellungen wie etwa Bedeutung und Wert eines Lebens haben Kinder erst mit etwa elf Jahren. Dies ändert sich mit der Pubertät. Hierfür dürfte neben der zunehmenden kognitiven Reife auch die Tatsache verantwortlich sein, dass bei Jugendlichen ihr Anschluss an die Gleichaltrigengruppe oftmals von zentraler Bedeutung für das seelische Wohlbefinden ist. Schon aus quantitativen Gründen nimmt die Kränkungsgefahr zu. Bei der Ulmer Schulstudie zu Suizidgedanken und Suizidversuchen (Plener et al. 2009) gab etwa ein Drittel der befragten Schüler im Alter von 14 bis 17 Jahren an, schon einmal an Suizid gedacht oder damit gedroht zu haben. Den Ergebnissen der BELLA-Studie zufolge, einer groß angelegten epidemiologischen Untersuchung, in der repräsentative Daten an Kindern und Jugendlichen in Deutschland zu ihrem seelischen Wohlbefinden und Verhalten erhoben wurden (Ravens-Sieberer et al. 2007), gaben fast 3 % der befragten Jugendlichen an, im letzten Halbjahr sich selbst verletzt oder gar einen Suizidversuch begangen zu haben (Resch et al. 2008). Von den Jugendlichen, die sich selbst töten, soll etwa jeder zweite bereits vorher schon einen Suizidversuch unternommen haben (Kokkevi et al. 2012).

Während parasuizidales Handeln in den letzten Jahren wohl zugenommen hat, nimmt die Suizidhäufigkeit in den meisten europäischen Ländern deutlich ab (Värnik et al. 2009), ein erfreulicher, nichtsdestoweniger noch weitgehend unverstandener Sachverhalt (Bramness a. Walby 2009).[63] In Deutschland nahmen sich nach Angaben des Statistischen Bundesamtes im Jahre 2010 insgesamt 10 021 Menschen das Leben, während dies im Jahre 1980 noch 18 451 Menschen taten. Zieht man die bekannten Risikofaktoren für einen Suizid wie Armut, Arbeitslosigkeit, Scheidung, Alkohol- und Drogenkonsum oder auch die Einbindung in religiöse Glaubensgemeinschaften in Betracht, hätte man mit einer Zunahme der Zahl von Selbsttötungen zu rechnen. Für die fallenden Suizidraten wird eine verbesserte psychiatrische Versorgungslage verantwortlich gemacht, wobei allerdings Uneinigkeit darüber besteht, worauf diese Verände-

---

63 Die Massenmedien, für die bekanntlich nur eine schlechte Nachricht eine gute ist, behelfen sich mit einem Vergleich mit der Entwicklung der Zahl der Verkehrstoten, die in den letzten Jahren im Vergleich zu den Zahlen beim Suizid noch stärker sinkt. So heißt es denn etwa »Erschreckende Zahlen: In Deutschland gibt es doppelt so viele Tote durch Suizid wie durch Verkehrsunfälle« (*Süddeutsche Zeitung* vom 8.9.2008) oder »Mehr Suizide als Verkehrstote im Burgenland« (http://burgenland.orf.at/stories/ [30.11.2012]).

rung zurückzuführen sei. Diskutiert wird eine verbesserte Aufklärung der professionellen Helferinnen und Helfer über Diagnostik und psychopharmakologische Behandlungsmöglichkeiten von Depressionen, aber auch die gestiegene Zahl von Psychotherapeuten (vgl. Kapusta et al. 2009).

Die Suizidrate steigt mit zunehmendem Alter stetig an. In den meisten Industrieländern ist bei jungen Menschen der Suizid nach Unfallereignissen die zweithäufigste Todesursache (Kaess et al. 2011). Bei Selbsttötungen überwiegt in fast allen Ländern das männliche Geschlecht im Verhältnis von ungefähr 3 zu 1,[64] wobei dieser Befund auf das beim männlichen Geschlecht höhere Aggressionspotenzial zurückgeführt wird. Dies gilt für alle Altersstufen. Demgegenüber überwiegt bei parasuizidalen Handlungen, deren Häufigkeit im Vergleich zu ausgeführten Suiziden zehn- bis 20-mal höher geschätzt wird, deutlich das weibliche Geschlecht (Welch 2001). Ist die eingesetzte Methode allerdings lebensgefährlich, lassen sich Geschlechtsunterschiede nicht mehr nachweisen (Beautrais 2006).

Nichtsuizidales selbstverletzendes Handeln

Bei der vermutlich häufigsten Form selbstverletzenden Verhaltens, der offenen Selbstverletzung oder Selbstbeschädigung, wird die körperliche Verletzung sich selbst direkt zugefügt. Für ein solches Verhalten, das zumeist zwischen dem zwölften und 14. Lebensjahr beginnt und dann im frühen Erwachsenenalter abnimmt, wurden Prävalenzzahlen von über 20 % in Schulpopulationen (Plener et al. 2009) genannt. Für die in den letzten Jahren konstatierte Zunahme wird unter anderem auch der Einfluss des Internets verantwortlich gemacht, in dem für solche Praktiken bisweilen geradezu geworben wird (Lewis et al. 2012). Nichtsuizidales selbstverletzendes Handeln umfasst vor allem das wiederholte Beibringen von oberflächlichen Schnittwunden, kleinen Brandwunden, Kratzspuren oder Bisswunden sowie die Manipulation von Wunden vor allem an den Händen und Unterarmen, wodurch ihre Sichtbarkeit kontrolliert werden kann. Hier gibt es Übergänge zum parasuizidalen Verhalten, das mit potenziell lebensbedrohlichen Mitteln, aber ebenfalls nicht mit suizidaler Absicht ausgeführt wird. Ist bei einem solchen Verhalten die Ursache der körperlichen Läsion

---

64 Ausnahmen: Indien und China.

offensichtlich und unstrittig, wird demgegenüber beim heimlichen selbstverletzenden Verhalten die unmittelbare Ursache der somatischen Läsionen, mithin die Absichtlichkeit, geleugnet. Die Manipulationen können hierbei grundsätzlich alle Organsysteme des Körpers betreffen.

Bei einer anderen Form heimlichen selbstverletzenden Verhaltens geben die betreffenden Personen nur vor, an körperlichen Symptomen zu leiden, um sich auf diesem Wege umfangreichen diagnostischen und therapeutischen Eingriffen auszuliefern. Bei dieser auch als Münchhausen-Syndrom[65] bezeichneten Verhaltensauffälligkeit (Ehrlich et al. 2008) handelt es sich insofern um eine indirekte Form selbstschädigenden Verhaltens, als der Patient den Arzt dazu bringt, dem Körper Schaden zuzufügen, wenn auch mit guten Absichten. Gelingt die »Entlarvung« dieser Handlungsweise, etabliert sich in der Regel keine therapeutische Beziehung zu einem professionellen Helfer, etwa zum Psychiater. Von einem erweiterten oder Stellvertreter-Münchhausen-Syndrom ist die Rede, wenn von einer Mutter Krankheitssymptome bei ihrem Kind vorgetäuscht oder auch Artefakte gesetzt werden. Da bei dem betroffenen Kind bisweilen tatsächlich gefährliche diagnostische und/oder operative Maßnahmen durchgeführt werden müssen, liegt durchaus eine besondere Form der Kindesmisshandlung vor. Psychodynamisch lässt sich ein solches Verhalten allerdings schon auch dem Spektrum selbstverletzenden Verhaltens zuordnen, kommt dem kindlichen Opfer doch in der Regel die Funktion eines Selbstobjektes für den Elternteil zu, d. h. einer Person, die für die Regulation des Selbstwerts von großer Bedeutung ist.

Selbstschädigendes Handeln als Problemlösung

Fügt sich ein Mensch körperlichen Schaden zu oder tötet er sich gar, wird man sich fragen müssen, was ihn veranlasst haben könnte, einen solchen folgenreichen Schritt zu tun. Nach den Ergebnissen einer Vielzahl von Studien, bei denen die Methode der psychologischen Autopsie eingesetzt wurde, darf man davon ausgehen, dass bei fast

---

65 Der Begriff »Münchhausen-Syndrom« wurde von Asher (1951) in die Literatur eingeführt. Die betreffenden Patienten präsentieren in typischer Weise dem sie versorgenden Arzt eine dramatische Geschichte ihrer Erkrankung oder Verletzung und der mehr oder minder erfolglosen Behandlungsversuchen in der Vergangenheit. Das erinnere an die berühmten Lügengeschichten des Barons von Münchhausen.

allen Menschen, die sich das Leben nehmen, zum Zeitpunkt ihres Todes eine psychiatrische Diagnose zu stellen war bzw. zu stellen gewesen wäre (Cavanagh et al. 2003). Unter den Diagnosen kommt den Depressionen auch zahlenmäßig die größte Bedeutung zu (Tanney 2000). Insofern sollte die funktionale Analyse der Depression auch für Suizidalität Geltung beanspruchen können. Allerdings begründet eine Depression, für sich genommen, nicht hinreichend den Entschluss, sich selbst zu töten. Schließlich begehen die meisten depressiven Menschen nie eine suizidale Handlung. Andere Einflussfaktoren müssen also hinzutreten.

In der Tat lässt schon ein erster Vergleich zwischen Depressivität und Suizidalität Unterschiede erkennen. Während depressiv verstimmte Menschen dem Modus des Erlebens den Vorrang einräumen und ihre Adresse und ihre Adressabilität zurücknehmen, ist dies bei suizidalen Menschen durchaus anders. Suizidale Menschen handeln eindeutig. Auch ist der endgültige Suizid zumeist der letzte Schritt in einer Folge suizidaler Handlungen. Offenbar ist die suizidale Person im Gegensatz zu einer ausschließlich depressiven Person doch noch von ihrer Handlungskompetenz überzeugt. Zumindest kann sie davon ausgehen, dass ihr Suizid eine Kommunikation in Gang setzt, in der sie selbst wie auch die Umstände ihres Todes thematisiert werden. Auch wenn sie sich selbst als schlechte Adresse beschreibt, so kann sie doch erwarten, andere Personen mit ihrer suizidalen Handlung erfolgreich adressieren zu können. Die Selbsttötung ist diesbezüglich denn auch äußerst wirksam. Sie erzwingt geradezu Kommunikation.[66] Suizidales wie überhaupt jedes selbstschädigende Verhalten weicht von der Norm ab und wird von der Gesellschaft kaum jemals akzeptiert.[67] Schon dadurch wird der Handlungscharakter betont. Schließlich enttäuscht eine solche Handlung die normativen Erwartungen der anderen. Dies weiß man. Der Wunsch nach körperlicher Unversehrtheit, der Wunsch, Schmerzen zu vermeiden, lässt sich schließlich allen Menschen unterstellen. Die Angst vor dem Tod wird denn auch geradezu als anthropologische Konstante angenommen.

---

66 Im 13. Buch des dritten Teils von Goethes autobiografischem Werk *Dichtung und Wahrheit* von 1814 heißt es (Goethe 1982): »Der Selbstmord ist ein Ereignis der menschlichen Natur, welches, mag auch darüber schon so viel gesprochen und gehandelt sein, als da will, doch einen jeden Menschen zur Teilnahme fordert, in jeder Zeitepoche wieder einmal verhandelt werden muss.«

67 Ausnahmen wären etwa Selbstmordattentäter.

Auf die Enttäuschung normativer Erwartungen wird regelhaft mit starken Affekten reagiert. Darin besteht eine Gemeinsamkeit von fremdaggressiv-dissozialem und autoaggressiv-suizidalem Handeln (s. Kap. 2). Für das psychische System erhöhen sich jedenfalls die Chancen, an Kommunikation anschließen zu können, beträchtlich. Der suizidale Mensch kann mithin mit einem hohen Sicherheitsgrad erwarten, dass seine personale Umwelt auf den selbst herbeigeführten Tod mit Erschrecken, Entsetzen, Trauer, aber auch mit Empörung und Wut reagiert. Trägt er sich mit Suizidgedanken, wird er sich etwa vorstellen, wie seine Angehörigen, seine angeblichen Freunde, Mitschüler oder Arbeitskollegen über seinen Tod räsonieren. Vielleicht wird man ihn vermissen, vielleicht sich aber auch nur ärgern ob der eingetretenen Verspätung infolge des, wie es dann euphemistisch heißt,»Personenschadens« anlässlich einer Inanspruchnahme der Deutschen Bahn (vgl. Fußn. 73). Bei seinen suizidalen Gedanken kann sich das psychische System seine strukturelle Kopplung mit der Kommunikation lebhaft imaginieren. Die Vorstellung des zukünftigen Todes ermöglicht die aktuell selbstbestätigende Beobachtung des eigenen Selbst als kommunikativ wirksam und resonanzfähig. Solche Suizidgedanken können daher recht attraktiv werden, zumal es sich nicht denken lässt, wie es sein wird, tot zu sein. Zudem fehlt es naturgemäß an persönlichen Erfahrungsberichten im Falle eines vollendeten Suizids. Dieser Umstand schränkt die Korrekturmöglichkeiten drastisch ein.

Im Vergleich zum parasuizidalen Handeln ist der kommunikative Anschlusswert von Suiziden zweifellos höher. Schließlich ist für die meisten Menschen ihr Leben das höchste Gut. Ein Selbstmord lässt kaum jemanden unbeeindruckt. Vielmehr hat er sehr oft dramatische Auswirkungen, insbesondere auf die Angehörigen des Betreffenden. Er erzeugt zusätzlich zum Affekt der Trauer auch Gefühle von Schuld und Scham. Dadurch wird der Trauerprozess nicht selten behindert (Tal Young et al. 2012). Die Hinterbliebenen machen sich etwa Vorwürfe, ihr Familienmitglied nicht genügend beachtet und somit ihrer Adressierungsverpflichtung nicht nachgekommen zu sein. Dies lässt sich immer wieder auch bei Kindern beobachten, die ihren Vater oder gar ihre Mutter durch Suizid verloren haben (vgl. Kuramoto et al. 2009). Im Gegensatz zum »natürlichen« Tod eines Elternteils etwa durch Krankheit oder einen Unfall handelt es sich beim Suizid eindeutig um einen psychiatrischen Risikofaktor, der mithin die

Wahrscheinlichkeit erhöht, dass sich eine psychische Störung entwickelt. Anders als im Falle einer Krankheit oder eines Unfalles kann das Kind einen solchen Tod ursächlich nur der gewollten Handlung des Elternteils zuschreiben. Diese Kausalattribution wird den eigenen Selbstwert gefährden. Die eigene Adresse hat sich ja offensichtlich nicht als ausreichend attraktiv erwiesen. Um solche Gedanken zu vermeiden, mögen sich Kinder bisweilen die Schuld selbst zuschreiben, etwa ihrem unbotmäßigen oder auch nur allzu nervenden Verhalten. Dadurch mag der ihnen unbegreifliche Tod des Vaters oder der Mutter doch noch verständlich werden. Er erscheint ihnen dann nicht mehr ganz so sinnlos und kränkend.

Dass es sich auch bei suizidalem Handeln um Kommunikation handelt, ist eindeutig, wenn der Suizident einen Abschiedsbrief hinterlassen hat. Dies ist allerdings keineswegs die Regel.[68] Aber auch der Suizid, bei dem sich ein solches Dokument nicht auffinden lässt, ist als Kommunikation aufzufassen, allerdings als eine Kommunikation, deren Besonderheit gerade darin besteht, dass sie bestreitet, Kommunikation zu sein. Durch dieses Arrangement lässt sich das Risiko, sich an Kommunikation nicht beteiligen zu können und von ihr ausgeschlossen zu sein, recht wirksam begrenzen. Das Adressenproblem wird entschärft. Der Suizident teilt mit, dass er auf eine Beteiligung an Kommunikation keinen Wert mehr legt, dass von ihm fürderhin keine Mitteilungen zu erwarten sind und dass er als Adresse nicht mehr zur Verfügung steht. Dies teilt er mit, auch wenn die diesbezügliche Mitteilungsabsicht zumindest nicht offen geäußert wird. Sollte es sich tatsächlich um einen Hilfeappell handeln, so sorgt seine paradoxe Formulierung jedenfalls dafür, dass sich die Kränkungsgefahr in Grenzen hält, sollte der Appell überhört werden. Wird der Suizidversuch von der sozialen Umgebung dennoch als ein Mitteilungshandeln, als ein »Hilfeschrei« (Farberow a. Sheidman 1961), verstanden, so hat diese denn auch die Verantwortung für die Weiterführung der Kommunikation zu tragen.[69]

---

68 Eisenwort et al. (2007) untersuchten eine fortlaufende Serie von Suiziden am Department für Gerichtsmedizin der Medizinischen Universität Wien zwischen Mai 2002 und April 2005 auf das Vorliegen von Abschiedsbriefen. 29 % der Suizidenten hinterließen Abschiedsbriefe.
69 Eine Interpretation suizidaler oder parasuizidaler Handlungen als Hilfeschrei ist nicht unproblematisch. Sie ist geeignet, die Probleme zu verschärfen, wird die suizidale Person doch darauf verwiesen, dass sie der Kommunikation nicht und niemals entkommen kann. Die durchaus plausible Interpretation der suizidalen Handlung als Mitteilung, zur Unzeit vorgenommen, kann den Selbstwert der betreffenden Person noch weiter mindern.

Das gilt auch für den häufigen Fall, dass die suizidale Absicht angekündigt wird. Jugendliche teilen ein solches Vorhaben typisch eher Gleichaltrigen mit als ihren erwachsenen Mitmenschen (Marttunen et al. 1992). Offensichtlich wird so das Risiko für das Selbstkonzept für den Fall einer Ablehnung oder Nichtbeachtung dieses kommunikativen Beitrags als eher tragbar eingeschätzt, da es sich bei den Beziehungen zwischen Gleichaltrigen im Gegensatz zu Eltern-Kind-Beziehungen um symmetrische Beziehungen handelt, die, weil selbst gewählt, auch selbst zu beenden sind. Ebenso wird eine Kommunikation mit professionellen Helfern, die ebenfalls asymmetrisch konfiguriert ist, vermieden (Brent et al. 1988). Auch wenn die meisten suizidalen Jugendlichen kurze Zeit vor ihrer Suizidhandlung Kontakt mit einem Arzt hatten, wurden hierbei doch fast immer körperliche Probleme thematisiert (Choquet a. Menke 1989). Fast bei jedem zweiten der durch Suizid verstorbenen Jugendlichen hatte schon einmal ein Kontakt mit einem Psychiater bestanden (Shaffer a. Piacentini 1994). Allerdings waren diese Patienten bei nur geringer Motivation und schlechter Compliance kaum jemals eine intensive therapeutische Beziehung eingegangen (Spirito et al. 1989).

Schon die Ankündigung einer Selbsttötung enttäuscht die normativen Erwartungen des Zuhörers. Er mag sich zurückgesetzt fühlen angesichts dieser vermeintlichen Stärke des Suizidenten, das Leben, das doch für die meisten als das höchste Gut geschätzt wird, so souverän zur Disposition zu stellen. Diese Demonstration von Autarkie und von Geringschätzung des Wertes der kommunikativen Einbindung provoziert. Manche Menschen fühlen sich denn auch herausgefordert, dem nicht nachstehen zu sollen, und begehen ebenfalls eine suizidale Handlung. Diese Interaktionsdynamik dürfte dem empirisch abgesicherten Imitationseffekt suizidalen Handelns zugrunde liegen, der auch als Werther-Effekt bezeichnet wird. Der amerikanische Soziologe David Phillips (1974) führte diesen Begriff in die Literatur ein, um den nachweisbaren Anstieg der Suizidhäufigkeit nach Berichten des Selbstmordes einer prominenten Person in den Massenmedien aufmerksam zu machen. Diese Bezeichnung bot sich insofern an, als es im Anschluss an die Veröffentlichung von Goethes populärem Roman *Die Leiden des jungen Werther* im Jahre 1774 (Goethe 1973) zu einer beunruhigenden Zunahme von

Suiziden bei den Lesern gekommen war.[70] Dieser medial vermittelte Nachahmungs- oder Ansteckungseffekt ließ sich sehr viel später auch mit statistischen Mitteln nachweisen (Schmidtke u. Häfner 1986). Beim Werther-Effekt handelt es sich jedenfalls um die Auswirkung eines Lernvorgangs am Modell (Ziegler u. Hegerl 2002). Die in der Zeitung oder im Fernsehen gezeigte Person wird offenkundig bewundert, sodass sie sich als Modell anbietet. Dieser Ansteckungseffekt ist auch für parasuizidale Handlungen bei Jugendlichen bekannt (Rosen a. Walsh 1989). Dies gilt vor allem für Angehörige bestimmter Subkulturen (Platt 1985) wie etwa Gefängnisinsassen, Heimzöglinge sowie Patienten jugendpsychiatrischer Stationen,[71] bei denen es immer wieder zu geradezu epidemieförmigen Häufungen selbstverletzenden Verhaltens kommt, insbesondere in Form von Ritzen (Taiminen et al. 1998). Auf diese Weise lassen sich Härte und Coolness, zumindest das Gegenteil von Wehleidigkeit demonstrieren, wohinter die anderen dann nicht zurückstehen wollen. Ebenso können solche Riten das Zusammengehörigkeitsgefühl dokumentieren.[72] Auch dem immer wieder vorkommenden gemeinsamen Suizid von Jugendlichen dürfte eine ähnliche Funktion zukommen, wie überhaupt Liebesbeweisen, bei denen sich selbst körperliches Leid zugefügt wird, eine besondere, jedenfalls rein verbalen Bekundungen überlegene Überzeugungskraft zugestanden wird.

Diese Bekundung vermeintlicher Autonomie, ja Autarkie vermag beim Beobachter starke, aber auch ambivalente Gefühle zu provozieren. Auch professionelle Helfer werden sich zurückgewiesen fühlen,

---

70 Die Theologische Fakultät der Leipziger Universität erließ daher sogar einen Verbotsantrag für dieses Buch, in dem es heißt: »Es wird hier ein Buch verkauft, welches den Titel führt Leiden des jungen Werthers. Diese Schrift ist eine Empfehlung des selbst Mordes; und es ist auch um des Willens gefährlich, weil es in einnehmender Schreib Art abgefaßt ist [...]. Da die Schrift also üble Impressionen machen kann, welche, zumal bey schwachen Leuten, Weibs Personen, Eindrücke machen kann, welche bey Gelegenheit aufwachen, und ihnen verführerisch werden können, so hat die theol. Fakultät für nöthig gefunden, zu sorgen, dass die Schrift unterdrückt werde: dazumal itzo die Exempel des Selbstmordes frequenter werden« (Ernesti 1987).

71 Es ist bemerkenswert, dass es sich um Einrichtungen handelt, in denen man »landet«, die man also freiwillig eher nicht aufsuchen möchte. Dann ist ein solches normabweichendes Verhalten geeignet, sich seiner Freiheit zu versichern. Überhaupt lässt sich ein Autonomiebeweis über normabweichendes Verhalten leichter führen.

72 Von der Norm abweichende Handlungen werden denn auch immer wieder eingesetzt, wenn es gilt, die Aufnahme in eine mehr oder weniger elitäre Gruppe zu regeln. Hinzuweisen ist auf die Initiationsriten, auf die Aufnahmerituale bei soldatischen Eliteeinheiten, aber auch bei mafiösen Gangs. Bei Letzteren soll gar das Begehen eines Mordes als Aufnahmebedingung fungieren. Der Schaden an eigenem sowie der an fremdem Leib und Leben ist insofern funktional äquivalent.

sind sie doch zu ihrer eigenen Identitätssicherung angewiesen auf die Mitteilung eines Hilfewunsches, der sie als Helfer erst identifiziert und bestätigt. Suizidale Menschen verhalten sich in der Regel allerdings hilfeaversiv, was eine wirksame Suizidprävention schwierig machen muss (vgl. Wilson a. Deane 2010). Sie meiden professionelle Helfer und machen sie bisweilen gar lächerlich. Damit können sie ihre Aggression und Wut auf ihre verhinderten Helfer projizieren. Diese Demonstration von Unabhängigkeit verärgert insbesondere Menschen, denen selbst kein ausreichend stabiles Selbstkonzept zur Verfügung steht. So finden sich immer wieder Menschen, die sich provoziert fühlen und etwa die Person, die, auf dem Dach stehend, mit Suizid droht, mehr oder weniger ausdrücklich auffordern, es nicht bei einer leeren Drohung zu belassen: »Spring doch, Feigling, tust es ja doch nicht!« Anlässlich solcher Äußerungen wird die autoaggressive Motivation zunehmen. Überhaupt erzeugt ein Suizid Wut. Eine solche Handlung ist nicht nur selbstschädigend, sondern zumeist doch auch fremdschädigend. Schließlich wird auch der Nachwelt immer ein Schaden zugemutet. Zumindest wird eine mögliche Adresse vernichtet. Auch wenn niemand den Verstorbenen ernsthaft vermissen sollte, so ist der Suizid für die personale Umwelt doch oft mit Unannehmlichkeiten von bisweilen traumatischem Ausmaß verbunden.[73]

Beim Selbstmord wird letztlich ein Gebot übertreten. Lange Zeit galt Selbstmord denn auch als schwere Sünde. Im Diesseits wurde diese Sünde in Ermangelung eines straffähigen Adressaten dadurch geahndet, dass die Leiche nicht in geweihter Erde bestattet werden durfte. Diesbezüglich ist man allerdings sogar in der katholischen Kirche toleranter geworden, wobei eine psychopathologisch begründete Kausalattribution des Suizids als Krankheitssymptom sich als theologisch hilfreich erweist. Dadurch, dass man dem Verstorbenen eine psychiatrische Krankheit attestiert, etwa eine Depression, wird es möglich, die Ursache einem Krankheitsprozess zuzuschreiben. In einem solchen Fall ist der Suizident für sein Tun nicht verantwortlich,

---

73 Insbesondere für Lokführer gehört die Delegation der Tötung durch den Suizidenten zum berufsspezifischen Risiko. Eine professionelle Betreuung ist denn auch eingerichtet. Ihre Probleme erhielten nach dem spektakulären »Suizid per Bahn« des Bundesligaprofis Robert Enke im November 2009 zumindest zeitweilig öffentliche Aufmerksamkeit. Es wurde gar eine eigene Webseite eingerichtet (http://www.zugpersonalinnot.de/ [30.11.2012]).

hat er doch weniger gehandelt denn eine Krankheit erlitten.[74] Definiert man Aggression dagegen als eine Handlung, die gewählt wird, um einer Person oder einer Sache Schaden zuzufügen, dann wird man einer suizidalen Handlung immer auch eine mehr oder weniger deutlich ausgeprägte aggressive Motivation zuschreiben können. Im Gegensatz zu einem ausschließlich depressiv verstimmten Menschen darf die suizidale Person hoffen, dass ihr Handeln Auswirkungen nach sich zieht. Gerade darin dürfte sich Suizidalität von Depressivität unterscheiden, bei der der aggressive Aspekt zumindest nicht so offen zutage tritt. Insofern signalisiert die suizidale Handlung doch noch die Hoffnung, etwas bewirken zu können, im Unterschied zu einer ausschließlich depressiven Verfassung, bei der jegliche Effektanzüberzeugung zu fehlen scheint. In der reinen Depression hat man sich damit abgefunden, nichts mehr erwarten zu können. Depressiven Menschen, die sich mit Suizidgedanken tragen, sollen auch ihre eher überhöhten Zielvorstellungen noch nicht aufgegeben haben (vgl. Franck et al. 2007). Suizidvorstellungen zeigen so, dass man den Anspruch auf Adressierung noch nicht gänzlich aufgegeben hat.

Bei der Suizidalität wird die Problemlösung im Modus des Handelns angestrebt, während in der depressiven Verstimmung eindeutig der Modus des Erlebens überwiegt. Mittels der suizidalen Handlung lässt sich die Situation noch kontrollieren, wobei auf die Bedürfnisse der anderen typisch wenig oder keine Rücksicht genommen wird. Insofern ist der Suizid eine effektive Methode, sich als Ursache von Wirkung erleben bzw. vorstellen zu können. Es überrascht daher nicht, dass das Risiko für eine Selbsttötung bei einem depressiven Menschen dann besonders hoch ist, wenn bei ihm auch dissoziale Tendenzen zu beobachten sind. Suizidalität korreliert denn auch deutlich mit aggressivem bzw. dissozialem Verhalten (Brent 2009; Fite et al. 2011). Der enge Zusammenhang von Aggression und Suizidalität ist der Psychoanalyse wohlvertraut. Sigmund Freud (1975, S. 205 f.) formulierte prägnant:

»[...] kein Neurotiker verspürt Selbstmordabsichten, der solche nicht von einem Mordimpuls gegen andere auf sich zurückwendet.«

74 Die von einigen Neurowissenschaftlern popularisierte philosophische Frage der Willensfreiheit lässt sich paradigmatisch sowohl am Mord (vgl. Bieri 2001) als auch am Selbstmord diskutieren. Sieht man Willensfreiheit, philosophisch nicht unbedingt überzeugend (Schnädelbach 2012, S. 8), als Illusion an (etwa Roth 1994), lässt sich allerdings von »Freitod« nicht sprechen. Wie dem auch sei: Der Suizident dürfte jedenfalls mit seinem Handeln sich und seiner Mitwelt gerade seine Freiheit beweisen wollen.

Wenn auch seltener, provoziert ein Suizid bisweilen aber doch auch durchaus positive Affekte. So mag der Suizid Bewunderung auslösen ob des heroischen Mutes und der Opferbereitschaft, von denen diese Handlung zeugt. Dies könnte neben dem bereits erwähnten Selbstmordattentat auch der Fall sein beim sogenannten Bilanzsuizid, bei dem der Betreffende geradezu nüchtern Pros und Kontras eines Weiterlebens bilanziert und dann zum Schluss kommt, dass es sich nicht lohnt, solch ein Leben weiterzuführen. Auch wenn Eheleute darüber Übereinkunft erzielen, dass ein Weiterleben ohne den jeweiligen Partner zu trostlos sei, kann die Reaktion der Nachwelt durchaus positiv ausfallen.[75] Auch macht das Spiel mit dem Tod Eindruck. In diesem Zusammenhang sei an das tödliche Glücksspiel »russisches Roulette« erinnert, das in früheren Zeiten ein in der russischen Oberschicht verbreitetes Mittel war, sich die Langeweile zu vertreiben, inzwischen aber nur noch in unteren sozialen Schichten und Subkulturen vorkommt als eine besondere Form der Angeberei. Auch das früher zumindest in den höheren Schichten verbreitete Duellieren wurde eingesetzt zur Wahrung der vermeintlich bedrohten – männlichen – Ehre (Frevert 1995). Dieser Wert wurde so hoch veranschlagt, dass demgegenüber das Risiko, das Leben zu verlieren, zu vernachlässigen war. Schließlich war ein Duell immer ein Verfahren mit ungewissem Ausgang. Zumindest für den Fall allzu feingeistiger und daher ungeübter Schützen ließe sich durchaus von einer parasuizidalen Handlung sprechen.[76]

Da Wissen in heutiger Zeit fast ausschließlich von den Massenmedien vermittelt wird, darf man davon ausgehen, dass die kommunikativen Auswirkungen suizidalen oder parasuizidalen Handelns allgemein bekannt sind. Man kann mit ihnen rechnen und sein Handeln an diesen Erwartungen ausrichten. In der Vorstellung lässt sich ausmalen, dass und wie man nach dem Tod betrauert und vermisst wird. Am liebsten möchte man vielleicht den Sargdeckel leicht anheben, um nachzuschauen, wer alles zu der eigenen Beerdigung gekommen ist und wie sehr es den Hinterbliebenen nunmehr wenigstens leidtut, sich so wenig um einen gekümmert zu haben. Aber wer zu spät kommt, den bestraft man mit seinem Leben! Die Fantasie über die mit dem eigenen Tod eintretende positive Veränderung der

---

75 So, als im Jahre 2007 der bekannte französische Sozialphilosoph André Gorz gemeinsam mit seiner schwer kranken Frau Dorine Suizid beging. Nach 60 Jahres des Zusammenlebens wollte keiner den anderen zurücklassen.

76 Prominentes Beispiel: der russische Dichter Alexander Puschkin.

strukturellen Kopplung mit der Kommunikation dürfte jedenfalls in der Gegenwart so attraktiv und faszinierend sein, dass erst gar nicht in Erwägung gezogen wird, ob man nach dem eigenen Tod überhaupt noch ausreichend erlebens- und genussfähig ist.

Suizidale wie auch parasuizidale Handlungen sorgen mithin für Adressierung und Thematisierung. Dies lässt sich beobachten oder wie im Falle einer suizidalen Handlung mit tödlichem Ausgang vorstellen. Diese Beobachtung dient als Folie für die nunmehr positiv ausfallende Selbstbeschreibung als eine doch noch ausreichend gute Adresse. In diesen Fällen nutzt die suizidale Person die Ressourcen ihrer personalen Umwelt zur Rehabilitation ihrer Selbstbeschreibung und damit ihres Selbstwertes. Die Abhängigkeit von den Ressourcen des sozialen Systems erweist sich in der Betonung der vermeintlichen Unabhängigkeit. Die Notwendigkeit der diesbezüglichen strukturellen Kopplung wird verleugnet, wobei es gerade diese Verleugnung ist, die sich selbstbestätigend auswirkt. Eine solche Verleugnung bietet sich nicht nur an, wenn die Adressierung in und durch die Kommunikation als unzureichend erlebt wird, d. h. wenn man sich nur als nicht genügend wahrgenommen und beachtet wahrzunehmen vermag. Sie bietet sich auch für den Fall an, dass die Adressierung immer oder nur weitgehend als aggressiv oder abwertend erlebt wird. Dann entsteht der Wunsch, sich einer solchen belastenden Kommunikation zu entziehen. Dieser Wunsch nach einer endgültigen Beendigung durch die Selbsttötung oder zumindest der Wunsch nach einer parasuizidalen Pause legt dann die Einnahme von Schlaf- oder Beruhigungsmitteln nahe.

Eine im Kindes- und Jugendalter recht häufig eingesetzte Methode, sich der kommunikativen Resonanz zu versichern oder sie zu überprüfen, ist das Weglaufen. Eine solche Funktion dürfte bereits dem kindlichen Versteckspiel zukommen. Schließlich hat auch das Sichverstecken nur Sinn, wenn man begründet damit rechnen darf, dass man gesucht und letztlich auch gefunden wird. Sich zu verstecken und dabei aber wahrnehmen zu müssen, dass man gar nicht gesucht wird, kann nur kränkend sein.[77] Läuft ein Kind oder ein Jugendlicher

---

[77] Der britische Kinderarzt und Psychoanalytiker Donald Winnicott spricht vom »Versteckspiel, in dem es eine Freude ist, versteckt zu sein, aber ein Unglück, wenn man nicht gefunden wird« (Winnicott 1984, S. 244). – In letzterem Fall wird man sich auch kaum damit trösten können, sich aufgrund der überragenden Intelligenz und Geschicklichkeit eben zu gut für das gemeine Volk versteckt zu haben. Diesbezügliche Höchstleistungen können nur demotivieren und sind insofern ausgesprochen spielverderbend.

weg, wird mit diesem Handeln die Adressenfrage und damit die Beziehungsfrage eindeutig gestellt. Das Kind sorgt für Sorgen und macht seinen Erziehern Angst. Weglaufen ist insofern das genaue Gegenteil von einer gelungenen Ablösung, die nur bei einer sicheren und hinreichend eindeutig definierten Beziehung möglich ist. Findet sich das Kind wieder ein oder wird es aufgefunden, wissen die Eltern oder Erzieher in typischer Weise nicht, ob sie sich mehr freuen oder doch eher wütend sein sollen ob der Sorgen und Ängste, die dieses Handeln bei ihnen ausgelöst hat. Auch werden sie unsicher sein, in welchem Ausmaß sie diesem Verhalten überhaupt Beachtung schenken sollen. Schließlich ist zu befürchten, dass das Kind lernt, sich auf diesem Wege die erstrebte Aufmerksamkeit zu verschaffen im Sinne einer positiven Verstärkung. Eltern und Erzieher befinden sich in einem Dilemma. Bemühen sie sich nämlich, lerntheoretisch vermeintlich korrekt, dieses Verhalten zu übersehen, und geben sich betont sachlich, mag das Kind sich herabgesetzt fühlen. Es könnte dann beschließen, seinen Einsatz noch zu erhöhen. Selbstverletzendes oder gar suizidales Handeln bietet sich dann als funktionale Äquivalente zur Sicherung der kommunikativen Resonanz und Adressierung an.

Menschen, die sich selbst verletzen, mobilisieren in ihrer personalen Umwelt erst einmal quasiautomatisch Hilfsanstrengungen. In der Regel erreichen sie in der Rolle von Patienten die Mitgliedschaft im Medizin- bzw. Gesundheitssystem, einem der funktional ausdifferenzierten Sozialsysteme der modernen Gesellschaft. Selbstverletzendes Verhalten bereitet allerdings der Kommunikation im Medizinsystem nicht unerhebliche Probleme. Abgesehen von den Personen, die sich unbemerkt selbst verletzen, ihre Wunden gegenüber ihrer Mitwelt zu verheimlichen suchen und die nur dann einem Arzt begegnen, wenn etwa die Schwere der Verletzung eine Spontanheilung ausschließt, kommt durch das selbstverletzende Verhalten doch in der Regel eine Arzt-Patient-Beziehung zustande, allerdings primär nicht mit einem Psychiater oder Psychotherapeuten. Nach der somatischen Versorgung gerät diese Beziehung dann allerdings in eine Krise, wenn der Arzt mit bisweilen detektivischem Spürsinn seinen Patienten als Selbstverletzer ausmacht und zu einem »Geständnis« zu zwingen versucht. Es lässt sich leicht nachvollziehen, dass der betreffende Arzt sich getäuscht und hintergangen fühlt. Sein Ärger kann dann durchaus die Überweisung zum Psychiater färben. Dieser negative Affekt lässt sich aber häufig auch bei Letzterem erkennen, etwa wenn er die Diagnose einer

»Borderline-Persönlichkeitsstörung« stellt, eine Diagnose mit doch eher begrenzter diagnostischer, aber umso größerer diskriminierender Validität.

Auch wenn der körperliche Schaden absichtlich zugefügt oder ein Krankheitssymptom manipulativ produziert wird wie beim sogenannten Münchhausen-Syndrom, darf man sicher sein, dass sich die Umwelt um die Versorgung der Wunden bzw. um die Behandlung der Erkrankung kümmert. Gerade in diesem Medizinsystem läuft nämlich die Kommunikation in hohem Maße moralisch indifferent ab. Dort wird jede kranke Person medizinisch versorgt, gleich ob man sie als moralisch gut oder schlecht bewertet und von daher die Kommunikation fortzusetzen oder doch eher abzubrechen geneigt wäre. Die Empörung darüber, dass die betreffende Person sich den Schaden selbst zugefügt hat, hat erst einmal hintanzustehen.[78] Die sich selbst verletzen, können daher sehr sicher erwarten, dass zumindest im Gesundheitssystem mit ihnen und über sie kommuniziert wird.[79] Die Krankenrolle sichert ihnen die selbstbestätigende kommunikative Adressierung oft über lange Zeit. Typisch für das Münchhausen-Syndrom sind ausgedehnte Krankenhauskarrieren.

Der Versuch, den Anschluss an die Kommunikation im Medizinsystem über die Vortäuschung einer körperlichen Krankheit bei sich selbst oder bei seinem Kind zu erzwingen, stößt verständlicherweise bei den professionellen Helfern auf Widerstand. Sie fühlen sich in dieser Interaktion in hohem Maße bezüglich der kommunikativen Beiträge und der damit verbundenen Gefühle fremdbestimmt und bemühen sich daher, ihrerseits die Kontrolle über die Kommunikation wiederzuerlangen. Dieses Kontrollproblem führt insbesondere beim Stellvertreter-Münchhausen-Syndrom zu einer geradezu grotesk verzerrten Kommunikation. Die von Misstrauen geprägte Helfer-Patient-Beziehung gerät zu einer Beziehung, welche an die zwischen einem Polizisten und einem Delinquenten erinnert. In der Klinik wird etwa versucht, das Handeln der Mutter zu kontrollieren, um sie etwa mithilfe einer heimlich vorgenommenen Videoüberwachung »überführen« zu können. Aufseiten des medizinischen Personals kommt

---

78 Nach allerdings unbestätigten Meldungen soll es Ärzte geben, die grundsätzlich selbst zugefügte Wunden nur ohne örtliche Betäubung chirurgisch versorgen.

79 Es verwundert daher auch nicht, dass sich das Münchhausen-Syndrom überzufällig häufig bei Angehörigen des Gesundheits- bzw. Medizinsystems diagnostizieren lässt, mithin bei Personen, die mit den kommunikativen Usancen des Krankenversorgungssystems vertraut sind.

es jedenfalls zu brisanten Gegenübertragungsprozessen. Auch geht es in dieser Beziehung um einen Schamkonflikt. So schämt sich das medizinische Personal erst einmal, einem anderen Menschen und gar einer Mutter solch ein erwartungswidriges, ja skandalöses Verhalten überhaupt zugetraut zu haben. Ein solcher Verdacht wird daher fast immer erst bei als ausreichend angesehener Beweislage geäußert. Kommt die Wahrheit dann ans Licht, bricht die Kommunikation zusammen.

Selbstverletzendes Handeln sichert den kommunikativen Anschluss auch über die Kontrolle des Themas. Im Falle der heimlichen Selbstverletzung soll es in der folgenden Arzt-Patient-Kommunikation ausschließlich um den Körper gehen. Dabei erwartet der Patient, dass möglichst wenig gesprochen wird. Schließlich soll der Körper ja behandelt und nicht besprochen werden. Selbstverständlich wird kommuniziert, aber nur über den Körper mit einem somatisch orientierten Arzt, etwa dem Chirurgen, der nicht allzu viele Worte verlieren soll und der zumindest im Vergleich zum Psychiater typisch eher schweigsam handelt. Auch Patienten mit offenem selbstverletzendem Verhalten kontrollieren ihre Kommunikation im Medizinsystem in hohem Maße. Sie können erwarten, dass der Arzt nach erfolgter Wundversorgung erstaunt oder erschrocken nachfragt. Schließlich verstößt das selbstverletzende Verhalten brutal gegen alle normativen Erwartungen. Ein solcher Patient thematisiert dadurch nicht nur seinen Körper, sondern gerade sich selbst als Person. Allerdings erscheint diese Personalisierung über Ablehnung geschaltet. Schließlich provoziert der selbst produzierte Kontrast zum gesellschaftlichen Idealbild des fitten, unverletzten, gesunden jugendlichen Körpers nicht selten Abscheu und Ekel. Das systematische Enttäuschen normativer Erwartungen provoziert Empörung und damit Kommunikation. Allerdings wird ein Gesprächswunsch nicht offen geäußert. Die Kommunikationsabsicht wird nicht verbalisiert. Würde der Patient über Sprache kommunizieren, ließe sich an seiner Kommunikationsabsicht nicht zweifeln. In einem solchen Falle bestünde dann wie bei jeder sprachlichen Äußerung das Risiko, dass der Kommunikationspartner mit einem Nein reagiert und die Kommunikation ablehnt. Angesichts der unklaren Kommunikationsabsicht aufseiten seines Patienten wird der Arzt geradezu gezwungen, sich mit der Selbstreferenz seines Interaktionspartners, d. h. mit der Person seines Patienten, zu beschäftigen, dies besonders nachdrücklich, wenn der Verletzungsgrad des Körpers den fremdreferenziellen, informativen Aspekt dramatisiert. Es entwickelt sich dadurch eine ungewöhnliche und befremdende Form der Kommunikation, weil der Arzt nicht weiß, ob er mit seinem kommunikativen Handeln ausschließlich an der fremdreferenziellen Seite der Kommunikation, d. h. an der Information, anschließen soll, oder ob er doch den selbstreferenziellen Aspekt aufzugreifen und so an der Mitteilung der Patientenkommunikation anzuschließen hat. Vermeint der Arzt allerdings, hinter dem selbstverletzenden Verhalten eine Mitteilungsabsicht und einen Gesprächswunsch zu vernehmen, und beginnt ein Gespräch, hat er und nicht der Patient das Risiko für das Gelingen oder Misslingen der folgenden Kommunikation zu tragen.

Selbstverletzendem Verhalten kann mithin die Funktion zugeschrieben werden, die kommunikative Adressierung, d. h. Personalisierung, sicherzustellen bei gleichzeitig hoher Kontrolle der Themenwahl. Offensichtlich ist eine körperlich begründbare Hilfsbedürftigkeit eher akzeptabel (vgl. Kap. 9). Hat man sich selbst verletzt, weiß man, was zu tun ist, etwa die Versorgung der Wunde durch sich selbst oder durch einen professionellen Helfer. Zumindest kurzfristig mag die Übernahme der Rolle eines Notfallpatienten identitätsstabilisierend sein. Schon dadurch kann selbstverletzendem Handeln eine antisuizidale Funktion zukommen, ist der kommunikative Anschluss doch hinreichend sicher erwartbar. Dabei wird allerdings nur die chirurgische Wundversorgung toleriert. Die somatische medizinische Versorgung lässt sich eher in Anspruch nehmen als ein Therapieangebot von psychiatrisch-psychotherapeutischer Seite. Beschreibt die professionelle Seite ein selbstschädigendes Handeln als krank, impliziert das für den Betroffenen schließlich seine Entbindung von Verantwortlichkeit für sein Tun und muss damit dessen Funktionalität unterminieren. Eine solche Intervention kann leicht das Selbstwertgefühl noch zusätzlich beschädigen.

Zusätzlich zur Funktion der Sicherung der kommunikativen Adressierung lässt sich selbstverletzendem Verhalten die Funktion zuschreiben, das psychische System auch direkt zu bestärken. Der Betreffende kann sich nämlich nun eindeutig als Ursache von Wirkung erleben. Dieser Beweis eigener Effektanz und Handlungsfähigkeit ist selbstbestätigend. Im Falle selbstverletzenden Verhaltens ist die Wirkung zudem nicht zu übersehen. Auch lässt sich diese Methode recht erfolgssicher einsetzen, kann man doch über seinen Körper in hohem

Maße selbstständig verfügen.[80] Man ist hierbei nicht auf eine andere Person angewiesen und auf deren letztlich nie als gesichert auszumachende Kommunikationsbereitschaft. Ontogenetisch symbolisieren das Körpergefühl und die Beschäftigung mit dem eigenen Körper die Abgegrenztheit und damit die Autonomie des psychischen Systems. Der Titel *Blut tut gut* einer Arbeit von Sachsse (1989) zur Psychodynamik des selbstverletzenden Verhaltens bringt diese Funktion anschaulich zum Ausdruck. Wie von den Betreffenden berichtet wird, gelingt es so, einen bedrückenden psychischen Zustand recht zielsicher zu beenden. Diese Mechanismen dürften auch bei den, zumindest von außen betrachtet, eher interaktionsfreien Formen selbstschädigenden Handelns vorliegen, so etwa beim heimlichen selbstverletzenden Verhalten. Schließlich lässt sich das Selbstkonzept nur als Resultat der Internalisierung von vorangegangenen Interaktionserfahrungen angemessen begreifen. Insofern hat auch das einsame Handeln einen bedeutsamen kommunikativen Anteil. Insbesondere das nichtsuizidale selbstverletzende Handeln wird als Methode der Affektregulation eingesetzt, die vor allem den Umgang mit negativen Affekten erleichtert (Klonsky 2007; Lloyd-Richardon et al. 2007). Auch lassen sich so Selbstbestrafungswünsche erfüllen. Die Betreffenden geben häufig an, dass es ihnen dadurch gelinge, unangenehme Zustände von Dissoziation oder Depersonalisation zu beenden. Auch diese unmittelbaren Auswirkungen auf die Verfassung des psychischen Systems tragen dazu bei, dass die selbstverletzenden Handlungsweisen als effektiv bewertet werden. Die negative Verstärkung lässt sie zur Gewohnheit werden.

Mit ihrem selbstverletzenden Verhalten werden die beiden psychischen Modi des Erlebens und Handelns gewissermaßen am Körper kurzgeschlossen mit dem Ziel, hierüber eine Stabilisierung der Selbstkohärenz zu erreichen. Überhaupt werden Handlungs- und Körperselbst bisweilen in eine gewisse Gegensätzlichkeit gebracht zum Zwecke der Autonomieregulierung (Krause et al. 1992). Der sich selbst verletzende Patient inszeniert sich als Täter und Opfer zugleich und erreicht mit diesem Arrangement ein hohes Maß an Unabhängigkeit vom anderen. Schließlich ist es besser, sich selbst zu quälen, als

---

80 Diese Funktion dürfte auch dem selbstverletzenden Handeln von Menschen mit geistiger Behinderung zukommen. Da die Wundversorgung immer vorrangig ansteht, ist der Verstärkungseffekt kaum zu vermeiden, zumal dann, wenn von pädagogischer Seite nur wenige funktional äquivalente Kommunikationsangebote gemacht werden.

überhaupt nicht bemerkt zu werden. Für gewöhnlich kommt Schmerz eine Erlebnisqualität zu. Die Ursache für diese unliebsamen Körpersensationen wird mithin der Umwelt und nicht dem Selbst attribuiert. Fügt man sich selbst Schmerzen zu, wird bei souveräner Missachtung des Körperselbst der Handlungsaspekt betont, dies zudem auf eine von der Norm abweichende Art und Weise, die grundsätzlich Individuationsbemühungen eher befördert als normkonformes Handeln. Selbstschädigendes Handeln bestätigt nicht nur eine hohe Unabhängigkeit von der Kommunikation, sondern darüber hinaus auch die vom eigenen Körper. Die meisten Menschen, die sich selbst Verletzungen zufügen, berichten von einem verminderten Schmerzerleben zumindest unmittelbar bei ihrem Handeln (Nock a. Prinstein 2004).

Wie bereits erwähnt, ist im Nachhinein häufig nicht eindeutig auszumachen, ob und inwieweit das selbstschädigende Verhalten tatsächlich lebensbedrohlich war. Es ist zu vermuten, dass gerade dieser Umstand von funktionaler Bedeutung ist. Lässt man den Ausgang offen, lässt man es darauf ankommen und nimmt so eine Haltung der relevanznivellierenden Indifferenz ein, dann mag man damit seine Überlegenheit demonstrieren gegenüber seinen Mitmenschen, denen ihr körperliches Wohlbefinden so wichtig ist, dass sie sich unentwegt sorgen. Auch lässt sich das Risiko als Thrill genießen. Überhaupt lässt sich Angst bewältigen, indem man eine Gefahr in ein Risiko transformiert, das man sich ursächlich selbst zuschreiben kann. Einer Gefahr dagegen ist man ausgesetzt, was Gefühle von Hilflosigkeit aufkommen lässt. Risiken sollten daher auch weniger ängstigend sein als Gefahren (vgl. Kap. 7).

Das Problem

Welche Probleme lassen sich durch selbstverletzendes und suizidales Handeln lösen? Ein solches Verhaltensmuster, bei dem es zum Einsatz von Leib und Leben kommt, bietet sich dem psychischen System als Lösung für Probleme an, welche die Qualität der strukturellen Kopplung betreffen. Als problematisch wird die strukturelle Kopplung erlebt, wenn die eigene Thematisierung wie auch Adressierung in und durch die Kommunikation als unzureichend oder aggressiv und abwertend beobachtet wird. Die Beteiligung an Kommunikation wird dann als besonders belastend und enttäuschend erlebt, wenn Probleme bestehen, für deren Abhilfe man auf die Personen seiner Umwelt angewiesen ist. Schätzt man die Chancen, andere auf seine Notlage hinweisen und so ihre Aufmerksamkeit erlangen zu können, als zu gering ein, dann entsteht der Wunsch, sich einer solchen Kommunikation zu entziehen, dies für immer durch eine suizidale Handlung oder zumindest für eine gewisse Zeit durch eine parasuizidale Handlung, von der wenigstens eine Erholung in Aussicht stellende Zäsur erhofft wird. Zudem lässt sich im Falle einer suizidalen Handlung die identitätssichernde Thematisierung für die Zeit nach dem eigenen Ableben erhoffen.

Allen Formen selbstschädigenden Verhaltens, ob suizidal oder nichtsuizidal, ist mithin gemeinsam, dass die eigene Adressierung als unangemessen beobachtet und beschrieben wird. Die betreffende Person kann sich nicht damit abfinden, dass ihr psychisches System grundsätzlich nicht imstande ist, die Kommunikation zu beeinflussen. Das soziale System, an das es sich anzukoppeln sucht, erweist sich als nicht hinlänglich irritierbar. Allerdings können auch die Erwartungen an die Resonanz zu hoch angesetzt sein. In einem solchen Fall ist die Person zu sehr angewiesen auf diese strukturelle Kopplung. Ihre Fähigkeit zum Alleinsein (Winnicott 1984) ist unzureichend.

Während man beim parasuizidalen Verhalten noch von einer zwar eingeschränkten, aber dennoch vorhandenen Adressierbarkeit überzeugt ist, wird beim Suizid die Deadressierung selbst vorgenommen im Sinne einer Verschiebung vom Passiven zum Aktiven. Legt man Hand an sich, hat man das Heft des Handelns im wahrsten Sinne des Wortes in der Hand. Obendrein lässt sich die eigene Thematisierung erwarten, wenn auch nicht im Falle einer Selbsttötung erleben. Man darf davon ausgehen, dass man nach solchermaßen herbeigeführtem Tod doch wieder der Rede wert ist. Suizidale Menschen erleben sich als ausgeschlossen, als nicht zugehörig und als wenig handlungsfähig (Joiner et al. 2005). Typische Auslösesituation ist daher eine Zurückweisung in Liebesangelegenheiten. Das suizidale Handeln verspricht dann Abhilfe.

Selbstschädigendem Handeln lässt sich die Funktion einer Affektregulation zuschreiben. Die negative affektive Befindlichkeit soll mit eigenen Mitteln, mithin ohne Hilfe der kommunikativen Inanspruchnahme anderer Personen beendet oder zumindest gemildert werden. Diesbezüglich sind selbstschädigendes und süchtiges Handeln funktional äquivalent. Diese beiden kommunikationsvermeidenden Strategien können sich substituieren oder auch komorbid ergänzen (vgl. Moller et al. 2012; Victor et al. 2012). Der Unterschied zwischen nichtsuizidalem und suizidalem selbstschädigendem Handeln, der sich schon in der jeweils intendierten Nachhaltigkeit äußert, verweist auf die Intensität der Problembelastung. Im Falle einer suizidalen Handlung sind die negativen Affekte Ausdruck einer prekären Selbstbeobachtung der eigenen Adressabilität. Die eigene Adresse wird als tiefgehend beschädigt angesehen. Dagegen dürften die Probleme der Affektregulation im Falle einer nichtsuizidalen Selbstschädigung doch nicht von solch grundsätzlicher und damit lebensbedrohlicher Bedeutung sein. Vielmehr geht es hierbei eher darum, den eigenen Problemen temporär entfliehen zu können. So mag es sein, dass durch das nichtsuizidale selbstschädigende Handeln eher akute und erregende unangenehme Affekte wie Wut, Ärger oder Angst abgebaut werden sollen, während Suizidalität eher durch anhaltende und wenig erregende negative Emotionen wie Gefühle der Leere, Einsamkeit oder Hoffnungslosigkeit begünstigt wird (Nitkowski u. Petermann 2010).

So fühlen sich etwa suizidale Kinder und Jugendliche als wenig wertvoll. Sie erleben sich nicht ausreichend oft als Ursache von Wirkung und nicht ausreichend thematisiert in der familiären Kommunikation. Ihre kommunikativen Beiträge sind für sie nicht ausreichend sicher anschlussfähig. Ihr psychisches System vermag das kommunikative System der Familie nicht ausreichend sicher zu irritieren. Die familiäre Kommunikation orientiert sich zu wenig an dem, was sich im psychischen System des Kindes abspielt. Oft kommt es sich in seiner Familie regelrecht überflüssig vor, als »expendable child« (Sabbath 1969). Ist man sich seiner Adresse sicher, denkt man nicht an Suizid. Insofern überrascht auch die niedrigere Suizidhäufigkeit bei Müttern im Vergleich zu der bei kinderlosen Frauen nicht. Sie soll sogar mit der Zahl der Kinder fallen (Yang 2010). Schon der Schwangerschaft kommt eine protektive Bedeutung zu (Marzuk et al. 1997). Offensichtlich vermag schon die Aussicht, bald für ein kleines Kind sorgen zu können und von diesem dankbar adressiert zu werden, die suizidalen Gedanken zu vertreiben.

Auch im Falle eines Parasuizids, bei dem definitionsgemäß der Tod nicht beabsichtigt wird, sollten die zugrunde liegenden Probleme beträchtlich sein angesichts der offenkundigen gravierenden Nachteile, die das selbstschädigende Verhalten fast zwangsläufig mit sich bringt, etwa des zumindest im Nachhinein sich bemerkbar machenden Schmerzes, einer Beschämung bis hin zur Einschränkung der persönlichen Freiheit durch eine Zwangsunterbringung. Da sich die Funktion selbstschädigenden Verhaltens als Versuch der Selbstwertstabilisierung bzw. -rehabilitation beschreiben lässt, ist die Folgerung naheliegend, dass Menschen, die sich zur Lösung ihrer »narzisstischen Krise« (Henseler 2000) selbst schädigen, nicht über ein ausreichend stabiles Selbstwertkonzept verfügen. Für einen solchen Zusammenhang gibt es empirische Belege. So schätzten sich etwa Jugendliche, die sich in nichtsuizidaler Absicht selbst verletzten, als weniger intelligent und attraktiv ein im Vergleich zu Schülern, die nicht zu einem solchen Verhalten tendierten (Claes et al. 2010). Zudem fühlten sie sich angezogen von Jugendlichen, die sich ebenso selbst verletzten, im Sinne des bereits erwähnten Werther-Effekts. Solche Jugendlichen halten das Risiko, in der sozialen Kommunikation nicht angesprochen zu werden, d. h., nicht personalisiert zu werden, offenbar für so groß, dass sie ihre kommunikative Resonanz und damit ihre Personalisierung über das selbstverletzende Verhalten zu sichern versuchen. Sie haben nicht genügend Vertrauen in die Antwortbereitschaft ihrer Umgebung und damit einhergehend in die Anschlussfähigkeit ihrer eigenen kommunikativen Beiträge. Da die Personalisierung für sie nicht ausreichend sicher vorhersehbar ist, kontrollieren sie die eigene Adressierung in der Kommunikation. Dabei halten sie sich an ihren Körper, den sie frei manipulieren können. Wegen dieses mangelnden Vertrauens vermeiden sie weitgehend Sprache als Medium der Kommunikation. Dementsprechend werden als auslösende Situationen für selbstschädigendes Verhalten in der Literatur Zustände genannt, in denen sich die Patienten einsam und alleine gelassen fühlen, wenn ihr Kontakt zur Mitwelt verloren gegangen ist (Sachsse 1994, S. 44). Die Patienten verspüren dann eine innere Leere. Sie haben das Gefühl, es gehe nicht mehr weiter. Dieses Erleben eines Stillstandes kann mit Zuständen von Depersonalisation einhergehen. Das selbstschädigende Verhalten vermag dann den damit verbundenen inneren Druck zu reduzieren. Die Patienten berichten von Gefühlen der Leblosigkeit, der Leere und der Hoffnungslosigkeit. Die hiermit häufig verbundenen Depersonalisierungserlebnisse lassen sich durch das selbstschädigende Verhalten recht verlässlich beenden – über die nun eindeutige Körperwahrnehmung. Offenbar vermag das selbstverletzende Verhalten die Depersonalisierung, der auch eine selbststabilisierende Funktion zugeschrieben wird (Wöller 1993), als funktionales Äquivalent zu substituieren. Wird in solchen ängstigenden Situationen das Bindungssystem aktiviert, können die Patienten in Ermangelung einer sicheren Beziehung wenigstens auf den eigenen Körper zurückgreifen. Der Körper wird zum Medium und zum Thema ihrer Kommunikation. Für gewöhnlich wird der Körper doch eher selten thematisiert, etwa im Falle von Erkrankungen oder in Zuständen der Erschöpfung, vor allem aber bei der Empfindung von Schmerzen (s. Kap. 9). Die Funktion der Selbsttötung lässt sich als Versuch der Selbstrettung bestimmen. Für diese funktionale Analyse gibt es einen alten Beleg. Der im ersten nachchristlichen Jahrhundert lebende Historiograf Plutarch berichtet von einer Selbstmordepidemie bei jungen Mädchen, die im kleinasiatischen Milet einige Jahrhunderte zuvor ausgebrochen war. Es heißt, dass die Stadtväter beschlossen, den Rat eines Weisen einzuholen. Dessen Rat, die Leiche einer jeden Selbstmörderin vor ihrer Beerdigung nackt auf dem Marktplatz auszustellen, wurde in die Tat umgesetzt mit dem Ergebnis, dass diese Epidemie ein Ende fand. Offensichtlich ließ die Vorstellung einer künftigen Beschämung den Suizid dysfunktional erscheinen. Das angestrebte Ziel war mit einem solchen Mittel nicht mehr zu erreichen. Suizid war somit keine attraktive Option mehr.

6 Unabhängige Affektregulation: Süchte

Nosologie süchtigen Verhaltens

Auch süchtiges Verhalten ist selbstschädigend. »Anhaltender Substanz- oder Alkoholkonsum trotz Nachweises eindeutiger schädlicher Folgen« ist in den diagnostischen Leitlinien der ICD-10 eines der Kriterien, welche die Diagnose des Abhängigkeitssyndroms rechtfertigen. Im Zustand der Abhängigkeit empfindet die betreffende Person ein unüberwindbar erscheinendes Verlangen nach einer bestimmten Substanz oder nach einem bestimmten Verhaltensmuster, das sie nicht mehr steuern kann und von dem sie beherrscht wird, auch wenn es ihr körperliche, psychische oder soziale Nachteile einbringt, diesem Verlangen nachzugeben.

Zwischen Dissozialität und Sucht gibt es enge Beziehungen. Dissoziales Verhalten und Drogenkonsum kommen ausgesprochen häufig zusammen vor. Diese ausgeprägte Komorbidität von Dissozialität und Suchtverhalten, der auch gemeinsame Risikofaktoren wie besondere Persönlichkeitszüge oder Temperamentsfaktoren zugrunde liegen, rechtfertigt es, von einem Spektrum externalisierender Störungen auszugehen (Krueger et al. 2007). Unterschiedliche Entwicklungspfade können zu dieser Komorbidität führen. Zum einen äußert sich dissoziales Verhalten oft auch im mehr oder weniger missbräuchlichen Konsum von Alkohol, Nikotin oder sogenannter illegaler Drogen. Dabei beginnen dissoziale Jungen und Mädchen in der Regel schon früh mit ihrem Alkohol- und Nikotinkonsum (Ribeiro et al. 2008). Überhaupt erhöhen externalisierende Störungsbilder deutlich das Risiko dafür, dass sich eine Suchtproblematik entwickelt. So sind Aggressivität, eine mangelhafte Impulskontrolle sowie ein allgemeiner Reizhunger (»sensation seeking«) im Kindesalter mit die wichtigsten Risikofaktoren für späteren Alkoholmissbrauch und spätere Alkoholabhängigkeit (Zucker 2008). Ist es erst zu einem Alkohol- und/oder Substanzmissbrauch gekommen, dann wiederum ist die Wahrscheinlichkeit hoch, dass das dissoziale und delinquente Verhalten anhält (Schulz u. Remschmidt 1999). Zum anderen lässt sich ein Konsum gerade illegaler Substanzen ohne Beschaffungsdelinquenz nicht realisieren.

Psychotrope oder psychoaktive Substanzen sind chemische Stoffe, die die Funktionen des zentralen Nervensystems und hier insbesondere die des sogenannten Belohnungssystems beeinflussen. Da das psychische System mit dem zentralen Nervensystem strukturell gekoppelt ist, kommt es zu einer Veränderung des Erlebens und Verhaltens im Sinne einer Steigerung des subjektiven Wohlbefindens. Der psychotrope Effekt dieser Substanzen besteht mithin darin, die »infrastrukturelle Bedingung der Möglichkeit der Konstitution der Elemente« des psychischen Systems zu verändern (Luhmann 1984, S. 60). Als Suchtmittel eignen sich solche psychotropen Substanzen, deren Wirkung auf das psychische System von den Konsumenten als beruhigend, anregend, entängstigend oder berauschend, mithin als positiv bewertet wird. Da ihr Genuss vorhersehbar mit einer als angenehm erlebten Veränderung des Gefühls- und Bewusstseinszustandes einhergeht, bietet er sich für Menschen an, die ihre Befindlichkeit oder Leistungsfähigkeit verbessern müssen. Die Wirkungen sind offensichtlich so attraktiv, dass auch die schädlichen Auswirkungen eines längerfristigen und gewohnheitsmäßigen Konsums in Kauf genommen werden.

Zu unterscheiden sind legale und illegale Drogen. Im Gegensatz zu legalen Drogen ist der Erwerb und Konsum illegaler Drogen gesetzlich verboten und mit Strafe bedroht, es sei denn, es besteht eine ärztliche Verordnung. Während die meisten Psychopharmaka die affektiven Funktionen beeinflussen, gibt es eine Reihe von psychotropen Substanzen, welche die Konzentrationsfähigkeit, den Wachheitsgrad, das Gedächtnis und damit die geistige Leistungsfähigkeit steigern im Sinne des in jüngster Zeit populär gewordenen »Neuro-Enhancements« (vgl. Förstl 2009).[81] Zu den am häufigsten konsumierten psychotropen Substanzen zählen neben Nikotin der Alkohol, Sedativa oder Beruhigungsmittel, Cannabisprodukte, Opioide wie Morphium oder Heroin, Stimulanzien wie etwa Kokain sowie Halluzinogene wie etwa LSD.

Der Konsum psychotroper Substanzen ist weitverbreitet. So verfügen etwa so gut wie alle Erwachsenen sowie fast zwei Drittel aller

---

81 In ihrem in der Berlin-Brandenburgischen Akademie der Wissenschaften vorgestellten Memorandum mit dem programmatischen Titel *Das optimierte Gehirn* plädiert eine Gruppe von Medizinethikern, Philosophen und Psychiatern für einen liberaleren Umgang mit solchen Substanzen (Galert et al. 2009). Dieses Plädoyer hat eine kontroverse bioethische Debatte zum Für und Wider des »Neuro-Enhancements« angestoßen (vgl. Langlitz 2010).

Jugendlichen über Erfahrungen mit Alkohol. Allerdings belegen neue Studienergebnisse der Bundeszentrale für gesundheitliche Aufklärung (2012), dass der Suchtmittelkonsum bei Jugendlichen rückläufig ist. So ist der regelmäßige Alkoholkonsum bei den Zwölf- bis 17-Jährigen von 17,9 % im Jahr 2001 auf 14,2 % im Jahr 2011 deutlich zurückgegangen. Auch die Raucherquote unter den Jugendlichen ist stark gesunken, von 27,5 % im Jahre 2001 auf 11,7 % in 2011. Unter den illegalen Drogen kommt Cannabis die größte Bedeutung zu. Etwa 7 % der Zwölf- bis 17-jährigen Jugendlichen gaben an, schon einmal Cannabis konsumiert zu haben. Dagegen spielen Ecstasy, LSD, Amphetamine, Kokain, Crack, Heroin, Schnüffelstoffe und psychoaktive Pflanzen eine vergleichsweise geringe Rolle. Illegale Drogen werden häufiger von männlichen Jugendlichen und jungen Erwachsenen konsumiert als von weiblichen. Bei den Erwachsenen dürfte fast jeder Vierte irgendwann in seinem Leben schon einmal illegale Drogen konsumiert haben (Küfner 2010).

Die mit dem Konsum psychoaktiver Substanzen verbundenen Verhaltensauffälligkeiten werden im Kapitel F1 der Internationalen Klassifikation der Krankheiten der Weltgesundheitsorganisation (ICD-10) unter der Überschrift »Psychische und Verhaltensstörungen durch psychotrope Substanzen« aufgelistet. Es sind dies die akute Intoxikation, der schädliche Gebrauch bzw. Missbrauch, das Abhängigkeitssyndrom sowie das Entzugssyndrom. Einen riskanten Alkoholkonsum, der definiert wird als eine durchschnittliche tägliche Alkoholmenge von mehr als 30 Gramm reinen Alkohols für Männer und 20 Gramm für Frauen, wiesen im Jahr 2006 16,8 % der Männer und 9,4 % der Frauen auf (Küfner 2010). Von einem schädlichen Gebrauch bzw. missbräuchlichen Substanzkonsum wird dann gesprochen, wenn er wiederholt die körperliche Unversehrtheit gefährdet oder wenn die Substanz konsumiert wird, obwohl es schon zu einer physischen und/oder psychischen Gesundheitsschädigung oder zu interpersonellen Konflikten etwa in der Familie, in der Schule oder am Arbeitsplatz gekommen ist. Beim wiederholten Rauschtrinken bzw. beim »Komasaufen« handelt es sich zweifellos um einen solchen schädlichen Gebrauch. Die Häufigkeit auch dieser Form des Drogenkonsums hat in den letzten Jahren zumindest bei Jugendlichen abgenommen.

Das Ausprobieren von Drogen, insbesondere das von Alkohol oder Cannabisprodukten, ist als jugendeigentümliches Verhalten aufzufassen. Sowohl ihr Gebrauch als auch ihr Missbrauch nehmen mit der Pubertät zu und sind im jungen Erwachsenenalter bei beiden Geschlechtern am häufigsten. Von besonderem entwicklungspsychopathologischem Interesse sind die Übergänge zwischen dem gelegentlichen Konsum psychotroper Substanzen und ihrem schädlichem Gebrauch einerseits sowie zwischen dem Missbrauch und der Abhängigkeit bzw. Sucht andererseits. Wie es zu einer Suchtentwicklung kommt, ist trotz erheblicher Forschungsbemühungen noch keineswegs geklärt.

Eine Abhängigkeit oder Sucht liegt dann vor, wenn die betreffende Person dem Konsum psychotroper Substanzen Vorrang einräumt gegenüber Verhaltensweisen, die von ihr früher höher bewertet wurden. Es besteht ein starker Wunsch und bisweilen ein übermächtiges Verlangen, eine solche Substanz zu konsumieren. Für eine bereits bestehende Abhängigkeit sprechen zudem eine Toleranzentwicklung sowie körperliche Entzugssymptome. Die betreffenden Personen müssen ihren Konsum immer mehr steigern, um die angestrebte Wirkung zu erreichen. Bei Abstinenz kommt es zu charakteristischen Entzugssymptomen, zu deren Linderung die Droge dann weiter eingesetzt wird. Das unbezwingbare Verlangen nach der Droge kann das gesamte Leben bestimmen. Dann dreht sich alles darum, an den »Stoff« zu kommen. Körperliche und/oder psychische Nachteile oder Schäden als Folge des Konsums werden in Kauf genommen. Frühere Interessen und Aktivitäten werden vernachlässigt oder ganz aufgegeben. Ein Mensch in einer solchen Verfassung erscheint für seine personale Umwelt völlig verändert. Seine Eigenwahrnehmung und seine Einsichtsfähigkeit scheinen beeinträchtigt zu sein (vgl. Goldstein et al. 2009). Die vom Drogenmissbrauch ausgehenden Gefahren werden verleugnet.

Die Abhängigkeitsquote bezüglich Tabak liegt bei 7,3 %. Bei 2,4 % der erwachsenen Gesamtbevölkerung dürfte eine Alkoholabhängigkeit vorliegen. Den Daten einer bundesweiten Repräsentativstudie aus dem Jahre 2006 zufolge wird die Diagnose »Alkoholabhängigkeit« bei den 18- bis 20-Jährigen mit 5,5 % und bei den 21- bis 24-Jährigen mit 6,1 % mehr als doppelt so häufig gestellt wie in der nachfolgenden Altersgruppe der 25- bis 50-Jährigen. Bei den illegalen Drogen geht man für Cannabis von einer Abhängigkeitsquote von 0,4 % und für Opioide von einer Quote von etwa 0,5 % aus (Küfner 2010).

Von der stoffgebundenen Abhängigkeit lässt sich auch eine stoffungebundene Abhängigkeit bzw. Verhaltenssucht unterscheiden. Ihre nosologische Einordnung ist derzeit allerdings noch strittig (Karim a.

Chaudhri 2012). Beispiele einer solchen »Verhaltenssucht« sind etwa das pathologische Glücksspielen (vgl. Buchner u. Wodarz 2011), die Kaufsucht (vgl. Steiger u. Müller 2010) oder in jüngerer Zeit auch die »Internetabhängigkeit (vgl. Wölfling et al. 2009; Weinstein a. Lejoyeux 2010). Die Prävalenz des Glücksspielens, das durchaus auch als eine Form von Zwangsverhalten (s. Kap. 8) angesehen werden kann (El-Guebaly et al. 2012), wird als der von illegalen Drogen vergleichbar eingeschätzt. Ebenfalls kontrovers wird diskutiert (Ziauddeen et al. 2012), inwieweit auch manche Formen der Esssucht, etwa die Binge-Eating-Störung, bei der es zu Fressattacken mit dem Gefühl des Kontrollverlustes kommt, unter Suchtstörungen zu subsumieren seien. Dass das aus diesem Verhalten resultierende Übergewicht als gesundheitsschädliche Folge anzusehen ist, steht jedenfalls außer Frage.

Suchtverhalten als Problemlösung

Die primäre Funktion jeglichen Konsums psychotroper Drogen besteht in der Beeinflussung des affektiven Zustandes. Ein positiver Affekt bzw. eine positive Stimmungslage soll herbeigeführt und/ oder eine negative Befindlichkeit beendet oder zumindest gemildert werden. Eine solche Funktion erfüllt bekanntlich schon etwa der gelegentliche Alkoholgenuss, für den es gesellschaftlich vorgegebene Regeln gibt. Beim Konsum von Cannabis werden Gefühle intensiver erlebt. Stimulanzien wie auch die sogenannten bewusstseinserweiternden Drogen können Gefühle der Leere, der Langeweile und der Freudlosigkeit verdrängen und das Gefühl von Stärke und Kraft vermitteln. Opiate euphorisieren und verschaffen einem ein länger anhaltendes Glücksgefühl. Die positiv verstärkenden Eigenschaften des Suchtmittels dienen mithin der Lusterzeugung. Seine negativ verstärkenden Eigenschaften werden genutzt, wenn es etwa gilt, der Katerstimmung am Morgen nach einer durchzechten Nacht abzuhelfen. Besteht bereits eine Substanzabhängigkeit, ist der fortgesetzte Konsum geeignet, den belastenden Entzugssymptomen beizukommen. Der Wunsch nach der Droge steigert sich dann zu einem starken und unwiderstehlichen Verlangen (»craving«)[82] und imponiert dann als ein zwanghaftes Verhalten.

---

82 Zu den kognitiven und neurobiologischen Korrelaten des Suchtverhaltens Yalachkov et al. (2012).

Dieses Missverhältnis zwischen Impulsivität und Reflexivität prägt die komplexen Lernvorgänge, die sich bei einer Suchtentwicklung beobachten lassen (vgl. von der Goltz u. Kiefer 2008). Dabei dürfte es sich bei den entscheidenden Lernprozessen eher um implizite, geradezu automatisch ablaufende Prozesse handeln. Bekanntlich können ursprünglich neutrale Reize, die mit einem Drogenkonsum assoziiert werden, auch nach langer Zeit der Drogenabstinenz wieder ein starkes und dann übermächtiges Verlangen nach der Droge auslösen. Ein solcher Rückfall kann beispielsweise durchaus schon durch die Leuchtreklame der Stammkneipe oder durch einen TV-Werbespot für alkoholische Getränke bewirkt werden. Es kommt dann zur Erinnerung an die ehemals lustvoll genossene Situation. An affektiv aufgeladene Ereignisse kann man sich besonders gut erinnern. Insofern sind die im sogenannten Suchtgedächtnis (Sorg 2012) gespeicherten Erlebnisse mit Drogenkonsum leicht abrufbar. Gemäß der »Incentive Sensitization Theory of Addiction«, der Theorie der Anreizhervorhebung zur Erklärung süchtigen Verhaltens (Robinson a. Berridge 2003), erhalten solche auf den ersten Blick »unverdächtigen« Reize einen erhöhten motivationalen Anreizwert und führen dazu, dass die betreffende Person ihre gesamte Aufmerksamkeit darauf richtet, wie sich ihr dann als unstillbar verspürtes Verlangen doch realisieren lässt. Diesem Verlangen, als »wanting« bezeichnet, dürfte für die Suchtentwicklung noch größere Bedeutung zukommen als dem »liking«, dem ursprünglich unmittelbar durch die Droge vermittelten Belohnungswert (Berridge et al. 2009). Dieser Erklärungsansatz lässt sich auch auf »stoffungebundenes« abhängiges Verhalten übertragen (vgl. Thalemann et al. 2007).[83] Legale wie auch illegale Substanzen werden auch eingenommen mit dem Ziel, einem unangenehmen Affektzustand zumindest zeitweilig entgegenzuwirken im Sinne einer Selbst-

---

83 Nach dieser Theorie ist das Suchtpotenzial von Drogen deshalb so groß, weil sie als künstliche Anreize direkt auf das Belohnungssystem des Gehirns wirken im Gegensatz zu natürlichen Reizen, wie sie etwa beim Genuss einer wohlschmeckenden Speise oder anlässlich des Zusammenseins mit einem attraktiven Gesprächspartner anfallen und die zuerst sensorisch verarbeitet werden müssen. Psychotrope Substanzen seien wegen ihrer direkten pharmakologischen Eigenschaften, die neuroplastische Veränderungen des zerebralen Belohnungssystems bewirken, gegenüber natürlichen Verstärkern im Vorteil. Daraus resultiere ein pathologisches »Überlernen« dieser drogenassoziierten Hinweisreize (von der Goltz u. Kiefer 2008). Die empirischen Befunde allerdings, wonach es auch bei stoffungebundenen Süchten zu einer Neuroplastizität kommt (Koob a. Volkow 2010), verweisen auf die Grenzen einer solchen reduktionistischen neurobiologischen Suchttheorie.

medikation (vgl. Khantzian 1997; Robinson et al. 2009). Dabei nutzt man das unterschiedliche Wirkungsprofil der Substanzen aus, um den wahrgenommenen persönlichen Mangel auszugleichen. So lassen sich depressive Verstimmungszustände, Schamgefühle, Ängstlichkeit und Schüchternheit bekanntlich doch oft kurzfristig beheben durch den Konsum alkoholischer Getränke. Sie machen einen mutiger. Daher finden sich in der Anamnese von Drogenkonsumenten häufig auch Angststörungen (vgl. Neubauer et al. 2007).

Die Funktion des Konsums psychotroper Substanzen besteht somit vornehmlich in einer Affektregulation und Affektkontrolle. Entscheidend dürfte dabei sein, dass diese Kontrolle von einem selbst erreicht werden kann. Insofern handelt es sich um eine Form der Selbstbefriedigung, worauf bereits Freud hinwies.[84] Gerade die Möglichkeit, negative Affekte selbst regulieren zu können, dürfte die Attraktion der Substanzen ausmachen und vor allem den Übergang von episodischem Konsum hin zum Missbrauch und zur Abhängigkeit begründen. Attraktiv ist ein solches Konsumverhalten, weil man sich hierbei auch seiner Autonomie zu versichern vermag. Das psychische System nimmt handelnd Einfluss auf sein Erleben. Die Umwelt verliert an Überraschungswert, beeinflusst die Stimmung doch, wie die Umgebung wahrgenommen wird. Die »rosarote Brille« vermittelt ein Gefühl von Sicherheit. Vor allem fühlt man sich nicht mehr von anderen abhängig beim Bemühen, sich positive Gefühle zu verschaffen. Die Risiken, die doch mit jeder Beteiligung an Kommunikation verbunden sind, werden drastisch reduziert. Schließlich sind die Folgen einer kommunikativen Beteiligung für das Selbsterleben nie ganz sicher vorherzusagen. Der Griff zur Droge schützt vor den Unwägbarkeiten der Kommunikation. Das eigene psychische Wohlbefinden lässt sich so wirksam kontrollieren. Die positive psychotrope Wirkung der Droge ist in hohem Maße sicher vorhersehbar. Kontingenz wird mithin erfolgreich reduziert. Das psychische System nutzt dabei die zwar durchaus beträchtliche, aber doch im Vergleich zu psychischen Prozessen weitaus geringere Komplexität der neurobiologischen Körperprozesse im Sinne eines symbiotischen Mechanismus. Das psy-

---

84 Sigmund Freud betrachtete die Masturbation als die »Ursucht«, die durch andere Süchte ersetzt und abgelöst werde. 1897 schrieb er an Fließ (Freud 1999): »Es ist mir die Einsicht aufgegangen, dass die Masturbation die einzige große Gewohnheit, die ›Ursucht‹ ist, als deren Ersatz und die Ablösung erst die anderen Süchte nach Alkohol, Morphin, Tabak etc. ins Leben treten.«

chische System nimmt gewissermaßen eine Selbsttrivialisierung vor. Das Selbst wird in der Kommunikation den Interaktionspartnern als Trivialmaschine vorgestellt, die auf den gleichen Input, in diesem Fall auf die Droge, stets den gleichen Output produziert. Die eigene Adresse lässt sich mithilfe der Droge kontrollieren, indem sie mehr oder weniger zurückgenommen und so für die anderen Kommunikationspartner undeutlich wird. Eine angeheiterte oder »zugedröhnte« Adresse erschwert zweifellos die Kommunikation.[85] Auf den Körper wird technisch zugegriffen, wobei sich mit Luhmann (1991, S. 97 f.) unter Technik eine »funktionierende Simplifikation im Medium der Kausalität« verstehen lässt, die kontrollierbare und planbare Abläufe ermöglicht. Dieser technische Aspekt wird insbesondere bei Konsumenten illegaler Drogen augenscheinlich, wenn sie sich ihre Drogen beschaffen, sie sich »reinziehen« oder sie »einschmeißen« oder ihr Spritzenbesteck auspacken und ihren Arm abbinden, um einen intravenösen Zugang sicherzustellen.[86] Angesichts der mit einem hohen Sicherheitsgrad vorhersehbaren Wirkungen der Drogen auf das psychische System erübrigt sich denn auch ein umständliches Abwägen von Alternativen. Das Planen beschränkt sich auf die Frage der Beschaffung der Droge.

Die Autonomie und die Unabhängigkeit von einer Adressierung in der Kommunikation wird demonstriert, wenn den anderen immer wieder rücksichtslos nur die Rolle als Geldgeber und Lieferanten des Stoffes zugeteilt wird. Hat man sich die Droge verschafft, dann lässt sich über ihren Einsatz recht frei verfügen. In ähnlicher Weise steht der eigene Körper beim selbstverletzenden Handeln zur Affektregulation unbeschränkt zur Verfügung. Zwischen selbstverletzendem Handeln und Drogenmissbrauch bestehen daher auch enge Zusammenhänge (Resch et al. 1993; Claes et al. 2010). Diese beiden Verhaltensweisen sind funktional äquivalent und können sich substituieren. Auch selbstverletzendes Verhalten kann bisweilen die Kriterien eines süchtigen Verhaltens aufweisen.

---

85 Professionelle Interaktionspartner reagieren nicht selten feindselig auf eine solchermaßen derangierte Adresse. Psychoanalytisch ausgedrückt: Sie bekommen Probleme mit ihrer Gegenübertragung (Ebi 2000). Suchtpatienten gehören denn auch zu den eher unbeliebten Patienten.

86 Im Gegensatz dazu ist die Darstellung des Konsums legaler Substanzen, insbesondere der von Alkohol, weit weniger stereotyp und zumeist kommunikativ durchaus differenziert gerahmt. Alkoholische Getränke gehören seit alters her Kulturgeschichte (vgl. Rosta u. Singer 2008). Der Alltag eines Süchtigen erscheint durch das Ausüben dieser »psychotropen Technik« (Schlimme 2009) allerdings weitgehend beherrscht.

Die Drogenwirkung ist nicht nur geeignet, die mit einer Beteiligung an Kommunikation verbundenen Risiken zu verringern. Sie kann auch den kommunikativen Zugang zu anderen Menschen erleichtern, zumindest wenn es gelingt, den Verzicht auf die selbstreferenzielle Kontrolle der psychischen Prozesse noch ausreichend zu kontrollieren. Die Selbsttrivialisierung impliziert denn auch eine Kontingenzreduktion, die sich strategisch durchaus als Schutzbehauptung einsetzen lässt. Man war ja schließlich nicht »klar im Kopf«, nicht völlig bei sich. Daher habe man nicht anders handeln können. Unter Drogeneinfluss traut man sich so manches zu, für das man die volle Verantwortung im Nachhinein nicht zu übernehmen braucht. So kommt es typischerweise zu Attributionskonflikten. Man selbst kann für sich eine verminderte Zurechnungsfähigkeit reklamieren. Der latinisierte Spruch »In vino veritas«[87] erschwert allerdings solche Schutzbehauptungen. Kommt es zum delinquenten Fehlverhalten, darf man aber eine Strafminderung erwarten, auch wenn das deutsche Strafrecht mit dem § 323 a StGB (Vollrausch) eine Barriere gegen ein inflationäres Ausnutzen einer solchen schuldmindernden oder gar schuldausschließenden Argumentation errichtet hat.

Die erwünschte Wirkung eines verbesserten Selbstwertgefühls kann im Sinne einer positiven Verstärkung die Hemmungsmechanismen durchaus überfordern und somit zum fortgesetzten Konsum beitragen. Wahrscheinlich noch größere Bedeutung für die Suchtentwicklung dürfte negativen Verstärkungsprozessen zukommen (Koob a. Kreek 2007). Hat sich eine Abhängigkeit entwickelt, dann lässt sich beobachten, dass das psychische System sich vornehmlich über Anschlüsse auf der selbstreferenziellen Seite reproduziert. Es geht dann vor allen darum, »gut drauf« zu sein. Die Gedanken kreisen unentwegt um die Frage, wie dies zu bewerkstelligen sei. Über die sehnsüchtige Erwartung der einsetzenden Drogenwirkung oder die Erinnerung an den charakteristischen Lärm der in den Schacht fallenden Geldmünzen und an den richtig getippten Zieleinlauf beim Pferderennen im Falle einer Spielsucht reproduziert sich das psychische System. Die fremdreferenziellen Anschlussmöglichkeiten erscheinen insofern doch verarmt, weswegen auch von einer Bewusstseinserweiterung kaum zu sprechen sein dürfte, zumal auch die Wahrnehmung unter Drogeneinfluss doch immer wieder ungenau wird. Dementsprechend

---

87 »Im Wein (ist) Wahrheit.«

verändert sich auch die Kommunikation, an der das solchermaßen unterkomplex operierende psychische System sich beteiligt. Die Kommunikation tut sich schwer, ernst zu nehmende Adressen auszumachen, denen etwas mitzuteilen sich überhaupt lohnt. Auch sie wird daher ihre Anschlüsse bevorzugt auf der selbstreferenziellen Seite vorzunehmen haben. Fremdreferenzielle Informationen verlieren an Bedeutung, zumal wenn sich in der Kommunikation nicht entscheiden lässt, ob jemand es denn wirklich so oder nicht doch anders gemeint habe. Beim Vorliegen einer Sucht ergibt sich eine paradoxe Relation von Abhängigkeit und Autonomie. Sieht man im Drogenkonsum eine Form der Selbstmedikation, wird auch verständlich, warum sich die professionelle Hilfe vis-à-vis von Patienten mit einer Abhängigkeitsstörung oft so schwer gestaltet. Sie vermeiden typisch eher eine Hilfe, die ihre Selbsthilfebemühungen nur unterminieren kann. Zumeist sich gegen ihren Willen in einer Therapieeinrichtung aufhaltend, geben sie denn auch oft nur vor, sich um Hilfe zu bemühen (vgl. Flores 2004, S. 298). Die zwanghafte Deklaration von Autarkie und Unabhängigkeit von anderen bei der Herstellung einer positiven Gefühlslage wird allerdings erkauft durch die Abhängigkeit von einer psychotropen Substanz. Dieser Versuch der Kontrolle der kommunikativen Resonanz geht dann mit einem zunehmenden Kontrollverlust einher.

Beim Alkoholmissbrauch und wahrscheinlich noch deutlicher beim Missbrauch sogenannter illegaler, also verbotener Drogen handelt es sich um ein abweichendes Verhalten, das ebenso wie dissoziales Verhalten die normativen Erwartungen enttäuscht. Insofern kommt dem übermäßigen Konsum psychotroper Substanzen eine dissoziale Funktion zu, wie etwa dem in jüngster Zeit populär gewordenen Komasaufen Jugendlicher, das sich auch als kollektives Risk-Seeking-Verhalten verstehen lässt (vgl. Karagülle et al. 2010; Schneider et al. 2012). Da man ein Risiko aktiv handelnd selbst eingeht im Unterschied zu einer Gefahr, der man sich nur als passiv ausgesetzt erleben kann, lässt sich beim Risiko dem eigenen System durchaus ein Angst mindernder Effekt attribuieren. Auch kann man bekanntlich bei riskanten Unternehmungen durchaus Anerkennung und Bewunderung seitens der Gleichaltrigen erwarten. Das Ausprobieren insbesondere von illegalen psychotropen Substanzen ist so Ausdruck einer generellen Neigung zu einem von den sozialen Normen abweichenden Problemverhalten im Sinne eines »Unkonventionalitätssyndroms« (vgl. Colder a. Chassin 1999). Daher lässt sich auch nicht ausschließen, dass viele präventive

Maßnahmen, die auf das Risiko eines Drogenkonsums aufmerksam machen, sich – wiewohl gut gemeint – kontraproduktiv auswirken dürften. Verbotene Früchte schmecken schließlich oft am besten. Auch ist der Einfluss der Gleichaltrigen beim Konsum wie auch beim Missbrauch von Drogen nicht zu unterschätzen. Kommt diesem Einfluss mit der Pubertät überhaupt schon zunehmende Bedeutung zu, dürfte er noch stärker werden, wenn die Beziehung zu den Eltern sich schwierig gestaltet. Dann können sich die Jugendlichen ihrer kommunikativen Resonanz besonders sicher sein, wenn sie sich zusammen mit ihren Gleichaltrigen gerade nicht normkonform verhalten (vgl. Teunissen et al. 2012). Der gemeinsame Drogenkonsum vermittelt die Erfahrung »dazuzugehören«. Drogenkonsumenten suchen sich eine Umgebung, die ihre Anschlussbedürfnisse befriedigt. Dadurch steigt allerdings auch das Risiko einer Drogenkarriere. Dabei kennen Drogenkonsumenten durchaus die gefährlichen und häufig fatalen Folgen ihres Konsums. Sie wissen, dass die Nachteile ihres Drogenkonsums die Vorteile zumindest auf längere Sicht eindeutig übertreffen. Auch dürften so gut wie alle Jugendlichen über das Suchtpotenzial gerade illegaler Drogen aufgeklärt sein. Sie zeigen sich aber nicht in der Lage und willens, diese Einsicht zur Entscheidungsgrundlage für ihr Handeln zu machen. Im Gegenteil ist es für manche gerade faszinierend, solche Substanzen auszuprobieren im Sinne eines Risk-Seeking-Verhaltens. Es gibt etwas zu erleben.

Probleme hin zur Sucht

Zwei Funktionen lassen sich also beim Drogenkonsum beschreiben, wenn es zu einem Drogenmissbrauch oder einer Abhängigkeit kommt. Zum einen dient der Konsum einer Verbesserung der Stimmung und Gefühlslage im Sinne einer Selbstmedikation. Zum anderen handelt es sich bei einem selbstschädigenden Konsum um ein von den normativen Erwartungen abweichendes Handeln. Insofern hat Drogenmissbrauch eine Funktion, wie sie dissozialem Verhalten zugeschrieben werden kann. Beide Funktionen dürften sich verschränken. Das Risiko, dass es zu einer Suchtentwicklung kommt, dürfte dann besonders hoch sein, wenn der Drogenkonsum beide Funktionen erfüllt. Unter einer systemtheoretischen Perspektive lässt sich postulieren, dass die Gefahr einer Suchtentwicklung dann gegeben ist, wenn sich der

Drogenkonsum als erfolgreiche und daher attraktive Problemlösung erweist. Angesichts der Nachteile, die ein übermäßiger oder fortgesetzter Drogenkonsum nach sich zieht, muss man annehmen, dass ihm eine bedeutsame Funktion für die Reproduktion des psychischen Systems zukommt. Bei diesem Prozess spielt allerdings immer auch die jeweilige Substanz, die Droge, eine kaum zu unterschätzende Rolle. Die Substanzen haben nämlich ein durchaus unterschiedliches Suchtpotenzial. Auch wenn die psychischen Auswirkungen der Stoffe, die als Suchtmittel gebraucht werden, für viele Menschen angenehm sein dürften, werden trotzdem keineswegs alle Menschen nach dem Konsum einer legalen oder illegalen Substanz süchtig. Auch wird nicht jeder Jugendliche alle ihm verfügbaren Suchtmittel ausprobieren wollen. Daher liegt es nahe, eine Prädisposition oder Vulnerabilität anzunehmen, die zumindest im Nachhinein begründet, weshalb es nicht beim Ausprobieren oder beim gelegentlichen Substanzkonsum geblieben, sondern zu einem schädlichen Gebrauch oder gar zu einer Substanzabhängigkeit gekommen ist.

Vielfältige Faktoren tragen zu einer solchen Vulnerabilität bei, so das jeweilige soziale Umfeld der betreffenden Person, genetische Merkmale, Alter und Geschlecht, vor allem aber auch besondere prämorbide Temperaments- und Persönlichkeitsmerkmale (vgl. Le Moal 2009; Kendler et al. 2012). Die meisten Risikofaktoren dürften mithin bereits in der Kindheit vorliegen (Lynne-Landsman et al. 2010). Unter ihnen kommt neben einem niedrigen Selbstwert dem impulsiven und unterkontrollierten Verhaltensstil größte Bedeutung zu (vgl. Zucker al. 2011) als Ausdruck einer Funktionsstörung des sogenannten Verhaltenshemmungssystems.[88] Eine über den Konsum von Drogen vorgenommene Affektkontrolle bietet sich daher besonders für Jugendlich als Problemlösungsmechanismus an, denen ein unterkontrolliertes Temperament eigen ist und die so ihren Gleichaltrigen als uncool imponieren. Da Affekte überhaupt schon schwer zu kontrollieren sind und einen folglich »überkommen«, muss diese Schwachstelle ausgeglichen werden. Eine solche unzureichende Verhaltenshemmung macht sich schon in der Kindheit bemerkbar, vor allem in

---

88 Die Motivationstheorie von Gray (1990) unterscheidet zwei neurophysiologische Verhaltenssysteme, das »behavioral inhibition system«, das die Hemmung von Verhaltensweisen steuert, sowie das Annäherungssystem (»behavioral approach system«), dessen Aktivierung zu einem Annäherungsverhalten führt. Es wird angenommen, dass eine ungenügende Verhaltenshemmung ganz allgemein für externalisierende Störungen disponiert.

oppositionellem und aggressivem Verhalten und in einer Neigung zu riskantem Verhalten. Fühlt man sich etwa von den Gleichaltrigen abgelehnt, dann vermag der Konsum psychotroper Substanzen zum einen über diese beschämende Situation gewissermaßen hinwegzutrösten. Zum anderen vermittelt der Drogenkonsum den Kontakt zu anderen Jugendlichen, die bereits über Erfahrungen mit illegalen Drogen verfügen. So wird man Mitglied einer devianten Clique (vgl. Dodge et al. 2009).

Auch wenn dieser dissoziale, durch externalisierende Problemlösungsmechanismen ausgezeichnete Entwicklungspfad dominiert, können dem Suchtverhalten auch internalisierende Verhaltensauffälligkeiten, insbesondere Angst, Zwangserscheinungen oder depressive Verstimmungszustände, vorausgehen (Hussong 2011). Suchtgefährdete Jugendliche zeigen jedenfalls Probleme mit der Affektregulation (vgl. Cheetham et al. 2010). Starke Affekte, negative wie auch positive, vermögen sie nur schwer auszuhalten. Mit Unsicherheit und Angst können sie nur schlecht umgehen (Howell et al. 2010). Die Droge, insbesondere Alkohol, hilft dann »zeitnah«. Offenbar haben sie nicht genügend Vertrauen, dass es ihnen gelingen könnte, eine Handlungssequenz mit Bedacht auszuführen. Daher muss alles rasch geschehen. Sie können nicht warten. Vorausschauendes Denken und Planen ist ihre Sache nicht. Vielmehr neigen sie zu riskanten Entscheidungen und verhalten sich impulsiv (Schutter et al. 2011).

Vor allem haben sie kein Vertrauen, hierbei Kommunikation in Anspruch zu nehmen. Von ihrer personalen Umwelt erwarten sie keine Hilfe. Diesbezüglich waren häufig auch ihre ebenfalls suchtgestörten Eltern nur ein schlechtes Vorbild (vgl. Cranford et al. 2010). Solche Eltern versagen, wenn es darum geht, als Bindungspersonen ihre Kinder bei der Entwicklung einer flexiblen Affektregulation zu unterstützen.[89] Schließlich besteht die vielleicht wichtigste Funktion von Bindungspersonen gerade darin, das Kind in der Entwicklung einer selbstständigen Affektregulation zu unterstützen. Haben Jugendliche so nicht gelernt, ihre Affektregulation erst einmal mit den eigenen psychischen Mitteln vorzunehmen, bietet es sich für sie an, auf die körperliche Ebene auszuweichen. Zudem rechnen sie nicht damit, dass

---

[89] Aus der Perspektive der vom amerikanischen Psychologen Jaak Panksepp (1998) vorgelegten, evolutionsbiologisch und psychoanalytisch inspirierten neurowissenschaftlichen Affekttheorie lässt sich Bindung geradezu für die primäre Form einer Sucht bzw. Sucht als gestörte Form von Bindung ansehen (Zellner et al. 2011).

ihnen die Beteiligung an Kommunikation hierbei von Nutzen sein könnte. Nur unsicher in der Bindungskommunikation adressiert, fehlt ihnen fortan das Vertrauen in eine wohlwollende Antwortbereitschaft der Erwachsenen. Dann suchen diese Jugendlichen die Abhängigkeit von anderen zu vermeiden, wenn sie positive Gefühle erzeugen oder negative loswerden wollen. Dabei verlassen sie sich weitestgehend auf sich selbst und nehmen ihre Affektregulation im wahrsten Sinne des Wortes selbst in die Hand.

Insbesondere der Konsum illegaler Drogen bietet sich als Problemlösung für Kinder und Jugendliche an, die aufgrund ihrer Lebenserfahrung nicht das Vertrauen erwerben konnten, auf normkonforme Weise ausreichend sicher die für die Entwicklung und Aufrechterhaltung eines befriedigenden Selbstkonzepts notwendige kommunikative Resonanz seitens der personalen Umwelt zu erhalten. Deviantes Handeln sichert dann die für die Aufrechterhaltung eines ausreichenden Selbstwertes notwendige Adressierung und Thematisierung in der Kommunikation. Die geläufige Komorbidität von Sucht und Dissozialität lässt sich daher auch mit ihrer funktionalen Äquivalenz begründen.

Ein Fall

Bei der 14-jährigen Laura sollte ein jugendpsychiatrisches Sachverständigengutachten erstellt werden zur Frage der Unterbringungsnotwendigkeit und -dauer im Sinne des § 321 FamFG[90], nachdem Lauras Mutter beim Amtsgericht den Antrag auf Genehmigung einer Unterbringungsmaßnahme im Sinne des § 1631 b BGB gestellt hatte. Wegen Lauras Cannabis-Abhängigkeit und Amphetamin-Missbrauchs war die vorläufige Unterbringung auf der geschlossenen Station einer kinder- und jugendpsychiatrischen Klinik angeordnet worden. Dort hatte Laura bereits eine Entgiftungsbehandlung hinter sich gebracht.

Laura, ein zierliches, von ihrem Äußeren geradezu »lieb« anmutendes Mädchen, berichtete, dass sie schon immer zumindest außerhalb ihrer Familie sehr beliebt gewesen sei. Nicht zuletzt wegen ihrer hohen sozialen Kompetenz war sie auch zur Klassensprecherin gewählt worden. Auch die Lehrer seien immer nett

---

90 Gesetz über das Vefahren in Familiensachen und in den Angelegenheiten der freiwilligen Gerichtsbarkeit, kurz »Familienverfahrensgesetz«.

gewesen und hätten sich für sie eingesetzt. Ab der 5. Klasse sei dann alles »im Kopf anders gelaufen«. Damals habe sie sich schon für Jungens interessiert. Ihren ersten Joint habe sie mit elf Jahren geraucht. Ihr damaliger Freund habe auch gekifft. Ihren Drogenkonsum habe sie damals noch vor ihren Mitschülern versteckt, mit denen sie nichts habe anfangen können, weil sie einfach zu kindisch gewesen seien. Später sei sie dann in »schlechte Kreise« geraten. Mit zwölf Jahren sei sie zum ersten Mal auf eine »Goa-Party« gegangen. In der Folgezeit habe sie bis auf Heroin »alles« genommen, neben Cannabis auch LSD, Ecstasy, Pilze und Kokain, was aber ihrer Nase nicht gut bekommen sei. Laura zeigte sich bei diesem Thema bestens informiert. In der 7. Klasse sei sie dann von der Schule verwiesen worden, nachdem sie sich mit einer Mitschülerin geprügelt hatte. Damals sei sie »voll im Drogenwahn« gewesen, habe halluziniert und auch schon Wahnvorstellungen entwickelt. Sie habe gemeint, ihr Kopf sei »weiter als ihr Körper«, den sie nicht mehr gefühlt habe. Anlässlich solcher Erlebnisse habe sie sich ihre Arme geritzt und versucht, sich die Pulsadern aufzuschneiden. Einige Male sei sie schon in die Psychiatrie eingewiesen worden. Von dort sei sie aber immer wieder entlassen worden, nachdem sie ihre Behandler »zugelabert« hatte.

Laura begründete ihre Drogenkarriere mit »Stress zu Hause«. Als sie zehn Jahre alt gewesen sei, sei die Mutter depressiv geworden, regelrecht »in ein Loch gefallen«, nachdem sie von ihrem Lebensgefährten betrogen worden war. Überhaupt sei sie selbst viel alleine gewesen, zumal ihre Mutter damit beschäftigt gewesen sei, das Abitur nachzumachen. Zwischen ihnen beiden habe es viel Streit gegeben. Von der Mutter sei sie des Öfteren »vermöbelt« worden. Sie habe sich dann gewehrt und zurückgeschlagen. Auch sei sie immer wieder von zu Hause abgehauen. Zwischenzeitlich habe sie für zwei Jahre sogar in einer Pflegefamilie gelebt. Trotzdem habe ihre Mutter an ihren Problemen keine Schuld. Sie habe sie doch »gut erzogen«. Ihre Mutter sei ihr »heilig«, betonte Laura.

Laura äußerte selbst den Wunsch, sich einer Behandlung in einer geschlossenen Einrichtung zu unterziehen. Dort wolle sie das Abitur machen. Zum Besuch einer Regelschule sei sie noch nicht fähig. Sie habe Angst »auszuticken«. Deswegen brauche sie Schutz. Ihr Ziel sei es aber, mit ihrer Mutter wieder zusammenzukommen. Sie wolle nachholen, was sie »übersprungen« habe. Die Familie fehle ihr. Sie brauche ihre Mutter. Lauras Angaben wurden von der Mutter größtenteils bestätigt. Ihre Tochter, anfänglich ein »Schreikind«, sei eigentlich schon immer schwierig gewesen. Den Drogenkonsum habe sie, die Mutter, anfangs allerdings gar nicht bemerkt. Dann habe sie sich auf ihre Tochter nicht mehr verlassen können. Sachen, die sie Laura aufgetragen habe, habe sie dann nicht mehr erledigt und habe gelogen. Nächtelang sei sie nicht zu Hause gewesen. Laura sei für sie nicht mehr erreichbar gewesen. Vom Jugendamt sei keine Unterstützung gekommen. Besonders schlimm sei es in den letzten beiden Jahren geworden. Laura sei gewalttätig geworden, habe sie mit dem Messer angegriffen und ihr Schmuck entwendet. Sie habe nun vor ihrer Tochter regelrecht Angst. Die frühere »gute und tiefe Bindung« sei erschüttert worden.

Zu ihrer Biografie gab die 35 Jahre alte Mutter an, dass sie die Schule frühzeitig verlassen habe, weil sie damals zum Lernen »null Bock« gehabt habe. Mit 19 habe sie geheiratet. Sie habe sich von Lauras Vater getrennt, weil sie sich von ihm ausgenutzt gefühlt habe. Der Vater, bei dem selbst auch eine Drogenmissbrauchsproblematik bestehe, habe sich um Laura nie gekümmert und zahle auch keinen Unterhalt. Er habe sich nicht an die Vereinbarung gehalten und sich mit seinem Studium Zeit gelassen und so verhindert, dass sie ihr Abitur habe nachmachen können. Das habe sie dann nach der Trennung getan. Nun habe sie ihr Studium fast beendet. Vor fünf Jahren habe ihr Partner, mit dem sie habe zusammenleben wollen, sie verlassen. Das sei für sie eine »Katastrophe« gewesen. Das habe sie regelrecht »umgehauen«, ihr den »Boden unter den Füßen weggezogen«. Ihre eigenen Eltern hätten sich getrennt, als sie selbst vier Jahre alt gewesen sei. Die folgenden Jahre habe sie mit ihrer Mutter zusammengelebt. Als diese schwer krank geworden sei, sei sie für zwei Jahre in eine Pflegefamilie gekommen, der sie viel verdanke. Ihre Mutter dagegen sei eigentlich nie für sie da gewesen und habe sich mehr um sich selbst gekümmert. Ein Kind habe bei ihr keinen Platz gehabt. Sie sei früher ein stilles Kind gewesen, das seiner Mutter keine Arbeit habe machen wollen. »Sei leise, Mama ist krank!«, sei ihr Wahlspruch gewesen. Sie wisse also nur zu gut, wie es sei, »wenn die Mutter sich nicht um das Kind kümmert«. Genau das habe sie ihrer Tochter ersparen wollen. Allerdings habe sich Laura von ihr unterdrückt gefühlt. Die Trennung tue ihnen beiden nun gut. Ihre Gefühle für ihre Tochter hätten seitdem zugenommen. Sie würde für ihre Tochter sterben.

In der Mehrgenerationenperspektive ließ sich ein brisanter Mutter-Tochter-Konflikt beobachten. Offensichtlich gelang es nicht, eine förderliche Balance zwischen den Separations- und Individuationswünschen auf der einen Seite mit den Bindungsbedürfnissen auf der anderen Seite zu erreichen (vgl. Mentzos 2009, S. 29 ff.). Sicherlich kein Zufall ist es, dass Lauras Drogenmissbrauch begann, als die Mutter von ihrem Partner verlassen worden war, in ihren eigenen Bindungsbedürfnissen frustriert war und somit als ausreichend feinfühlige Bindungsperson weitgehend ausfiel. Es ist zu vermuten, dass sie mit ihren Kontrollbemühungen die Autonomieentwicklung ihrer Tochter behinderte. Ihr gelang es nicht, die Bedürfnisse nach Mutterschaft mit denen nach Partnerschaft zu vereinbaren. Aus bindungstheoretischer Sicht lässt sich unschwer ein verstricktes Bindungsmuster erkennen, wie es sich immer dann entwickelt, wenn die Adressierung und Thematisierung des Kindes allzu sehr vom jeweiligen Wohlbefinden der Bindungsperson abhängen und somit vom Kind nicht sicher vorherzusehen sind. Die Abhängigkeit von einer als nicht ausreichend sicher und vertrauenswürdig erlebten Bezugsperson muss das Selbstkonzept gefährden. Der Drogenkonsum lässt sich ebenso wie das selbstverletzende Verhalten als Maßnahme verstehen, mit deren Hilfe sich die heftigen Affekte, die der prekäre Autonomie-Bindungs-Konflikt provoziert, stellvertretend regulieren lassen.[91] Schließlich ist die Drogenwirkung doch weitgehend vorhersehbar. Der Körper lässt sich selbstbestimmt manipulieren. Laura sicherte sich ihre Thematisierung und Adressierung, indem sie fortan konsequent für Sorgen sorgte. Diese Selbstthematisierung als drogengefährdetes Sorgenkind erwies sich als überaus erfolgreich. Es etablierte sich ein allerdings konfuses Helfersystem, das in mancher Hinsicht durchaus zur Sucht passte und das insofern eine Problemlösung eher behindert haben dürfte.

---

91 Mentzos (2009, S. 173) verweist darauf, »dass der Süchtige das Suchtmittel in gewisser Hinsicht als ein Beziehungsobjekt erlebt, behandelt und von ihm Gebrauch macht«, allerdings als »ein extrem ambivalent besetztes Objekt, indem es zwei Gesichter hat: Auf der einen Seite wirkt es tröstend, beruhigend, entängstigend oder berauschend und anregend; auf der anderen Seite aber bringt es dem Süchtigen Leid, Schuldgefühle, körperliche und seelische Zerstörung bis hin zum Tod.« – Zu möglichen Zusammenhängen zwischen Bindungsstrategien und Abhängigkeitsentwicklung: Ridinger et al. (2009).

7 Angst um das Selbst

Über die geeignete nosologische Zuordnung der in den beiden folgenden Kapiteln diskutierten Störungsformen, der Angststörungen und der Zwangsstörungen, wird derzeit kontrovers diskutiert (vgl. Bienvenu et al. 2012). So klassifiziert das DSM-IV die Zwangsstörung (noch) als eine besondere Form der Angststörung. Dieses Vorgehen erscheint insofern gerechtfertigt, als Zwangsstörungen durchweg mit intensivem Angsterleben einhergehen. Auch gibt es bei den Risikofaktoren für beide Störungsformen eine hohe Übereinstimmung. Schon von daher kann die hohe Komorbidität von Angststörungen und Zwangsstörungen nicht überraschen. Dennoch soll im Folgenden zwischen Angststörungen in einem engeren Sinne und Zwangsstörungen unterschieden werden. Die funktionale Analyse lässt jedenfalls Unterschiede bei den jeweils eingesetzten Angstbewältigungsstrategien erkennen.

Angst

Das psychische System als ein autopoietisches System kann nur selbst dafür sorgen, dass und wie es weitergeht. Die Reproduktion, sein Weitermachen, wird zu seinem Dauerproblem. Immer muss ein weiteres mentales Ereignis, eine Wahrnehmung oder einen Gedanken, an ein vorangegangenes Ereignis anschließen und es ablösen. Die Zeit läuft immer weiter. Daher sind »Systeme mit temporalisierter Komplexität [...] auf ständigen Zerfall angewiesen« (Luhmann 1984, S. 78). Als ein sinnhaft operierendes System hat das psychische System seine Anschlussoperationen auszuwählen. Es steht unter Sinnzwang wie auch unter Selektionszwang. Und Selektionszwang ist mit einem gewissen Ausmaß an Angst verbunden. Schließlich muss immer eine weitere Operation erst gefunden werden.

> »Die zentrale Krise jedes Sinnsystems ist der drohende Verlust von Anschlüssen, ein Verlust, der das Ende seiner Autopoiesis bedeuten würde, z. B. im Falle des Bewusstseins die Unmöglichkeit, zu einem weiteren Gedanken zu kommen« (Fuchs 2012, S. 130).

Auch kann sich der Anschluss im Nachhinein als schlecht gewählt herausstellen.

Ein solches

»System wird nicht nur unruhig, es wird auch durch seine Unruhe beunruhigt. Die Unruhe über die Unruhe mag die Unruhe vergrößern« (Luhmann 1984, S. 81).

Angst, zumindest eine Angstbereitschaft, ist daher nicht nur normal, sie ist geradezu Bestandsbedingung für das psychische System. Daher wird sie im Normalfall auch nicht wahrgenommen. Besteht für das psychische System allerdings ein größeres Problem, dann informiert es sich über den Angstaffekt selbst darüber, dass es ein Problem zu lösen gilt. Das ist der Fall, wenn eine Situation als bedrohlich und schwer kontrollierbar interpretiert wird.

Angst äußert sich sowohl kognitiv, etwa in der Befürchtung »Ob das gut ausgeht?«, als auch körperlich. So geht Angst einher mit spezifischen physiologischen Veränderungen, etwa einem Anstieg der Herzfrequenz, dem Herzrasen, einer Erhöhung der Atemfrequenz, einer stärkeren Durchblutung von Armen und Beinen und mit Schweißausbrüchen. Die Haare stehen einem dann zu Berge. Die Ausdrucksphänomene von Angst betreffen Mimik, Stimme und Körperhaltung. Auf der Verhaltensebene stellt Angst die Person vor die Entscheidung, sich entweder dem Problem zu stellen und zu kämpfen *(fight)* oder sich der ängstigenden Situation zu entziehen *(flight)*. Eine allzu große Angst kann allerdings die Mobilität zur Flucht einschränken. Man ist starr vor Schreck. Diese Angststarre lässt es dann nicht zu, sich »aus dem Staub zu machen«.

Der Angst lässt sich die Funktion eines »biologischen Alarmsystems« zuschreiben. Bei ihr handelt es sich um eine angeborene Reaktion auf die Wahrnehmung einer drohenden Gefahr. Dieses Gefühl ist daher überlebenswichtig. Ohne die Fähigkeit, Angst zu erleben, würde man sich in Situationen begeben, die das Weiterleben gefährden könnten. Inwieweit es sich bei manchen Ängsten wie etwa der Furcht vor Schlangen und Spinnen, der Höhenangst oder der Angst vor lauten Geräuschen um angeborene Ängste handelt oder ob doch eher von einer Prädisposition zur Ausbildung solcher Ängste auszugehen ist, wird derzeit noch kontrovers diskutiert (vgl. DeLoache a. LoBue 2009). Jedenfalls lassen sich die evolutionspsychologisch begründbaren Ängste (vgl. Öhman a. Mineka 2001) ebenso verlernen, wie sich Ängste vor anfänglich völlig unverdächtigen Gegenständen oder Situationen durch operante Konditionierung erlernen lassen. Zu unterscheiden ist zudem zwischen Furcht und Angst, auch wenn diese Unterscheidung nicht immer gelingt und auch umgangssprachlich eher selten getroffen wird. Nimmt man es genau, dann bezieht sich die Furcht auf eine konkret wahrnehmbare Gefahr, die mehr oder weniger genau zu benennen ist, etwa ein Feuer oder ein entgegenkommendes Fahrzeug. Dagegen wird das eher diffuse Gefühl der Angst ausgelöst durch die Vorstellung einer Gefahrensituation, etwa eines Tsunamis oder eines Bankencrashs. Insofern handelt es sich bei der Angst um das eher zukunftsorientierte Gefühl, eine bedrohliche Situation nicht kontrollieren zu können, während die Furcht als gegenwartsbezogener Affekt zur Vermeidung oder Flucht motiviert. Furcht kann und muss daher im Einzelfall begründet werden im Unterschied zur Angst, die sich dann auch kommunikativ nicht bestreiten lässt.[92]

Weitere Unterscheidungen lassen sich vornehmen. So wird Angst als ein Zustand, d. h. als emotionale Reaktion auf eine bestimmte Situation, von einer generellen Ängstlichkeit unterschieden, bei der es sich um ein Persönlichkeits- bzw. ein Temperamentsmerkmal handelt. So wird bei etwa 15 % aller Kinder ihr temperamentbedingter Verhaltensstil als »gehemmt« beschrieben. Diese Kinder verhalten sich in neuartigen Situationen überaus vorsichtig, reserviert, scheu und eben ängstlich. Eine solche Temperamentsausprägung gilt als Risikofaktor für internalisierte Störungen und insbesondere für Angststörungen (vgl. Mian et al. 2011). Allerdings werden die meisten dieser Kinder nicht klinisch auffällig. Folgender nicht ganz frei erfundener Mutter-Kind-Dialog ist für solche Kinder typisch:

MUTTER: Schau mal, ich habe dir etwas Leckeres mitgebracht!
KIND: Mag ich nicht.
MUTTER: Warum denn nicht?
KIND: Schmeckt mir nicht!
MUTTER: Kennst es doch gar nicht. Hast es doch noch gar nicht probiert.
KIND: Trotzdem nicht!

---

92 Damit lässt sich auch die »Erfolgsgeschichte« der Angstkommunikation begründen. Nach Luhmann (1986, S. 240) ist Angstkommunikation »immer authentische Kommunikation, da man sich selbst bescheinigen kann, Angst zu haben, ohne dass andere dies widerlegen können«.

Erziehungsberater sind sich einig, dass die Eltern in einem solchen Fall doch gut daran tun, nicht weiter auf ein Ausprobieren zu dringen. Aus systemtheoretischer Perspektive lässt sich die Notwendigkeit der Angst wie auch ihre Normalität auf das zwischen dem System und seiner Umwelt bestehende Komplexitätsgefälle zurückführen. Um seine Existenz als ein autopoietisches, sinnhaftes System zu sichern, hat das psychische System die Grenze zwischen sich und seiner Umwelt aufrechtzuerhalten. Diese Grenzerhaltung ist für ein System deswegen ein Problem, weil die Umwelt immer komplexer ist als das System. Luhmann (1984, S. 50) definiert Komplexität als »Maß für Unbestimmtheit oder für Mangel an Information«, die das System benötigen würde, um seine Umwelt und sich selbst vollständig erfassen und beschreiben zu können. Um weitermachen zu können, muss es diese Grenze beobachten, muss es also Selbstreferenz und Fremdreferenz koppeln können. Das psychische System hat dabei nicht nur anzuerkennen, dass die Prozesse in seiner Umwelt anders verlaufen als in ihm selbst, sondern es muss auch akzeptieren, dass alles immer auch anders ablaufen kann. Diese Erfahrung, dass vieles kontingent, d. h. weder notwendig noch unmöglich ist, gilt es auszuhalten. Das psychische System muss also mit Nichtwissen auskommen. Auch wenn es nie mit Sicherheit vorhersehen kann, wie es weitergehen und wie die Umwelt auf sein Weitermachen reagieren wird, muss es doch seine Operationen fortsetzen. Hierfür setzt es auf Vertrauen, das somit der Komplexitätsreduktion dient (Luhmann 1973, S. 23 ff.). In dieser Situation der Ungewissheit kann das psychische System, will es handlungsfähig bleiben, nur einen Vertrauensvorschuss leisten, der immer ein Risiko in sich birgt.[93] Dabei sind Misstrauen und Vertrauen in Bezug auf die komplexitätsreduzierende Funktion durchaus vergleichbar. Sie sind funktional äquivalent (Luhmann 1973, S. 78). Ohne Vertrauen wäre es nicht möglich, den Alltag auch nur ansatzweise zu bewältigen. Vertrauen eröffnet erst angstarme Handlungsmöglichkeiten. Aber auch Misstrauen taugt zur Angstreduktion. Während Vertrauen eine »riskante Vorleistung« darstellt (Luhmann 1973, S. 23), reduziert Misstrauen ein solches Risiko. Würde man allerdings voller Misstrauen jegliches Risiko vermeiden wollen, käme man einfach zu nichts. Insofern ist ein gewohnheitsmäßiges Misstrauen im

---

93 Im Köln-Bonner Flughafen werden denn auch die Flugpassagiere im Ankunftsbereich und nicht etwa im Abflugbereich mit einschlägigen rheinischen Mottos begrüßt wie »Et es, wie et es«, »Et kütt, wie et kütt« oder »Et hät noch emmer joot jejange«.

Vergleich zu einer Investition von Vertrauen doch mit vergleichsweise zu vielen Nachteilen verbunden, mithin eine suboptimale Lösung des Komplexitätsproblems. Dennoch wäre es nicht ratsam, verließe sich das psychische System »vertrauensselig« ausschließlich auf Vertrauen. Vielmehr kann es auch aktiv das Komplexitätsgefälle zu reduzieren versuchen, wobei es seine Komplexitätsunterlegenheit durch selbst gewählte Selektionsstrategien auszugleichen hat (Luhmann 1984, S. 48). Hierfür muss das psychische System allerdings selbst komplex genug sein, da immer nur Komplexität Komplexität reduzieren kann (Luhmann 1984, S. 49). Es besteht mithin eine Relation zwischen zwei Komplexitäten, zwischen der des Systems und der der Umwelt. Je nachdem, von welcher Seite man es betrachtet, ist die Umweltkomplexität entweder zu hoch für das psychische System oder das psychische System ist unterkomplex im Verhältnis zu einer übermäßig hohen Umweltkomplexität. Ein zu großes Komplexitätsgefälle gefährdet jedenfalls die autopoietische Reproduktion des psychischen Systems und damit seinen Bestand. Um dieses Problem zu lösen, gilt es für das psychische System erst einmal, sich darüber zu informieren, dass es überhaupt ein Problem mit dem Weitermachen hat. Dies tut es, indem es Angst produziert, die auf diese Gefährdungslage aufmerksam macht. Angst ist insofern eine unspezifische Reaktion des psychischen Systems auf seine Gefährdung. Die Funktion von Angst besteht darin, sich selbst auf diese Gefährdung aufmerksam zu machen. Das psychische System hat nun zu wählen, wie es weitermacht. Angst ist somit das »psychische Korrelat von strukturell erzwungener Selektivität« (Luhmann u. Schorr 1982, S. 250). Das psychische System hat sich also mit diesem Komplexitätsgefälle zu arrangieren, da es überfordert wäre, müsste und wollte es für alle Verfassungen seiner Umwelt einen punktgenauen systemeigenen Zustand vorhalten. Es muss daher die belastende Komplexität reduzieren, sowohl in Bezug auf die Umwelt als auch in Bezug auf sich selbst. Luhmann (1984, S. 47) formuliert kurz und bündig: »Komplexität [...] heißt Selektionszwang, Selektionszwang heißt Kontingenz, und Kontingenz heißt Risiko.«

Angst wird als Belastung erlebt. Um diese Verfassung zu beenden oder zumindest zu mindern, kann das System nur auf seine ihm gegebenen Möglichkeiten zurückgreifen, d. h. auf seine Strukturen, die ihm die Anschlussfähigkeit der systemeigenen Operationen ermöglichen. Schließlich hat es ja nicht die Möglichkeit, direkt auf seine Umwelt zuzugreifen. Insofern muss das psychische System sich auch an seine eigene Komplexität anpassen (Luhmann 1984, S. 56). Es ist zu dieser Selbstanpassung gezwungen. Auch wenn seine Strukturen den Möglichkeitsspielraum begrenzen, kann das psychische System dennoch immer auch seine Strukturen zu ändern versuchen. Auch hierfür ist es erst einmal notwendig, sich selbst zu beobachten. Wenn es schon nicht die Umwelt hinreichend zu kontrollieren vermag, kann es doch sich mit sich selbst beschäftigen. Im Zustand der Angst konzentriert sich das psychische System auf die mögliche Gefahrenlage und nimmt gewissermaßen eine »Hab-Angst-Stellung« ein, um vorbereitet zu sein. Dabei kommt es typisch zu einer Einschränkung im Radius der Wahrnehmungen, was als Beengung erlebt wird.[94]

Gefühle oder Affekte haben als »Krisenmanager der Autopoiesis des Bewusstseins« (Fuchs 1995, S. 169) die Aufgabe, dem psychischen System Anschlussmöglichkeiten offenzuhalten, indem sie Optionen nahelegen und so auf Auswege aus der Krise verweisen. Angst signalisiert dem psychischen System, dass es sich erst einmal mit sich selbst zu beschäftigen hat, um sein Weitermachen zu sichern. Je nach wahrgenommener Gefahrenlage kommt es zu einer unterschiedlichen Balancierung selbstreferenzieller und fremdreferenzieller Orientierung. Hat es zu große Angst, besteht die Gefahr, dass es sich gewissermaßen in sich verliert, weil es sich nur noch mit sich selbst befassen kann. Dazu kommt es auch bei der Depression (s. Kap. 4). Das psychische System bleibt auf sich verwiesen. Die sich so tautologisierende Selbstreferenz lässt die Person verstummen, wenn ohne Anschluss an Kommunikation der fremdreferenzielle Ausweg verschlossen bleibt. In Ermangelung fremdreferenzieller Anschlüsse wird die Welt leer und erzeugt nur noch Angst. Ohne Ausweg, ohne Perspektive, ohne Zukunft bleibt man der Gegenwart verhaftet. Oder man ist starr vor Schreck. Hat man Angst, beschäftigt man sich ungerne mit Neuem. Mit Angst lässt sich schlecht lernen. Angst macht bekanntlich dumm. Ist man erst einmal dumm, dann wird Neues, werden Informationen als fremdreferenzielle Anschlüsse erst recht riskant. Wird jedes Risiko gemieden, schließt sich ein Teufelskreis. Dummheit (s. Kap. 2) wird so zur Gewohnheit, zum stabilen »Eigenverhalten« im Sinne von Heinz von Foerster (1993, S. 103 ff.).

---

94 »Angst« gehört zur indogerm. Wortgruppe von *eng*, ebenso wie lat. *angustus* = »eng« und *angustiae* = »Enge, Klemme, Schwierigkeiten«.

Das sich ängstigende psychische System ist erst einmal selbstreferenziell mit sich selbst und der auf dem Spiel stehenden Differenz zu seiner Umwelt beschäftigt. Aus dieser Krise der Anschlussfähigkeit (Baecker 1988) kommt das psychische System heraus, indem es seine Aufmerksamkeit den ängstigenden Informationen zuwendet und so die bestandssichernde System-Umwelt-Unterscheidung zu reproduzieren in der Lage ist. In einer ausweglosen Situation wie bei der panischen Angst oder der Schockstarre, bei der eine Anschlussblockade droht, kommt es zu körperlichen Symptomen, die als symbiotische Mechanismen die Grenzen des psychischen Systems doch noch bestätigen können. Angst motiviert jedenfalls zu Systemsicherungsmaßnahmen, die das gefährdete System rehabilitieren sollen. Das psychische System aktiviert seine Ressourcen, um die Gefahr zu beseitigen und so diesen unangenehmen Gefühlszustand zu beenden, d. h. die Angst zu bewältigen. In Erwartung der Gefahr sieht es sich vor und versucht, die Gefährdung zu lokalisieren. Die angstvollen Erwartungen garantieren so das Weitermachen. Tritt die befürchtete Situation ein, hat man richtig erwartet. Fällt man hingegen nicht in den Graben, dann hat man offenkundig erfolgreich aufgepasst. Angsterleben ist insofern eine generell taugliche Strategie anlässlich der Konfrontation mit belastenden Situationen, über die man keine ausreichende Kontrollmöglichkeit zu besitzen glaubt. Das System findet letztlich doch aus der Angst hinaus, wenn es eine Anschlussoperation vornimmt und so doch noch eine Unterscheidung zwischen sich und seiner Umwelt treffen kann. So kommt das System über anderes zu sich selbst zurück. Wie es dies erreicht, hängt dabei ab von den anlässlich der jeweiligen Gefahrenlage zur Verfügung stehenden Ressourcen, d. h. vom jeweiligen Problem. Insofern gibt auch hier das Problem seine Problemlösungsmöglichkeiten vor.

Normale und pathologische Angst

Wenn Angst letztlich auf die fundamentale Gefährdung der Autopoiesis eines psychischen Systems verweist, welches stets durch Komplexität und Kontingenz überlastet ist, dann wird man eine eindeutige Unterscheidung zwischen normaler und pathologischer Angst nicht erwarten können. Vielmehr hat man auch hier von einem Kontinuum zwischen Normalität und Pathologie auszugehen. Traditionell wird Angst dann als pathologisch bewertet, wenn sie zum einen auch in eigentlich harmlosen Situationen auftritt und insofern als dem situationalen Kontext unangemessen und unvernünftig erscheint, zum anderen wenn sie, das gesamte Denken beherrschend, die Lebensqualität der betreffenden Person zu stark beeinträchtigt oder wenn sie sich erwartungswidrig nicht beheben lässt und zu lange andauert. Das wäre bei einer Spinnenphobie, der exzessiven Angst vor Spinnen, der Fall, die durchaus, zwar biologisch-taxonomisch inkorrekt, auch Weberknechte betrifft. Vor allem im Kindesalter ist die Unterscheidung zwischen normaler und pathologischer Angst besonders schwierig zu treffen, zeigen doch die meisten Kinder entwicklungsbedingte Ängste wie etwa das Fremdeln, die sogenannte Achtmonatsangst, Trennungsängste oder die Furcht vor Dunkelheit. Als pathologisch wird die Angst in diesem Alter bewertet, wenn sie das Kind an der Bewältigung altersangemessener Entwicklungsaufgaben hindert, beispielsweise wenn ein Schulbesuch nicht mehr möglich ist wie bei der Schulangst oder der Schulphobie.

Ein Sonderfall einer pathologischen Angst ist die psychotische Angst (vgl. Schleiffer 2012), die insofern eine besondere Qualität aufweist, als die betreffende Person ihre gesamte Identität und den Bezug zur Welt als gefährdet erlebt. So kommt es bei der Schizophrenie immer wieder zu einer Fragmentierungs- und Vernichtungsangst. Das psychotisch veränderte psychische System kann sich nur schlecht gegen die Umwelt abgrenzen, vermag es doch nicht mehr Fremdreferenz von Selbstreferenz eindeutig zu unterscheiden. Ohne die Möglichkeit, diesen Unterschied von intern und extern flexibel handzuhaben, tut es sich schwer, seine Identität über die Differenz zu anderem intern zu konstruieren. Wahrnehmungen und Gedanken sind dann nicht mehr als eigene auszumachen. Die psychosetypischen Strategien von Wahn und Halluzination sollen dann die autopoietische Reproduktion sicherstellen. Auch kann die psychotisch gefährdete Person zur Angstminderung nicht auf die strukturelle Kopplung mit der Kommunikation zurückgreifen. Die psychotische Angst lässt sich daher auch von den Mitmenschen kaum verstehen. In einem solchen Fall verliert die Kommunikation nicht nur ihre Angst mindernde Funktion, sondern der drohende Kommunikationsabbruch verstärkt die Angst noch zusätzlich. Ein Teufelskreis baut sich auf. Zur Aufrechterhaltung der Selbstreferenz steht dann oft nur noch der eigene Körper zur Verfügung.

Das nicht psychotisch derangierte psychische System, dessen Reentry-Fähigkeit mithin nicht beeinträchtigt ist, vermag dagegen seine eigenen Operationen selbst zu beobachten. Es weiß systemintern zwischen sich und seiner Umwelt zu unterscheiden und sich so für einen fremdreferenziellen oder für einen selbstreferenziellen Anschluss zu entscheiden. Seine basale Selbstreferenz und damit sein Systembestand sind gesichert, sodass es von einer funktionierenden strukturellen Kopplung mit seiner kommunikativen Umwelt zu profitieren vermag. Es ist in der Lage, Unterstützung seitens der personalen Umwelt zu mobilisieren und diese Ressourcen zur Problemlösung einzusetzen, um mit seiner Angst fertig zu werden. Das nichtpsychotische psychische System findet aus der Angst heraus, indem es seine Angst beobachtet, diese Beobachtungen lokalisiert und so zu Anschlussoperationen kommt.

Nosologie der Angststörungen

Mit Angststörungen tut sich die psychiatrische Nosologie schwer, da pathologische Angst keine spezifische Diagnose impliziert. Uneinigkeit besteht darüber, ob und inwieweit es überhaupt Sinn ergibt, verschiedene Angststörungen als separate diagnostische Kategorien zu konstruieren, wo doch das Ausmaß an Angst zweifellos dimensional verteilt ist im Sinne eines Mehr oder Weniger. Zudem gibt es kaum eine psychiatrische Störung, die nicht mit Angst einhergeht. Immer wieder lässt sich feststellen, dass nicht nur eine ungewöhnliche Angst die betreffenden Menschen leiden macht, sondern dass bei ihnen auch andere Probleme bestehen, welche dann den Psychiater dazu bringen, eine weitere Diagnose zu stellen. So wird bei vielen Patienten zusätzlich zur Angststörung auch eine Depression diagnostiziert, wobei jede der beiden Störungsformen der jeweils anderen vorausgehen kann (vgl. Mathew et al. 2011). Vor allem im Kindesalter besteht zudem eine Komorbidität auch mit externalisierten Störungen. Dazu kommt es etwa, wenn das ängstliche Kind sich standhaft weigert, »es doch einmal zu versuchen«, und zunehmend trotzig auf solche Ermutigungsversuche reagiert. Insbesondere für Jungen dürfte eine oppositionelle Verweigerungshaltung doch weitaus besser in ein noch passables Selbstkonzept zu integrieren sein als eine ängstliche Vermeidungshaltung mit der entsprechenden Selbst- und Fremdbeschreibung eines »Angsthasen«. Besser frech als ängstlich.

Angststörungen im engeren Sinne gehören mit zu den häufigsten psychiatrischen Störungsformen. Dies gilt auch für das Kindes- und Jugendalter (Beesdo et al. 2009). Man schätzt, dass 15–20 % aller Menschen irgendwann in ihrem Leben eine Angststörung erleiden werden. Eine solche Diagnose wird beim weiblichen Geschlecht etwa doppelt so häufig gestellt wie beim männlichen Geschlecht. Angststörungen weisen eine beträchtliche Stabilität auf, auch wenn die meisten Kinder ihre übergroßen Ängste mit der Zeit verlieren bzw. sie zu reduzieren lernen. Bei den Erwachsenen, die unter einer Angststörung leiden, lassen sich die Probleme im Umgang mit der Angst in der Regel jedenfalls bis in ihr Kindesalter zurückverfolgen (vgl. Muris et al. 2008). Insofern sind Kindheit und Jugendzeit als die kritischen Lebensphasen anzusehen, die darüber entscheiden, wie mit Angst umgegangen werden kann, ob es bei eher geringfügiger und hinnehmbarer Ängstlichkeit verbleibt oder ob sich eine psychopathologisch relevante Angst entwickelt. Bei den unterschiedlichen Angststörungen im engeren Sinne wird die Quelle der Angst jeweils nach außen projiziert. Das psychische System erlebt dann seine Umwelt als gefährlich. In einer solchen Umwelt fühlt sich das Selbst in seiner Existenz bedroht. Dabei können sich die ängstigenden Informationen auf die nichtpersonale Umwelt beziehen, etwa auf die Natur oder auf technische Konstruktionen wie bei den meisten phobischen Störungen, oder auf die personale Umwelt wie bei der sozialen Phobie.

Die nosologische Einteilung der Angststörungen im engeren Sinne unterscheidet sich in den beiden gängigen Klassifikationsschemata, der ICD-10 und dem DSM-IV, nur geringfügig. Die emotionale Störung mit Trennungsangst des Kindesalters ist die einzige Diagnose, die für das Kindesalter reserviert ist, während die anderen Störungsbilder in jedem Alter vorkommen. Bei der pathologischen Trennungsangst führt die Angst vor der Trennung von wichtigen Bezugspersonen zu einer Beeinträchtigung sozialer Funktionen. Dies ist etwa dann der Fall, wenn das betreffende Kind sich nicht von den Eltern trennen will, sich an sie anklammert und nicht mehr zum Besuch des Kindergartens oder der Schule zu bewegen ist aus der Angst heraus, den Eltern könnte in seiner Abwesenheit etwas zustoßen oder es selbst könnte die Trennung von den Eltern nicht aushalten. Jenseits des Kleinkindalters kann sich die Trennungsangst dann in einer Verweigerung des Schulbesuchs, der sogenannten Schulphobie, äußern.

Bei den spezifischen Phobien bezieht sich die Angst als Furcht auf eindeutig definierte Objekte oder Situationen. Diese werden daher nach Möglichkeit gemieden oder, sofern dies nicht möglich ist, nur mit großer Angst ertragen. Dabei wird die Angst auch dadurch nicht gemindert, dass alle anderen Menschen die Versicherung abgeben, dass das furchterregende Objekt oder die gefürchtete Situation doch eigentlich ungefährlich seien und somit die Angst doch unangemessen und unvernünftig sei. Geläufige Beispiele für phobische Ängste sind die Klaustrophobie, die Angst vor geschlossenen Räumen, etwa vor Aufzügen, dunklen Kellern oder der »Röhre« anlässlich einer Kernspintomografie, die Spinnenphobie oder die Schlangenphobie. Letzteres Störungsbild kommt sogar in Irland vor, einem Land, in dem es bekanntlich keine Schlangen gibt. Schon die Vorstellung, mit einem solchen Objekt zusammentreffen oder sich in einer entsprechenden Situation wiederfinden zu können, macht Angst.

Die generalisierte Angststörung ist gekennzeichnet durch eine umfassende und anhaltende Angst, die typisch nicht auf bestimmte Situationen beschränkt ist, sondern, wie es im Psychiaterjargon heißt, »frei flottiert«. Der betreffende Mensch ist seines Lebens nicht mehr froh, muss er sich doch um alles und jedes Sorgen machen. Seine Angst drückt sich aus in vegetativen Beschwerden und in einer Nervosität, welche seine Konzentrationsfähigkeit stark beeinträchtigen kann. Das gesamte Denken kreist um das vermeintlich nicht abzuwendende Unglück.

Bei der Panikstörung treten wiederholt und anfallsartig ungemein belastende Angstattacken auf, die wie bei der generalisierten Angststörung ebenfalls nicht mit einer konkreten Situation verknüpft sind. Es kommt typisch zu starkem Herzklopfen, zu Schweißausbrüchen, Zittern, Atemnot oder zu einer verstärkten Atmung, der Hyperventilation, die wiederum zusätzlich ängstigende Muskelverkrampfungen nach sich ziehen kann. Die Angst kann sich bis zur Todesangst steigern oder aber auch zur Furcht, verrückt zu werden. Da sich solche zumeist nur kurze Zeit andauernden Angstepisoden nicht vorhersehen lassen, kommt es zu einer Erwartungsangst, zur Furcht vor der nächsten Angstattacke. In einem solchen Fall erscheint es dann ratsam, sich nicht an einem Ort aufzuhalten, von dem ein Rückzug nur schwierig zu bewerkstelligen oder auch nur peinlich ist. Im Falle einer Agoraphobie werden allgemein zugängliche Örtlichkeiten oder öffentliche Verkehrsmittel gemieden. Dies kann dazu führen, dass die betreffende Person sich fast ausschließlich nur noch zu Hause sich aufzuhalten traut.

Die Diagnose einer »sozialen Phobie« wird gestellt, wenn das Zusammentreffen mit einer Gruppe von Menschen vermieden wird aus der Furcht heraus, in der Kommunikation kritisiert und beschämt zu werden. Je nach dem Ausprägungsgrad der dieser Störung zugrunde liegenden Selbstwertproblematik kommt es zu einer mehr oder weniger vollständigen sozialen Isolierung. Horrorvisionen für einen Menschen mit sozialer Phobie sind etwa ein Vorstellungsgespräch, eine Prüfung oder das Zuspätkommen in einem Seminar. Die Vorstellung, dass die Mitmenschen einem diese Angst anmerken und etwa den fehlenden Blickkontakt, die feuchten Hände und die zittrige Stimme registrieren könnten, verstärkt dann noch die Angst. Beherrscht die Angst zu erröten das klinische Bild, spricht man von einer Erythrophobie[95], die als Unterform der sozialen Phobie angesehen werden kann.

Diese unterschiedlichen diagnostischen Formulierungen lassen erkennen, dass die jeweiligen Angststörungen nur schwer voneinander abzugrenzen sind, zumal die begriffliche Trennung von Angst und Furcht letztlich doch nicht gelingt. Daher besteht auch eine hohe Komorbidität zwischen ihnen. Auch bei Kindern und Jugendlichen, die unter einer Angststörung leiden, lassen sich in der Regel noch weitere Störungen aus dem Angststörungsspektrum ausmachen (Kendall et al. 2010). Dies betrifft vor allem die Diagnosen soziale Angst, Trennungsangst und generalisierte Angststörung (Pine a. Klein 2008), die immer wieder in Kombination gestellt werden und sich so den psychiatrischen Klassifikationsbemühungen wirksam entziehen. Daher muss sich die Frage stellen, ob sich eine solche kategoriale Aufteilung in unterschiedliche Angststörungen überhaupt rechtfertigen lässt oder ob nicht auch bei Angststörungen ein dimensionaler Ansatz zu bevorzugen ist, der von einer kontinuierlich verteilten Angstbereitschaft ausgeht (Broman-Fulks et al. 2010).

Angst als Problemlösung

Angst, wiewohl von hohem funktionalem Wert, möchte man nach Möglichkeit vermeiden. Insofern mag einem die These, dass der pathologischen Angst wie im Falle von Angststörungen eine Funktion

---

95 Griech. *erythrós* = »rot«.

zukommt, kontraintuitiv erscheinen. Allerdings sollte schon die Stabilität dieser Störungen für den zumindest heuristischen Wert einer funktionalen Analyse sprechen. Auch können Psychotherapeuten immer wieder feststellen, dass ihre angstgestörten Patienten geradezu an ihrer Angst festhalten, wenn sie den Bemühungen ihres Psychotherapeuten oder ihrer Psychotherapeutin hartnäckigen Widerstand entgegenbringen und so ihre Angst gewissermaßen nicht hergeben wollen (vgl. Mentzos 1984, S. 136). Angsterfüllt, scheinen sie geradezu fasziniert zu sein von den angsterregenden Gegenständen ihrer Wahrnehmung. Angstgestörte Menschen erwarten geradezu die Probleme, die für sie Katastrophen bedeuten (vgl. Grupe a. Nitschke 2011). Brisante Wahrnehmungen lassen sich eben doch leichter kontrollieren als allfällige – und d. h. unauffällige. Die so als gefährlich und unsicher konstruierte Umwelt sichert so die Autopoiesis.

Besteht bei einem Menschen über längere Zeit eine als pathologisch zu bewertende Angst, dann darf angenommen werden, dass sich in ihr nicht nur das Problem, sondern zugleich auch die zur Angstminderung eingesetzte Problemlösungsstrategie ausdrückt. Das psychische System setzt Angst ein, um Angst zu überwinden. Der Teufel soll gewissermaßen mit dem Beelzebub ausgetrieben werden.[96] In einem solchen Fall ist die Angst nicht mehr ein zeitlich begrenzter Krisenindikator, sondern eine besondere Form der Angstbewältigung, also eine Form jener

»kognitiven oder verhaltensmäßigen Maßnahmen, die darauf ausgerichtet sind, auf die Bedrohungsquelle einzuwirken und den durch diese Quelle ausgelösten emotionalen Zustand mit seinen verschiedenen (somatischen und kognitiven) Komponenten zu regulieren« (Krohne 2010, S. 88).

Dabei werden die jeweiligen Angstbewältigungsmechanismen teils bewusst und kontrolliert, teils unbewusst und quasiautomatisch eingesetzt. Der Erfolg, der sich durchaus unvorhergesehen, sozusagen zufällig einstellen kann, stabilisiert dann das jeweilige Verhaltensmuster. Daher unterscheiden sich die Menschen in ihrem Angstbewältigungsverhalten bzw. in ihren Bewältigungsmodi.

Menschen, denen eine Angststörung attestiert wird, unterscheiden sich in der Art und Weise, wie sie beobachten. Kognitionspsychologen

---

96 Matthäus 12,24–27, und Lukas 11,14–19.

bezeichnen die Besonderheiten ihrer Informationsverarbeitung als »kognitive Fehler« (vgl. Hayes a. Hirsch 2007). So tendieren allzu ängstliche Menschen dazu, ihre Umwelt systematisch nach möglichen Gefahrenquellen abzusuchen und ihre Aufmerksamkeit auf sie zu richten (Cisler a. Koster 2010). Überhaupt lässt sich Angst doch recht leicht fremdreferenziell thematisieren. Es dürfte sich immer ein Thema finden. Man muss doch nur Zeitung lesen oder sein Alter bedenken. »Wer sucht, der findet«, heiß es bereits in der Bibel.[97] Die Suche dauert dann so lange, bis etwas gefunden wird, das ihre Erwartungen bestätigt. Ihre Weltsicht verengt sich dadurch zunehmend. Von ihrer Angst lassen sie sich einfach nicht ablenken, zumal ihre erhöhte Aufmerksamkeit für negative und verunsichernde Informationen sie gerade daran hindert, nach Bewältigungsstrategien Ausschau zu halten, die mit weniger Angst verbunden wären. Überängstliche Menschen hören bekanntlich buchstäblich die Flöhe husten und das Gras wachsen. Gewöhnliche Hausspinnen geraten ihnen zu Taranteln (Vasey et al. 2012). Auch spielt Zeit eine besondere Rolle. Angstgestörte Menschen sind »Meister der Antizipation« (Eder 2003). Offene und ambivalente Situationen nehmen sie als gefährlich und bedrohlich wahr. Schon für gewöhnlich geringe Angst auslösende Ereignisse werden als sicherer Hinweis für eine nahende, unabwendbare Katastrophe interpretiert. An solche vermeintlichen Gefahrensituationen erinnern sich diese Menschen zudem künftig auch besser. So wird peinlichen Erlebnissen in der eigenen Biografie ein hoher Stellenwert eingeräumt (Moscovitch et al. 2012).

Typisch für Angststörungen ist eine hohe Unsicherheitsintoleranz (McEvoy a. Mahoney 2011). Infolge ihres extrem ausgeprägten Sicherheits- und Kontrollbedürfnisses halten die betreffenden Menschen vor allem Situationen mit ungewissem Ausgang kaum aus. Uneindeutige Informationen werden im Zweifelsfall als bedrohlich wahrgenommen. Auch »objektiv« gänzlich unwahrscheinliche negative Folgen werden ins Kalkül gezogen. Im Extremfall erscheint die betreffende Person wie gelähmt. Besteht solch eine hohe Unsicherheitsintoleranz (Boelen et al. 2010), können vigilante Strategien, d. h. die bevorzugte Beschäftigung mit einer bedrohlichen Information, diese Unsicherheit durchaus reduzieren. Diese kognitiven Mechanismen führen jedenfalls dazu, dass sich das Leben dieser Menschen als angsterfüllt

---

97 Matthäus 7,8 wie auch Lukas 11,9.

und angstbestimmt ausnimmt. Besteht eine Intoleranz gegenüber negativen emotionalen Erregungszuständen, bieten sich eher kognitiv vermeidende Strategien an, bei denen die Aufmerksamkeit von den Gefahrensignalen abgewendet wird (vgl. Kaempfe et al. 2012). In ähnlicher Weise wie depressive Menschen auch, grübeln sie und machen sich unentwegt Sorgen, die einem außenstehenden Beobachter doch unbegründet und oft belanglos erscheinen.

Die Frage muss sich stellen, warum Patienten mit einer Angststörung auf diese Art und Weise mit ihrer Angst umgehen, warum sie eben nicht deren wichtige Funktion positiv konnotieren und sie zum Anlass nehmen, rational nach Lösungsmöglichkeiten Ausschau zu halten, sondern auf scheinbar dysfunktionalen Angstbewältigungsmechanismen beharren, die doch offenkundig ihre Angst eher erhöhen. Man kann davon ausgehen, dass die so heftig gefühlte Angst dem gefährdeten psychischen System doch wieder neue Anschlussmöglichkeiten eröffnet. Angststörungen lassen sich insofern als mehr oder weniger erfolgreiche Angstbewältigungsmechanismen rekonstruieren. Dabei lassen sich der jeweilige »Erfolg« der verschiedenen Muster aus dem Spektrum der Angststörungen wie auch das Ausmaß der jeweiligen Beeinträchtigung dimensional abbilden (vgl. Shear et al. 2007). So gelingt die Angstbewältigung bei den phobischen Störungen doch vergleichsweise überzeugend. Bei einer Phobie wird nämlich die Angst so weit konkretisiert, dass mit ihr doch recht gut umzugehen ist. Fürchtet man etwa sich vor Spinnen, mag man die Mutter oder den Partner bitten, in den dunklen Keller zu gehen. Die Angst bzw. die Furcht lässt sich jedenfalls eindeutig benennen und somit auch kommunizieren. Der hierüber informierte Helfer wird denn auch Mittel und Wege vorschlagen können, wie dieser Angst abzuhelfen ist. Auch von psychoanalytischer Seite wird die Abwehr- oder Kompensationsfunktion der phobischen Störungen betont. So beschreibt Stavros Mentzos (2009, S. 109 ff.) den phobischen Modus als thematische Substitution. Nach diesem Modell wird ein neurotischer Konflikt, etwa der Konflikt zwischen Autonomiebestrebungen einerseits und dem Wunsch nach Nähe und Abhängigkeit andererseits, in einem ersten Schritt verdrängt, d. h. unbewusst gemacht, und dann in einem zweiten Schritt verschoben. Dann darf man sich der Hoffnung hingeben, mit der angsterregenden Situation oder dem gefürchteten Gegenstand nicht konfrontiert zu werden. Da das Vermeidungsverhalten zu einer psychischen Entlastung führt, stellt sich ein Belohnungseffekt ein. Das phobische Handeln wird in das Verhaltensrepertoire aufgenommen im Sinne einer negativen Verstärkung. Auch nach dieser Modellvorstellung wird Angst zur Angstabwehr benutzt. Eine innere Angst wird umgewandelt in eine Furcht vor einer außen situierten Gefahrenlage. Damit dieser Mechanismus gut gelingen kann, d. h., damit sich diese Ängste funktionalisieren lassen, ist es allerdings notwendig, dass sie auch verfügbar sind und bewusst erlebt werden können. Daher sind es entweder oft für den Außenstehenden durchaus trivial anmutende Situationen, die phobisch gefürchtet werden, oder aber auch Gegenstände von deutlichem Symbolwert.

Mittels dieser Strategie ist es möglich, sich bestimmte Wahrnehmungen als ängstigend vorzustellen, dabei die Angst zu konkretisieren, sie in Furcht überzuführen und sie so kommunikativ verfügbar zu machen. Die Wahl des Angstthemas unterliegt dabei kaum Beschränkungen, wie man spätestens seit dem berühmt gewordenen Bericht von Watson und Rayner (1920) weiß. Die Wissenschaftler brachten damals in einem lerntheoretischen Versuch, der heute allerdings kaum Chance hätte, Auflagen einer Ethikkommission auch nur annähernd zu erfüllen, dem neun Monate alten Albert eine Tierphobie bei. Außerhalb des psychologischen Labors, im wirklichen Leben also, geht es bei den Phobien allerdings weniger um solch unsinnige Themen, sondern doch eher um als pathologisch zu wertende Übertreibungen geläufiger Ängste, die sich grundsätzlich – mit gesundem Menschenverstand also – doch schon nachvollziehen lassen, etwa die Angst vor Kreaturen, die einem bisweilen tatsächlich gefährlich werden könnten, wie etwa Spinnen und Schlangen, oder die Angst vor bestimmten Situationen wie bei der Höhenangst oder bei der Klaustrophobie.

Der Vorteil einer solchen Angstwahl besteht nicht nur darin, dass sie kommuniziert werden kann, sondern auch darin, dass die betreffende Person über das Wissen darüber verfügen dürfte, wie die angstauslösende Situation zu vermeiden ist bzw. wie man sich bei der Konfrontation mit dem gefürchteten Objekt zu verhalten hat. Der phobische Modus dient insofern der Situationskontrolle. Das Erleben, einer Angst ausgesetzt zu sein, soll die Handlungskontrolle gewährleisten. Wenn man denn will, lässt sich bei den unterschiedlichen phobischen Störungen eine Rangfolge ihres Nutzens aufstellen, die wiederum auf das Ausmaß der zugrunde liegenden Angst schließen lassen sollte. So dürfte etwa eine Spinnenphobie oder eine Schlangenphobie in deutschen Landen die Lebensqualität kaum beeinträchtigen.

Jedenfalls kann man in einem solchen Fall selbst das Problem lösen und ist auf die Mithilfe anderer nicht unbedingt angewiesen. Anders sieht es bei dem Störungsbild der Magersucht (vgl. Kap. 9) aus, bei dem sich ebenfalls ein solcher phobischer Modus beschreiben lässt. Schließlich sind körperliche Reifungsvorgänge ohne Weiteres nicht zu verhindern. Bei dieser Gewichtsphobie (vgl. Habermas 1996) wird ein Konflikt auf das Thema »Nahrung und Gewicht« verschoben, wodurch dieser dann im wahrsten Sinne des Wortes handhabbar zu bearbeiten ist. Wie schon die Popularität dieses klinischen Bildes beweist, ist das Thema von ausgesprochen hohem kommunikativem Anschlusswert. Die Funktionalität dieses phobischen Modus ist auch hier gebunden an seine selektive Verfügbarkeit. Für diesen Fall bedeutet dies, dass die betreffenden Mädchen auch die Möglichkeit haben müssen, dieses Thema zu wählen. In Ländern, in denen Hunger endemisch ist und in denen Hunger im passiven Modus des Erlebens noch allzu oft erlitten wird, würde eine solche Symptomwahl wenig Sinn haben. In vielen Ländern Afrikas wäre die Entscheidung, zu hungern und die Nahrungsaufnahme zu verweigern, nicht als ein kontingentes, d. h. auch als anders mögliches Handeln zu begreifen, stehen doch dort nicht genügend Nahrungsmittel zur Verfügung.

Bei der Schulphobie hat das betreffende Kind Probleme, das Elternhaus und damit das familiäre Umfeld zu verlassen. Anamnestisch wird im typischen Fall schon von früher bestehenden Problemen mit dem Kindergartenbesuch berichtet. Allerdings lassen sich im Kindergarten diese Probleme doch noch eher lösen. Zum einen gibt es keine Kindergartenpflicht, sodass das Kind sich nicht so stark unter Druck gesetzt fühlen muss und dementsprechend den Besuch des Kindergartens doch durchaus als seine freiwillige Handlung begründen kann, zum anderen erlebt sich das Kind in der Schule zum ersten Mal als Mitglied einer Organisation, in der ganz andere Kommunikationsregeln bestehen als im Kindergarten, in dem die Kommunikation doch noch recht familienähnlich abläuft. In der Schule jedenfalls darf das Kind nicht mehr erwarten, von der Kommunikation als ganze Person, mit all seinen Ambitionen, Vorlieben, Stärken und Schwächen, angesprochen und adressiert zu werden. Die in der Schule ausbleibende Adressierung als Vollperson kann dann Angst auslösen. Um auf die selbstbestätigende Adressierung als Vollperson verzichten zu können, bedarf es eines ausreichenden Maßes an Selbstsicherheit, das Kindern mit einer Schulphobie eben fehlt. Der Gang zur Schule wird daher vermieden. Das Kind oder der Jugendliche möchte zu Hause bleiben. Um einen solchen Wunsch seinen Eltern gegenüber begründen zu können, wird gerade das ältere Kind kaum auf eine Trennungsangst verweisen wollen, zumal wenn die Motive ihm nicht bewusst sind. Vielmehr bietet es sich an, das Pflegeverhaltenssystem der Eltern zu aktivieren. Dies gelingt recht sicher durch den Verweis auf eine Krankheit. Schließlich können doch die meisten Kinder erwarten, dass die Thematisierung ihres kranken Körpers in der intrafamiliären Kommunikation annähernd konkurrenzlos ist. Von der Krankmeldung ist bekanntlich eine Freistellung von vielen sozialen Verpflichtungen zu erwarten, so auch vom Schulbesuch. Dabei bleibt es typisch unklar, ob das Kind denn nun »wirklich etwas hat« oder ob es die Schmerzen und sein Unwohlsein lediglich vorgibt. Thematisiert werden Kopf- und Bauchschmerzen oder andere Unpässlichkeiten, die seitens der personalen Umgebung nur schwer zu bestreiten sind. Für die letztere Möglichkeit steht zudem auch eine medizinische Diagnose eines Somatisierungssyndroms (vgl. Kap. 9) zur Verfügung. Dauern diese Verhandlungsprozesse längere Zeit an, lässt sich immer wieder beobachten, dass die intrafamiliäre Kommunikation zunehmend gereizt und feindselig wird, auch als Ausdruck einer bei der Schulphobie in der Regel bestehenden unsicher-ambivalenten Bindungsbeziehung. Dieses Vermeidungsverhalten wird, weil als Entlastung erlebt, negativ verstärkt. Um diesen sich selbst verstärkenden Prozess erst gar nicht in Gang kommen zu lassen, besteht daher Einigkeit darüber, dass Interventionen grundsätzlich schnell zu erfolgen haben. So ist im Falle einer Schulphobie, bei der erst einmal keine negative Einstellung gegenüber Schule und Lernen besteht, zu erwarten, dass es nach längerer Abwesenheit von diesem Ort zusätzlich noch zu einer Schulangst, d. h. einer Angst vor der Schule selbst, kommen wird. So fallen Fehlzeiten an, welche die Leistungserwartungen beeinträchtigen werden. Oder man fürchtet sich vor den lästigen Nachfragen der Klassenkameraden, warum man denn so lange gefehlt habe. Schließlich dürfte es schwerfallen, die Schulabwesenheit mit einer Trennungsangst zu begründen, muss man doch befürchten, als »Psycho« etikettiert und stigmatisiert zu werden.

Ein Fall

Bei der zehnjährigen Michaela bestand eine Schulphobie. Immer wieder schaffte sie es, zu Hause bleiben zu können, indem sie körperliche Beschwerden angab. Schon beim ersten Kontakt wurde deutlich, dass zwischen den Eltern ein langjähriger, gravierender Partnerkonflikt bestand. Zur Trennung war es bislang nicht gekommen, weil der Vater sich aus Gewissensgründen eine solche Konfliktlösung nicht gestattete, zumal die Mutter unter einer depressiven Verstimmung litt, die einen Suizid durchaus befürchten ließ. Die Hypothese, dass Michaela mit ihrer Angst vor der Schule die familiäre Kommunikation in hohem Maße zu kontrollieren wusste und insbesondere auf ihre Mutter aufpassen konnte, erwies sich als ausgesprochen nützlich. Diese funktionale Analyse war die Grundlage für eine erfolgreiche Symptomverschreibung. Das Mädchen besuchte in der Folgezeit regelmäßig die Schule, machte ihr Abitur, um im Anschluss daran erfolgreich ein Psychologiestudium zu absolvieren.

Die mit der Angst einhergehende selbstreferenzielle Verstrickung lässt sich auch auflösen durch eine fremdreferenzielle Beobachtung der eigenen Gedanken, die somit zu Vorstellungen werden. Beispiel hierfür wäre die soziale Phobie. Menschen mit einer solchen Störung fürchten sich davor, mit anderen Personen zusammenzukommen, etwa in Fahrzügen oder Geschäften. Eine solche Furcht behindert in hohem Maße die normalen Lebensvollzüge. Für eine Studentin etwa wäre eine solche Störung nur in der vorlesungsfreien Zeit tolerabel. Bei der Sozialphobie wird die Beobachterperspektive eingenommen. Dabei beobachtet man sich nicht nur selbst, sondern beobachtet vor allem, wie andere einen beobachten. Die Erwartung ist dabei eindeutig. Das Resultat dieser Beobachtung kann nur beschämend sein. Die anderen können doch nur eine schlechte Meinung über einen haben. Und sollten sie lachen, dann lachen sie einen nicht an, sondern doch nur aus (vgl. Yoon a. Zinbarg 2007; Button et al. 2012). Diese Überzeugung ist insofern besonders belastend, als eine sozial ängstliche Person ihren Selbstwert überwiegend an der Bewertung durch andere ausrichtet (Reijntjes et al. 2011). Bei einer sozialen Phobie wird die Ursache für die gefährdete Systemerhaltung jedenfalls einer kommunikativen Umwelt zugeschrieben, der man sich daher nach Möglichkeit zu entziehen sucht.

Bei allen Nachteilen dürfte der Vorteil dieses Mechanismus wiederum darin bestehen, dass es nun möglich ist, etwas gegen diese beschämende Situation tun zu können. So vermeidet man die als riskant vermeinte Adressierung in der Kommunikation und bleibt eben zu Hause, um das bereits angeschlagene Selbstwertgefühl nicht noch einem weiteren Risiko auszusetzen. Die Funktion der sozialen Angst besteht mithin darin, das Selbstbild zu schützen (vgl. Fergus et al. 2010). Scham ist, wie bereits erwähnt, ein brisanter Affekt mit einer ausgesprochen hohen pathogenen Potenz. Lassen sich beschämende Situationen schon nicht vermeiden, dann mag man sich darum bemühen, dieses Gefühl vor anderen Menschen verbergen, sind doch die mit diesem Gefühl einhergehenden körperlichen Veränderungen zusätzlich beschämend und werden daher besonders gefürchtet. Zudem könnten ein roter Kopf oder »hektische Flecken« dem Beobachter gar Rückschlüsse auf die eigenen Gedanken gestatten. In einem solchen Fall wäre dann ein Verlust der Intransparenz des eigenen psychischen Systems zu befürchten. Zur Adressensicherung wird daher die Beteiligung an Kommunikation nach Möglichkeit gemieden.

Zu einer konkretisierenden Transformation von Angst in Scham kommt es auch bei der Dysmorphophobie[98] oder Missgestaltsfurcht (Schmoll 2010). Hier wird der eigene Körper als hässlich erlebt. Diese Vorstellung wird typisch festgemacht an kleinen »Schönheitsfehlern«, wie sie sogar bei Topmodels vorkommen, wobei Körperregionen bevorzugt werden, denen große kommunikative Bedeutung zukommt wie der Haut, den Haaren sowie Nase und Augen (Driesch et al. 2004). Die betreffenden Menschen beschäftigen sich dann anhaltend mit ihrem vermeintlich verunstalteten Äußeren, verbringen Stunden mit Versuchen der Korrektur und lassen sich von ihrer verzerrten Sichtweise nicht abbringen. Vielmehr beharren sie auf ihrer oftmals durchaus idiosynkratischen Selbstbeschreibung. Sie wähnen sich als schlechte, weil hässliche Adresse.[99] Damit wird das Risiko, in der Kommunikation beschämt zu werden, am Körper dingfest gemacht. Das Sichtbarwerden vor anderen wird zum Problem. Kontingenz und Sinn, wie sie bei jeder Beteiligung an Kommunikation gegeben sind, lassen sich so weitgehend eliminieren. Auch erscheint die Schuldfrage als hinreichend geklärt. Für sein missgestaltetes Aussehen kann man ja schließlich nichts. Zudem eröffnen sich Handlungsmöglichkeiten, so etwa die Inanspruchnahme eines Schönheitschirurgen. Diese Mög-

---

98 Griech. *dys* = »un-, miss-«, *morphé* = »Gestalt«.
99 In der Tat kann diese Vorstellung der Wahrnehmung der Wahrnehmung durch andere bisweilen durchaus wahnhafte Züge annehmen (vgl. Mancuso et al. 2010; Schutters et al. 2011).

lichkeit gerät allerdings zur Verpflichtung.[100] Somit kann jedenfalls die Wahrnehmung der Wahrnehmung durch die anderen doch noch relativ angstfrei kommuniziert werden, und zwar in einem Kommunikationssystem, in dem es vorrangig nicht um Kommunikation geht, nämlich dem somatisch orientierten Medizinsystem. Typisch wird daher in einem solchen Fall auch das Gespräch mit einem Psychiater nach Möglichkeit gemieden, von dem eine gemeinsame Situationsdefinition schließlich kaum zu erwarten ist.

Beim Paniksyndrom empfindet die betreffende Person die scheinbar »grundlose« Angst, dass der Körper nicht mehr seinen Dienst tun könnte. Es kommt im Extremfall zur Vernichtungsangst. Offensichtlich gelingt es in einem solchen Fall nicht, die Angst inhaltlich zu spezifizieren. Der gefährdete Körper kann denn auch die eigene Existenz bestätigen nach dem Motto: Ich habe Angst, also bin ich. Die Verschiebung der Angst auf eine Sorge um den Körper liegt insofern nahe, als sich Angst in körperlichen Veränderungen, etwa Herzklopfen, Schweißausbrüchen oder Zittern, äußert. Die Aufmerksamkeit richtet sich daher gerade auf diese physiologischen Veränderungen des autonomen Nervensystems. Allfällige und für die meisten Mitmenschen durchaus harmlose körperliche Äußerungen werden als untrügliches Zeichen einer bevorstehenden körperlichen Katastrophe angesehen (Richter et al. 2012; Schmitz et al. 2012). Die betreffenden Menschen beobachten ihren Körper ganz genau, beschäftigen sich mit ihm unentwegt und versuchen, ihn zu schonen aus Angst, der Körper würde demnächst seinen Dienst versagen, und das überanstrengte Herz könnte in Bälde zu schlagen aufhören. Die Herzaktionen werden genau registriert. Harmlose Extrasystolen lassen keinen Zweifel daran, dass es zum Herzinfarkt gekommen ist. Da die Herzaktionen willentlich kaum zu kontrollieren sind, führt eine solche »Herzangststörung« im Extremfall dazu, dass jedwede körperliche Anstrengung vermieden wird. Auch hält man es für ratsam, sich vorzugsweise in der Nähe ausgewiesener Notfallambulanzen aufzuhalten. Haben sich diese Prozesse eingespielt, mag dann sogar das Vermeidungsverhalten als Beweis für die Gefährdungslage herangezogen werden (Gangemi et al. 2012).

Mittels einer solchen Beobachtung des Körpers lässt sich die der Angst zugrunde liegende selbstreferenzielle Krise überwinden, da nun

---

100 Auch hier zeigt sich die Nähe von Angststörungen und Zwangsstörungen.

die fremdreferenzielle Beschäftigung mit dem Körper weiterhilft. Die Beobachtung des angstbesetzten Körpers stabilisiert so die Grenzen des psychischen Systems, dessen Reproduktion durch eine ausschließliche Beschäftigung mit dem gefährdeten Selbst blockiert zu werden droht. Wenn schon eine Situation ängstigt, weil ihr Ausgang ungewiss ist, so ist der Körper einem doch fraglos gewiss. An ihm kann man sich denn auch buchstäblich festhalten. Allerdings besteht die Gefahr, dass eine solchermaßen somatisierte Angst ihre Signalfunktion einbüßt, nämlich dann, wenn sie allzu oft und geradezu inflationär eingesetzt wird. Wenn zu vieles oder gar alles beängstigend ist, müssen besondere Gefahren dann eigens ausgezeichnet werden. Eine Zunahme der Beschwerden wird nicht ausbleiben. Fühlt man sich schon unsicher, dann lässt sich diese Situation doch noch besser ertragen, wenn man sich sicher weiß, dass es eben schlecht ausgeht. Eine solche Erwartungssicherheit ist offenbar hilfreich. Sollte die erwartete Katastrophe eintreten, hat man jedenfalls richtig erwartet. Man hat das Unglück ja kommen sehen. Sollte es doch anders kommen, lässt sich ein solcher Irrtum dann schon billigend in Kauf nehmen. Die Angst minimiert insofern Überraschungen.

Angsterleben kann auch eine Leere füllen im Sinne eines Ersatzes für fehlende Gefühle (Mentzos 2000). Die mit der Panik einhergehenden körperlichen Veränderungen des vegetativen Nervensystems lassen sich als symbiotischer Mechanismus im Dienste des psychischen Systems auffassen, identifiziert sich doch das psychische bzw. das Selbstsystem mit seinem Körper (vgl. Kap. 9). Allerdings verhindert diese exquisite Beziehung zwischen dem psychischen System und seinem Körper auch, dass sich diese Externalisierung als eindeutig erleben lässt. Besteht einmal Angst, dann wird der ängstliche Beobachter beobachten, wie er beobachtet. Die Beobachtung, dass er selbst ängstlich beobachtet, wird ihm wiederum Angst machen. Er wird nämlich den eigenen Beobachtungen nur wenig Vertrauen entgegenbringen können. Es droht die Etablierung eines selbstreferenziellen infiniten Zirkels. Daher fällt der Entlastungseffekt dieser fremdreferenziellen Beschäftigung mit dem eigenen Körper doch zumeist wenig nachhaltig aus.

Im Gegensatz zum Paniksyndrom kommt es bei der generalisierten Angststörung nicht zu episodenhaft auftretenden Angstattacken. Vielmehr besteht die Angst dauerhaft. Die Grundstimmung ist ängstlich. Bei diesem Störungsbild, das in früheren Zeiten als Angstneurose bezeichnet wurde,[101] gelingt die Fokussierung der Angst nicht. Sie verbleibt daher ungerichtet oder kann sich auf wechselnde Objekte richten. Dann kann jede Kleinigkeit einen Angstanfall auslösen. Das wiederum führt zur Angst vor der Angst. Erlaubt die Phobie doch immer wieder ein Handeln, vor allem ein Vermeiden der bedrohlichen Situation oder des gefürchteten Objektes, so legt die generalisierte Angststörung eher den Attributionsmodus des Erlebens nahe. Die betreffenden Menschen erleben sich als Opfer der Situation und nicht als Handelnde (Eder 2003, S. 95). Damit gerät die generalisierte Angststörung in die Nähe zur Depression, von der sie auch oft nur schwer abzugrenzen ist, zumal sich bei beiden Störungsmustern übereinstimmende Risikofaktoren finden und sich gleiche Persönlichkeitsmerkmale beobachten lassen (Clark a. Watson 2006; Behar et al. 2009). Folgerichtig ist denn auch von einer ausgeprägten Komorbidität beider Störungsmuster die Rede (Kendall et al. 2010).

Die Frage stellt sich, welche Funktion die Angst bei der generalisierten Angststörung innehat, wenn es doch in einem solchen Fall nicht zu einer Konkretisierung der Angst kommt und insofern die Gefahr dem Risiko vorgezogen wird.[102] Es ist zu vermuten, dass diese Transformationsverweigerung ebenfalls dem Selbstschutz dient. Wird die Angstquelle im Modus des Erlebens auf die Umwelt externalisiert, dann hat die Angst mit einem selbst nichts oder kaum etwas zu tun. Würde man sich eine Handlungsmöglichkeit zugestehen, müsste man sich auch verantwortlich fühlen für den negativen Ausgang der Ereignisse. Ist man aber davon überzeugt, dass man selbst nicht über Erfolg versprechende Handlungsmöglichkeiten zur Angstabwehr verfügt, dann ergibt es Sinn, die Verantwortung für das, was passiert, einer malignen Umwelt zuzuschreiben. Auch lassen sich anlässlich einer solchen Konstruktion die Verhältnisse beklagen in der Hoffnung, in der anschließenden Kommunikation als bedauernswertes, ohnmächtiges Opfer undurchsichtiger Mächte adressiert zu werden. Insofern kann das Beharren auf dem Modus des Erlebens durchaus vorteilhaft sein. Als Adresse in der Kommunikation wird dann doch das Bild einer ängstlichen, unsicheren und damit auch weithin unterstützungsbedürftigen Person bevorzugt, zumal wenn die generalisierte Angst-

---

101 In den modernen Klassifikationssystemen wurde der Begriff der Neurose eliminiert mit der Begründung, dass er ätiologisch nicht neutral, sondern vielmehr der psychoanalytischen Tradition verpflichtet sei.

102 Zur Unterscheidung von Risiko und Gefahr vgl. Kapitel 2, S. 47.

störung mit körperlichen Symptomen im Sinne einer Somatisierung einhergeht.[103] Das Fehlen einer konkreten und benennbaren Angst bzw. Furcht impliziert aber auch, dass das psychische System seine Umwelt als gefährlich und weniger als riskant erlebt. Ohne Vertrauen in Angstbewältigungskonzepte, die mit dem eigenen Selbstbild kompatibel sind, wird die Gefahr dem Risiko vorgezogen, eine sonst eher unübliche Option. Typisch für Menschen, denen eine generalisierte Angststörung attestiert wird, ist ein dauerndes, übertriebenes Sich-Sorgen-Machen (Fialko et al. 2012). Entsprechend der Vermeidungstheorie des Sich-Sorgens (Borkovec a. Inz 1990) besteht eine wichtige Funktion dieser Strategie darin, den mit der Angst verbundenen auch körperlich erlebbaren Stress zu vermeiden oder zumindest zu reduzieren. Das Sich-Sorgen-Machen lässt sich als Versuch verstehen, »zukünftige (negative) Ausgänge gedanklich vorwegzunehmen« (Hoyer u. Heidrich 2009, S. 34). Dabei hat es den Anschein, als ob die Sorgen wegen erst in der Zukunft zu erwartender Katastrophen doch auch ablenken könnten von gegenwärtigen Problemen (vgl. Mueller et al. 2010). In gewisser Weise wird so auf Zeit gespielt. Zumindest kurzfristig scheint sich dadurch die Angst tatsächlich auch begrenzen zu lassen (Behar et al. 2012). Insbesondere wenn die gefürchteten Ereignisse nicht in allzu naher Zukunft zu erwarten sind und so erst einmal auf sich warten lassen, mag man sich in seiner Überzeugung bestätigt fühlen, dass sich das Sich-Sorgen-Machen doch ausgezahlt hat. Dieser kognitive Verarbeitungsstil von Angst wird positiv konnotiert. Allerdings wird diese Strategie, sich über Sich-Sorgen-Machen Sicherheit zu verschaffen, die Unsicherheitsintoleranz doch vergrößern und so das Angstniveau erhöhen (Dugas et al. 2012). Typisch geschieht das andauernde Sich-Sorgen-Machen eher in verbaler Form statt in bildlichen Vorstellungen (Borkovec et al. 1998). Sich-Sorgen-Machen lässt sich kontrollieren, zumal sich hierbei das psychische System über den selbstreferenziellen Anschluss reproduziert. Offenbar sind fremdreferenzielle Inhalte zu riskant und werden daher nach Möglichkeit vermieden, hat man doch schließlich immer Angst vor etwas. Diesbezüglich sind das Sich-Sorgen-Machen und das fortwährende Grübeln oder Brüten, das sogenannte Ruminieren, funktional äquivalent. Beide Male geht es um die Kontrolle negativer Affekte. Während es

---

103 Auf die beziehungsregulierende Funktion in langfristigen Partnerschaften verweisen auch Butollo und Maragkos (2005).

allerdings beim Sich-Sorgen-Machen um zukünftige Ereignisse oder Situationen geht, ist das Grübeln doch eher vergangenheitsorientiert. Daher findet sich die Neigung zum Ruminieren auch bei depressiven Verstimmungszuständen (vgl. Kap. 4), während die Neigung zum Sich-Sorgen-Machen für die generalisierte Angststörung typisch ist (McLaughlin et al. 2007).

Von psychoanalytischer Seite wird denn auch der phobische Modus als der reifere Modus angesehen, zumal die Reifeentwicklung im Normalfall vom Erleben diffuser körpernaher Angst hin zur umschriebenen Furcht führt. Dementsprechend wird die generalisierte Angststörung bzw. Angstneurose als unreife Phobie aufgefasst (Mentzos 1984, S. 23). Unter einer funktionalistischen Perspektive wird man sich fragen, warum es nicht zu einer Konkretisierung der Angst kommt und warum auf eine thematische Substitution verzichtet wird. Vielleicht besteht die Funktion dieser Nichtfokussierung gerade darin, dass die fehlende Konkretion und eben das Diffuse als doch weniger bedrohlich erlebt wird denn eine mögliche konkret ängstigende Situation oder ein Objekt. Man braucht sich eben nicht vor einer bestimmten Situation zu fürchten. Auch ließe sich vermuten, dass das Fehlen der Handlungsoption doch noch eine gewisse Sicherheit vermittelt. Das sollte insbesondere dann der Fall sein, wenn eine bestimmte konkrete Befürchtung ein aggressives oder aber ein beschämendes Handeln als Angstbewältigungsmechanismus nahelegen dürfte. Dann hätte man zu befürchten, dass eine Konkretisierung der Angst eben auch ihre Beobachtbarkeit und damit ihre Benennung implizierte. Von der Angst ließe sich etwa auf das Bestehen von Wünschen schließen, die man vor sich und insbesondere vor den anderen doch lieber verbergen möchte. Dann liegt es nahe, lieber nichts darüber wissen zu wollen, was einem eigentlich Angst macht. Informationen sind insofern riskant, als sie eine Gefahr zum Risiko machen könnten, heißt es doch: »Was ich nicht weiß, macht nicht heiß.«

Lässt sich ein künftiger Schaden ursächlich der eigenen Entscheidung zurechnen, dann lässt sich von einem Risiko sprechen. Bei einer Gefahr wird dagegen die Umwelt verantwortlich gemacht. In den Worten von Luhmann (2008b, S. 350 f.):

> »Von Risiken spricht man dann, wenn etwaige künftige Schäden auf die eigene Entscheidung zurückgeführt werden. Wer kein Flugzeug besteigt, kann nicht abstürzen. Bei Gefahren handelt es sich dagegen

um von außen kommende Schäden. Um im Beispiel zu bleiben, dass man durch herabfallende Flugzeugtrümmer getötet wird. Beide Fälle behandeln die Ungewissheit eines künftigen Schadens, sind also Gegenfälle zu Sicherheit. Sie unterscheiden sich aber an der Frage, ob das Unglück auf eine Entscheidung zugerechnet wird oder nicht.«

In der Regel lebt es sich für die meisten Menschen mit einem Risiko leichter als mit einer Gefahr. Das Risiko ist im Allgemeinen leichter zu ertragen als eine Gefahr, liegt doch der beruhigende Gedanke nahe, dass ein selbstgewähltes Risiko sich auch eher selbst bewältigen lässt. Die jedem Risiko eigene Handlungsoption ist denn auch durchaus selbstbestätigend, im guten wie auch im schlechten Sinne. Kann ein Risiko wie im Falle einer Phobie gemieden werden, so kann es auch gesucht werden. Die Situation ist jeweils zu kontrollieren. Man ist vorbereitet und braucht eine Überraschung, welche die autopoietische Reproduktion unterbrechen könnte, nicht mehr zu befürchten. Hat es das Problem so gewissermaßen kondensiert, darf das psychische System hoffen, sich hernach doch wieder angstfrei betätigen zu können. Gefahr wird dadurch in ein Risiko transformiert. So gesehen, sind der phobische Mechanismus wie auch das kontraphobische Risk-Seeking-Verhalten als funktional äquivalent anzusehen und zu vergleichen. Risikobedingte Angst lässt sich, zumindest wenn sie sich zeitlich und situativ begrenzen lässt, durchaus genießen. Der Psychoanalytiker Michael Balint (2009) hat hierfür den Begriff der Angstlust geprägt. Die Lektüre von Thrillern oder aber das moderne Bungee-Jumping, im weitesten Sinne jede Form von *risk-seeking behavior*, sind geläufige Beispiele. Die Funktion dieses risikosuchenden Handelns besteht darin, sich exemplarisch der prinzipiellen Möglichkeit einer Transformation von Gefahr in Risiko zu versichern. Sieht man sich einer Gefahr ausgesetzt, ist es sinnvoll, Risiken zu suchen. Auch wird die Bereitschaft zu riskantem Verhalten vor allem seitens der Gleichaltrigen immer wieder als Zeichen besonderen Muts und psychischer Stärke angesehen und entsprechend gewürdigt.

Das Problem

Die Zukunft lässt sich nicht vorhersehen. Es kann eben immer anders kommen, wie auch das Vergangene immer auch anders hätte ausfallen können. Die Verhältnisse sind komplex und kontingent. Ist man sich dessen bewusst, dann kann man eigentlich nur unsicher sein (vgl.

Esposito 2007, S. 27 ff.). Diese Unsicherheit, dieses Kontingenzbewusstsein gilt es auszuhalten. Angst ist mithin normal. Daher kann das den Angststörungen zugrunde liegende Problem auch kaum die Angst sein. Das Problem besteht vielmehr in einer eingeschränkten Fähigkeit, mit Angst angemessen umzugehen. Wird wie im Falle von Angststörungen Angst zur Problemlösung eingesetzt, wird die Problemlösung zum Problem.[104] Die dann symptomatische Angst hat nicht mehr

»die Funktion einer normalen oder übertriebenen Signalisierung einer bewussten Gefahr, sondern, umgekehrt, die defensive Funktion des versteckten bzw. verschleierten Ausdrucks einer anderen, verdrängten Angst« (Mentzos 2009, S. 118).

Als neuropsychologische bzw. neurobiologische Dispositionen für Angststörungen werden auffällige Muster der Informationsverarbeitung genannt, so die bereits erwähnte temperamentsbedingte Verhaltenshemmung, aber auch eine Tendenz zu überschießenden Reaktionen seitens des autonomen Nervensystems sowie eine gestörte Aufmerksamkeitsregulation (Pine a. Klein 2008). Die kognitionspsychologische Zweiprozesstheorie (Evans 2008; Kahneman 2012) postuliert zwei unterschiedliche kognitive Prozesse, zum einen assoziative, automatisch und schnell ablaufende, zum anderen willentlich gesteuerte, die langsamer ablaufen und denen eine Kontrollfunktion zukommt. Im Falle von Angststörungen soll die Balance zwischen beiden Systemen gestört sein. Dadurch sei ein Disengagement von Angstreizen nur schwer möglich (Ouimet et al. 2009; Salemink a. Wiers 2012).

Die Unsicherheitsintoleranz lässt sich auch mithilfe bindungstheoretischer Annahmen und Befunde rekonstruieren, besteht die Funktion von Bindungspersonen doch gerade darin, dem Kind in Situationen von Angst und Stress eine sichere Basis zur Verfügung zu stellen. Im Falle einer Angststörung fehlt es offensichtlich an Vertrauen in die eigene Angstbewältigungsfähigkeit als Resultat nichtoptimaler Bindungserfahrungen. Ungünstige Bindungserfahrungen gelten denn auch als Risikofaktoren für Angststörungen (vgl. Cassidy et al. 2009; Nolte et al. 2011). Während sich die Bindungsmotivation im Kindes-

---

104 Erinnert sei an den homöopathischen Grundsatz des »Similia similibus curentur« (»Ähnliches möge durch Ähnliches geheilt werden«) (Hahnemann 1796).

alter im Wunsch nach Nähe zu einer sogenannten Bindungsfigur äußert, dokumentiert sich die lebenslange Bedeutung von Bindung in späteren Entwicklungsabschnitten als Bedürfnis nach »gefühlter Sicherheit« (Sroufe a. Waters 1977). Das Bindungssystem als ein primäres Motivationssystem funktioniert nicht isoliert von anderen Verhaltenssystemen. So besteht zum Erkundungssystem ein antagonistisches Verhältnis. Die Kindern angeborene Neigung zur Exploration der Umgebung wird gehemmt, wenn das Bindungsverhaltenssystem aktiviert ist. Eine ausreichend sichere Bindung ist die Basis für Neugier und Erkundungsbereitschaft und damit für Lernen. Sie setzt die Aufmerksamkeitsressourcen frei, die für die volle Entfaltung kognitiver Fähigkeiten nötig sind (Main 1991). Insofern wäre es zu verkürzt, die Funktion von Bindung nur auf die Affektregulierung bei Trennung oder starkem Stress zu begrenzen. Das Bindungssystem ist nicht nur und auch nicht primär ein Notfallsystem. Vielmehr besteht seine nicht minder bedeutsame Funktion darin, dem Kind eine angstfreie Neugier und Erkundungsbereitschaft zu ermöglichen. In ihrem Plädoyer für eine erweiterte Perspektive der Bindungstheorie schlagen Grossmann und Mitarbeiter (1999) vor, Explorationssicherheit als einen integralen Bestandteil des Konzepts von Bindungssicherheit aufzufassen. Demnach zeichnet sich ein explorationssicheres Kind dadurch aus, dass es im Vertrauen auf die Verfügbarkeit der Bindungsperson kompetent mit Neuem umzugehen weiß, d. h. sich angemessen, also weder über- noch unvorsichtig den ungewohnten Anforderungen stellt. Auch diese Balance zwischen Bindung und Neugier besteht lebenslang. Mit die wichtigste Aufgabe der frühen Bindungspersonen ist die Hilfe bei der Entwicklung einer gekonnten Affektregulation, bei der es sich um eine bedeutende Entwicklungsaufgabe der frühen Kindheit handelt. Einer Störung der Affektregulation kommt bei der Genese von Angststörungen besondere Bedeutung zu (Cisler a. Olatunji 2012; Kullik u. Petermann 2012). Auch lassen sich die unterschiedlichen Formen der Störungen aus dem Angstspektrum als Resultat dieser Interaktionen rekonstruieren.

Der Säugling vermag seine Affekte nur unvollkommen selbst zu regulieren, sind seine Handlungsmöglichkeiten doch noch erheblich eingeschränkt. Diesbezüglich ist er noch auf seine erwachsenen Bezugspersonen angewiesen, welche mehr oder weniger feinfühlig Veränderungen seiner Aufmerksamkeit und seines Wachheitsgrades wahrnehmen können. Mit der Zeit lernt das kleine Kind, sich zunehmend selbst zu regulieren, d. h., den Umgang mit seinen Affekten selbst zu regeln. Die Erfahrung, durch eigenes Handeln die Angst beenden zu können, ist denn auch von zentraler Bedeutung für die Autonomieentwicklung und die Ausbildung eines sicheren Selbstkonzepts. Die Entwicklung führt mithin von der Koregulation zur Selbstregulation der Affekte (Sroufe 1997). Diese Prozesse liegen auch der bekannten intergenerationalen Transmission von Angst und Angststörungen zugrunde (vgl. Murray et al. 2008; Schreier et al. 2008). Der jeweilige Umgang mit Affekten und damit die Fähigkeit des psychischen Systems zur Selbstregulation lässt sich als Resultat der strukturellen Kopplung mit der frühen Eltern-Kind-Kommunikation begreifen (vgl. Schleiffer 2012, Kap. 3). Das psychische System des Kindes beobachtet, wie das »Thema« Angst in der Kommunikation mit seinen frühen Bezugspersonen behandelt wird. Daher haben frühe Beziehungsstörungen Auswirkungen auf die Affektregulierung. Hierbei wird sich der elterliche Einfluss stark bemerkbar machen (Field et al. 2008), handelt es sich doch bei den Eltern um die »stärkeren Persönlichkeiten« (Stierlin 1975), die daher anlässlich des kindlichen Beobachtungslernens als maßgebliche Modelle fungieren. Prozesse des Modelllernens dürften jedenfalls bei der Ausbildung von Ängsten eine große Rolle spielen (Dubi et al. 2008). Für Kinder von Müttern, deren eigene Angststörung mit einem hohen Ausmaß an Bindungsunsicherheit einhergeht, besteht ein großes Risiko, sich nur unsichere oder gar desorganisiert-unsichere Bindungsstrategien aneignen zu können (Manassis et al. 1994), insbesondere wenn sich ihr Temperament als »verhaltensgehemmt« beschreiben lässt (Degnan et al. 2010). Die Erfahrungen mit einer solchermaßen selbst ängstlichen Mutter verhindern es, dass sich ein »Sicherheit bietendes, benignes internalisiertes Objekt« (Mentzos 2009, S. 118) anbietet.

Neben solchen Lernvorgängen dürften auch genetische Einflüsse eine Rolle spielen. Geht man davon aus, dass die erhöhte Angstbereitschaft auch genetisch bedingt ist, wird man doch auch ganz unterschiedliche Reaktionsweisen aufseiten der Eltern in Rechnung stellen müssen. So ließe sich fragen, was denn passiert, wenn etwa die Mutter[105] beobachten muss, wie ihr Kind immer wieder ängstlich

---

105 Auch die empirische Angstforschung ist traditionell mutterfixiert. Erst in letzter Zeit wird die Bedeutung auch des Vaters bei der Entwicklung von Angst und Angststörungen in den Blick genommen (vgl. Bögels a. Phares 2008). Hier gibt es Parallelen zur Bindungsforschung.

vor jeder neuen Aufgabe zurückschreckt und erst in stundenlangen Diskussionen ermutigt werden kann, etwas Neues zu probieren. Eine Möglichkeit besteht darin, dass die Ängste des Kindes die Mutter noch ängstlicher werden lassen. Das Kind wird dann beobachten, dass bestimmte Themen bei der Mutter von besonderer Relevanz sind. Die Mutter wird dann zumindest als Modell die kindlichen Ängste nur noch bestätigen und verstärken. Auch lässt sich vorstellen, dass die Mutter enttäuscht ist oder sich schämt, es nicht geschafft zu haben, ihr Kind zu einem mutigen und durchsetzungsfähigen Menschen zu erziehen. Dann kann es dazu kommen, dass sie ihr ängstliches Kind mehr oder weniger harsch kritisiert (vgl. Pahl et al. 2012). In einem solchen Falle ließe sich, psychoanalytisch inspiriert, von einer projektiven Identifikation sprechen, bei der eine Person einen mit dem eigenen Selbstbild inkompatiblen Selbstanteil abspaltet, ihn auf eine andere Person projiziert, um ihn dort gewissermaßen stellvertretend zu bearbeiten in der Annahme, das beschämende Angstgefühl nun erfolgreich losgeworden zu sein. Für das Kind bedeutet dies allerdings, dass es beginnt, sich seiner Angst zu schämen. Es wird dann eine Angst vor künftigen Angstzuständen entwickeln. Welcher Transaktionsmechanismus sich einspielt, ist kaum vorherzusagen und ganz sicher nicht ohne Kenntnis der Biografie, wie sie sich mittels Fragebogen kaum jemals valide erfassen lässt.

Jedenfalls wird eine selbst ängstliche Bezugsperson sich schwertun, den Angstaffekt ihres Kindes angemessen feinfühlig, d. h. ihn weder dramatisierend noch seine Relevanz verleugnend wahrzunehmen und beispielhaft zu verarbeiten. So wird ein entwicklungsförderndes Affektspiegeln eher ausbleiben (vgl. Schleiffer 2012, Kap. 3). Ohne die Erfahrungen einer gelingenden Koregulation wird es dem Kind schwerfallen, insbesondere negative Affekte ausreichend wirksam zu kontrollieren und zu regulieren (vgl. Muris et al. 2008). Dies muss besonders für Kinder, die »von Natur aus« sehr empfindlich auf Veränderungen ihrer Umwelt reagieren, für die mit anderen Worten ihre Umwelt überaus oder gar zu informativ ist, zum Problem werden. Zwischen einem »schon immer« ängstlichen Kind und seiner ängstlichen Bezugsperson kommt es zu einem transaktionalen Entwicklungsprozess mit Rückwirkungen auf beide Interaktionspartner. Da das Kind immer auch den »Erfolg« der Angstkommunikation beobachtet, wird das Resultat dieser Beobachtung sein weiteres Verhalten motivieren. Statt ihr Kind einen angemessenen Umgang mit Unsicherheit und

Risiken zu lehren, wird eine Mutter, die selbst nur eine verminderte Toleranz gegenüber Unsicherheit besitzt, ihrem Kind eher das Ideal absoluter Sicherheit vermitteln. Da aber eine solche Sicherheit mit den Funktionsbedingungen sinnhaft operierender Systeme letztlich unvereinbar ist, kann dieses Sicherheitsstreben nur unerfüllt bleiben. Überfürsorglichkeit ist denn auch als Risikofaktor für Angststörungen zu werten (Gere et al. 2012). Wird an der Illusion völliger Sicherheit dennoch festgehalten, werden die unvermeidlichen wiederholten Frustrationen nur zu verstärkten Kontrollbemühungen animieren. Vorsicht und Prävention werden dann zur Lebensaufgabe (vgl. Hafen 2006; Fuchs 2008).

Da solchen Kindern kaum jemals ermutigende Erfahrungen mit gelingender Angstregulation vergönnt sind, erhält der negative Affekt der Angst zusätzlich eine negative Konnotation. Da die nützliche Funktion von Angst kaum jemals wahrzunehmen ist, wird sie bestenfalls als überflüssig, zumeist aber als belastend und daher als zusätzlich angsterregend bewertet. Es resultiert daraus dann eine Angst vor der Angst als Teil einer negativen Metakognition bezüglich des Angsterlebens (Wells 2005). Vermag die Bezugsperson das Kind nicht zu beruhigen, wird die Angstkommunikation kaum ein Ende finden. Zumindest können angstbesetzte Themen nicht begründet und nachvollziehbar beendet werden, sei es, dass sie quasiphobisch vermieden werden, sei es, dass sie die Kommunikation thematisch dominieren. Es lässt sich gut nachvollziehen, dass das an einer solchen Kommunikation beteiligte Kind eine besondere Sensibilität für solche Themen erwerben wird. Diese Prozesse dürften der für Angststörungen als typisch beschriebenen Tendenz, uneindeutige Situationen als gefährlich und ängstigend zu interpretieren, zugrunde liegen. Die Komplexität dieser Situation wird reduziert um den Preis einer für Angststörungen typisch verzerrten Informationsverarbeitung.

Aber auch wenn es einer unsicherheitsintoleranten Mutter gelingt, ihr ängstliches Kind zu beruhigen, kann gerade dieser Erfolg aber auch zur Entwicklung einer Disposition für eine spätere Angststörung beitragen. Das ist dann der Fall, wenn die Mutter gerade das Beruhigen ihres Kindes als paradigmatische Mutteraktivität interpretiert und als Beweis für ihr gutes Muttersein ansieht. In einem solchen Fall lässt sich gut vorstellen, dass die Angstkommunikation zum bevorzugten Kommunikationsmodus wird. Dies dürfte auch dann der Fall sein, wenn die selbst ängstliche Bindungsperson die Gelegenheit, ihr ängstliches Kind erfolgreich zu trösten und zu beruhigen, geradezu als Chance begreift, sich selbst zu beruhigen.[106] Verwiesen sei in diesem Zusammenhang auf den empirischen Befund, dass es in der Vorgeschichte von angstgestörten Kindern überzufällig häufig zu Erkrankungen oder Störungen der Atemwege gekommen war, die nachvollziehbar bei allen Eltern große Ängste auslösen (Pine a. Klein 2008).

Ein Fall

Der 16-jährige Martin wurde von seiner Mutter dem Jugendpsychiater vorgestellt, nachdem er gemeinsam mit einem anderen Jungen einen Busfahrer zu berauben versucht hatte. Der Junge hatte als kleines Kind unter starkem Asthma gelitten. Immer wieder war es seinerzeit zu lebensbedrohlichen Anfällen gekommen. Seitdem war für seine Mutter sein Leben bzw. sein Überleben alles andere als selbstverständlich. Angst wurde zum beherrschenden Kommunikationsthema der Familie. Zudem trennten sich die Eltern. Die Trennung wurde allerdings nie vollständig durchgeführt. Der Junge sorgte bei seinen Eltern für Sorgen. Als Eltern adressiert, kooperierten die getrennten Eheleute zumindest als Elternpaar. In der Pubertät wurde Martin zunehmend unzufrieden mit der Selbstbeschreibung eines ängstlichen Jungen. Er suchte und fand den Kontakt mit dissozialen Gleichaltrigen. Er schwänzte immer wieder die Schule und ruinierte so seine Schulkarriere, was insbesondere bei seinem Vater, einem Lehrer, für kommunikative Resonanz sorgte. Die dissoziale Entwicklung ließ sich als thematische Substitution auffassen. Nicht mehr eine körperliche Dysfunktion ängstigte, sondern nunmehr das dissoziale bzw. delinquente Verhalten.

Da die strukturelle Kopplung zwischen psychischem und kommunikativem System vor allem über Sprache erfolgt, bietet es sich an, die Angst reduzierende Enttautologisierung (Fuchs 1995, S. 168 ff.) der Selbstreferenz über eine Beteiligung an sprachlicher Kommunikation anzustreben. Nicht von ungefähr gehört die Aufforderung, über die

---

106 Auch hier handelt es sich um den Mechanismus der projektiven Identifizierung. Der jüngst verstorbene Psychoanalytiker Horst-Eberhard Richter hat in seinem Buch *Patient Familie* (1970) die Familiendynamik ängstlicher Familien unter dem Stichwort »Sanatorium« anschaulich beschrieben.

eigenen Ängste zu sprechen, zu den gängigen Ratschlägen nicht nur von professionellen Helfern und Helferinnen. Allerdings kann das Darübersprechen auch den gegenteiligen Effekt nach sich ziehen, nämlich dann, wenn die Angst und der Umgang mit ihr zum dominierenden Thema werden. Angst ist schließlich, wie bereits erwähnt, ein sehr attraktives und ausgesprochen anschlussfähiges Thema. Angst lässt sich risikolos erzählen, darf man doch mit einem hohen Sicherheitsgrad darauf vertrauen, dass den eigenen Angstbekundungen nicht widersprochen wird. Ängstliche Personen können in ähnlicher Weise wie depressive Personen damit rechnen, dass ihnen seitens ihrer Kommunikationspartner doch eher Mitleid und Unterstützung zuteilwerden.

Es stellt sich hier die Frage, wie es dazu kommt, dass ein fremdreferenzieller Anschluss über eine sprachliche Thematisierung sich als erfolgreich erweist und dass sich das psychische System hernach mit anderem und nicht nur mit dem Thema Angst und Angstabwehr beschäftigen kann. Die weiteren kommunikativen Anschlüsse dürften darüber entscheiden. Unterschiedliche Angsterzählungen erweisen sich dann als unterschiedlich anschlussfähig. Zumindest im jungen Alter ist die Trennung von der Mutter diesbezüglich konkurrenzlos, handelt es sich doch bei der Angst des kleinen Kindes vor dem Alleinsein um die Angstform, die ein jeder kennt und über die sich somit eine Verständigung leicht erreichen lässt. Bei der Trennungsangst dürfte es sich um die primäre Angstform handeln. Da der Säugling zum Überleben einer erwachsenen Bezugsperson bedarf, nämlich der Bindungsperson, die er als »stärker und/oder klüger« (Bowlby 1982, S. 159) einschätzen kann und von der er daher Schutz, Sicherheit, Trost und Beruhigung erwarten darf, hat es Sinn, allfällige Ängste als Verlustängste zu konkretisieren und in Szene zu setzen. Hierfür darf der Säugling auf die intuitive Elternschaft seiner Bezugspersonen vertrauen, die sich als Beschützer und Pflegepersonen ihres Kindes definieren.

Es überrascht daher nicht, dass es sich bei der Trennungsangst mit um die häufigste Angstform handelt. Bei der Trennungsangst wird die eigene Adressierung durch die Person, die für den Selbstwert entscheidend ist, mithin in der Regel die Mutter, als nicht ausreichend sicher beobachtet und bewertet. Auch in der psychoanalytischen Tradition wird eine solche Mutter-Kind-Beziehung als konfliktbehaftet beschrieben. Auf solche Beziehungserfahrungen lassen sich denn auch spätere inkonsistente Objektbeziehungen zurückführen. Eine auch nur passagere Trennung vom Selbstobjekt wird dann Pars pro Toto als Anzeichen für den drohenden Verlust des Selbstwerts gefürchtet. Unter bindungstheoretischer Perspektive ist bei einer Trennungsangststörung mit einer unsicheren Bindungsbeziehung zu rechnen (Shamir-Essakow et al. 2005).

Überhaupt ist das Thema Trennung von der Mutter oder gar Mutterverlust für die Bindungstheorie von zentraler Bedeutung. Bekanntlich ist eine vorübergehende Trennungssituation in besonderer Weise geeignet, sich der eigenen Bedeutung in der Beziehung zu versichern, wovon vielfältige Abschieds- und Wiedersehensrituale ein durchaus beredtes Zeugnis ablegen.[107] Das betrifft auch die Zu-Bett-geh-Rituale und Einschlafzeremonien, die kleine Kinder bei ihren Eltern immer wieder einfordern. Die Situation des Zubettgehens bzw. des Einschlafensollens bereitet kleinen Kindern bekanntlich häufig Angst, können sie doch nie vollständig sicher sein, dass die Eltern am nächsten Morgen verabredungsgemäß wieder anwesend sind und dass sich die Welt nach den nächtlichen Stunden vielleicht nicht doch erwartungswidrig zum Schlechten verändert hat, zumal sie sich während des Schlafs nicht kontrollieren lässt. Es überrascht daher auch nicht, dass sich zumindest im Kindesalter ein Zusammenhang zwischen Bindungsunsicherheit und Schlafstörungen beobachten lässt (Keller a. El-Sheikh 2011). Einschlaflieder oder Vorleserituale (Elias 2009), besonders wenn sie von einer Bindungsperson gesungen oder praktiziert werden, sollen dann dem Kind diese Angst nehmen und Sicherheit verbürgen. Allfällige Einschlafängste bieten eine Gelegenheit für die Erfahrung, Angst selbst bewältigen zu können. Es ist zu vermuten, dass in solchen Fällen die betreffenden Kinder gerade die Einschlafzeremonien als Gelegenheit wahrnehmen, eine emotional intensive Mutter-Kind-Interaktion herzustellen und zu genießen. Die Beruhigungsversuche durch die Mutter geraten vermutlich auch deshalb zu einer paradigmatischen Interaktion, weil sich die Interaktion auf die Beruhigung beschränkt. Schließlich haben die gestressten Eltern den Wunsch, dass ihr Liebling auf eine weitere Beteiligung an der familiären Kommunikation doch verzichtet und einschläft. Der Belohnungswert des Augenzumachens muss sich daher in Grenzen

---

107 Zur Überprüfung der Wertschätzung bietet es sich daher an, eine zumindest passagere Trennung von seiner Bezugsperson zu inszenieren. Zur Funktion des Weglaufens vgl. Kapitel 2.

halten. Für das Kind bedeutet dies jedenfalls, dass der selbstreferenzielle Aspekt dieser Kommunikation vorherrschend bleibt. Zudem dürfte am nächsten Morgen zu viel Zeit verstrichen sein, als dass ein Zusammenhang zwischen Ursache und Wirkung hergestellt würde. Ein Lernen am Erfolg bleibt aus.

Überhaupt handelt es sich bei der Abwesenheit der Eltern um die Situation, die wie kaum eine andere geeignet ist, das Bindungssystem des Kindes zu aktivieren.[108] Besteht eine ausreichend sichere Bindungsbeziehung zwischen dem Kind und seiner Bindungsperson, kann sich das solchermaßen sicher gebundene Kind ausreichend sicher sein, seine kommunikativen Mitteilungen erfolgreich adressieren zu können. Dies betrifft zuallererst Mitteilungen über den eigenen Kummer und Schmerz, mithin Mitteilungen über eine änderungsbedürftige psychische Verfassung. Dabei sagt die Bewertung einer Bindungsbeziehung auf dem Kontinuum sicher vs. unsicher etwas aus über die kommunikative Anschlussfähigkeit der Bindungskommunikation auf ihrer selbstreferenziellen Seite. Das psychische System eines Kindes, das an eine sicher bindende Kommunikation strukturell gekoppelt ist, wird Erfahrungen machen dürfen, die ihm nahelegen, die Selbstbeschreibung eines Kindes zu konstruieren, das in der Lage ist, die Aufmerksamkeit seiner personalen Umwelt auf sich zu lenken, sollte sich dies als notwendig erweisen. Dass solche positiven Erfahrungen die Entwicklung eines hohen und stabilen Selbstwertes wahrscheinlich werden lassen, ist nicht verwunderlich. Umgekehrt wird die Erfahrung, auch und gerade in Situationen der Angst und des Kummers diese Gefühle nicht zielsicher adressieren zu können, Anlass geben, eine Überzeugung auszubilden von einer Person, die für andere, selbst für die Bindungspersonen, buchstäblich nicht oder nicht ausreichend der Rede wert ist.

Dass die Bindungskommunikation ihre Anschlüsse typisch auf der selbstreferenziellen Seite sucht, zeigt sich denn auch überzeugend bei den Wiege- und Einschlafliedern. Hier sind es ruhige, »eingängi-

---

108 Bei der von Mary Ainsworth, neben John Bowlby Mitbegründerin der Bindungstheorie, konstruierten Methode der »fremden Situation« handelt es sich denn auch um die Standardmethode der empirischen Bindungsforschung (Ainsworth et al. 1978). Hierbei wird das zwölf bis 18 Monate alte Kleinkind für kurze Zeit von der Mutter getrennt. Es wird mithin unter Laborbedingungen das Bindungssystem aktiviert. Beobachtet und videografiert wird, wie das Kind mit diesem Stress umgeht, insbesondere ob und wie es seine Bindungsperson zur Affektregulation anlässlich der Wiedervereinigung zu nutzen vermag.

ge« Rhythmen und Reime, die dem Kind mitteilen, dass es sicher in der Kommunikation adressieren kann und auch selbst adressiert wird, und ihm so die Sicherheit vermitteln, dass es doch schon weitergehen wird. Auch wenn es bei diesen Ritualen immer wieder um etwas, eben um ein Thema gehen muss, ist die fremdreferenzielle Thematik doch eindeutig nachrangig, wie das folgende englische Einschlaflied anschaulich dokumentiert:

> Tommy Snookes and Bessy Brookes
> Were walking out one Sunday.
> Says Tommy Snookes to Bessy Brookes:
> »Tomorrow will be Monday.«

Der fremdreferenzielle Informationsgehalt dieses alten englischen »Nursery Rhyme«[109] ist denn doch als ausgesprochen gering zu veranschlagen. Ähnlich verhält es sich mit den beliebten Bettgeschichten. Auch bei diesen Erzählungen kommt es weniger auf ihren fremdreferenziellen Informationsgehalt denn auf ihren selbstreferenziellen Mitteilungsaspekt an. Gerade die Wahrnehmung informationaler Redundanz dürfte das Einschlafen erleichtern, wie das folgende Beispiel zu verdeutlichen vermag.

Ein Fall
Die Tochter bestand in jungen Jahren eine Zeit lang hartnäckig auf der Erzählung immer wieder derselben Geschichte. Wähnte ihre Mutter sie bereits schlafend und war sie daher, bisweilen durchaus eigennützig, versucht, das Verfahren mittels einer Informationsraffung abzukürzen, reagierte das Kind auf die solchermaßen erwartungswidrig vorgenommene Erzählhandlung mit unüberhörbaren Protestbekundungen, denen nur mit einem vollständigen Zu-Ende-Erzählen der Geschichte beizukommen war. Das Kind bestand eindeutig auf fremdreferenzieller Redundanz.

---

109 Siehe z. B. unter: http://www.rhymes.org.uk/a108-tommy-snooks.htm [30.11.2012]. Von diesem Lied existieren mehrere Varianten, die geringfügig voneinander abweichen.

8 Angst vor dem Selbst: Zwangsstörungen

Auch bei den Zwangsstörungen geht es um Angst. Das psychische System beobachtet sich selbst und muss dabei konstatieren, dass es mit dem Handeln und Erleben so nicht weitergehen kann. Es sieht das Weitermachen, die autopoietische Reproduktion, in Gefahr. Zwangsstörungen gehen mit intensivem Angsterleben einher, dies vor allem dann, wenn die Ausführung der zur Angstbewältigung eingesetzten Zwangsmechanismen behindert wird. Bei den im vorangegangenen Kapitel diskutierten Angststörungen im engeren Sinne projiziert die Psyche die erlebte Gefahr in ihre Umwelt, die sie als gefährlich konstruiert. Angst machen dann etwa gefährliche Kreaturen, ein als hässlich vorgestellter Körper, mit dem die gefürchtete beschämende Adressierung in der Kommunikation begründet wird, ein als in seinen Funktionen als unzuverlässig erlebter Körper, der nicht mehr stillschweigend und »einfach so« seinen Dienst tut, oder eine Kommunikation, die eine Beteiligung zum Risiko werden lässt. Gerade die Gefährlichkeit der Umwelt ist geeignet, dem psychischen System die systemkonstituierende Differenz zu seiner Umwelt zu bestätigen. Die so erst beobachtbare und benennbare Angst motiviert zu dem allen Angststörungen gemeinsamen Vermeidungsverhalten, dem die Funktion der Grenzerhaltung und damit der Systemerhaltung zukommt. Auch bei den Zwangsstörungen geht es um die Sicherung der Grenzen des psychischen Systems. Auch hier informiert sich das psychische System über eine Gefahrenlage. Das, womit sich das System fremdreferenziell beschäftigt, wird jeweils als bedrohlich erlebt. Allerdings wird im Falle von Zwangsstörungen die Gefahr nicht wie bei den Angststörungen im engeren Sinne bei der Umwelt, sondern beim System selbst ausgemacht. Somit geht es bei den Angststörungen im engeren Sinne um eine Angst um das Selbst, während sich die bei der Zwangsstörung bestehende Angst als Angst vor dem Selbst verstehen lässt.

Bei den Zwangsstörungen sind es die systemeigenen psychischen Operationen, mithin Wahrnehmungen und Gedanken, die als gefährlich beobachtet werden und daher kontrolliert werden müssen. Ein erster Vergleich mit den Angststörungen im engeren Sinne lässt Vorteile wie auch Nachteile einer solchen Strategie erkennen. Wird

die Wahrnehmung der Umwelt als gefährlich vorgestellt, dann bietet
es sich zur Problemlösung an, den Gefahrenbereich und damit den
Wahrnehmungsbereich einzuschränken und so für ungefährliche
Wahrnehmungen zu sorgen. Zumindest lässt sich der eigene Körper
in der Welt so platzieren, dass das Risiko für eine ängstigende Konfrontation mit Umweltgegebenheiten überschaubar bleibt. Da allerdings
die Umwelt zumindest kurzfristig doch nur geringfügig zu verändern
und zu »verharmlosen« ist, scheint eine zwangsförmige Kontrolle der
eigenen Gedanken auf den ersten Blick leichter einzurichten sein.
Schließlich kann man über seine Gedanken selbst verfügen. Auch
wenn mit dieser Strategie ein hohes Maß an Unabhängigkeit von der
Umwelt erreicht wird, sind die Nachteile doch nicht zu übersehen. Da
man sich nicht vornehmen kann, nicht zu denken, gerät ein solcher
Problemlösungsversuch schnell zum Dauerproblem. Daher dürften
Zwangsstörungen die Lebensqualität doch noch stärker einschränken,
als es bei Angststörungen im engeren Sinn schon der Fall ist (vgl.
Jacobi et al. 2012).

Die Tatsache, dass es sich bei den beiden Strategien jeweils um
Kontrollbemühungen handelt, vermag auch zu begründen, dass sie
sich keineswegs ausschließen müssen. Im Gegenteil lässt sich immer
wieder beobachten, dass sie gemeinsam oder auch abwechselnd eingesetzt werden. Eine Angstdisposition besteht denn auch bei Zwangsstörungen (Wheaton et al. 2012). Auch finden sich bei beiden Stö-
rungstypen ähnliche kognitive Auffälligkeiten (Laposa a. Rector 2009).
Schon die alte psychiatrische Bezeichnung »phobisch-anankastisch«[110]
(Quint 1988, S. 66) verweist auf diesen engen Zusammenhang, der
auch der Psychoanalyse vertraut war. Demnach gebe es »kaum eine
Zwangsneurose ohne phobische Elemente«, wie auch

> »umgekehrt die Vermeidung von phobisch besetzten Objekten und
> Gegenständen in fortgeschrittenen Fällen eine Ritualisierung impli-
> ziert, die stark an zwangsneurotische Rituale erinnert« (Mentzos 1982,
> S. 169).

Nosologie

Bei einer Zwangsstörung beeinträchtigen Zwangsgedanken und
Zwangshandlungen das Alltagsleben des betreffenden Menschen.

---

110 Griech. *anánke* = »Zwang«.

Zwangsgedanken werden definiert als intrusive, d. h. sich aufdrängende unerwünschte Gedanken, Vorstellungen, Bilder oder Impulse. Zwangshandlungen sind sich wiederholende, ritualisierte Aktionen wie etwa ein dauerndes Händewaschen, Saubermachen, Zählen oder Kontrollieren. Diese Handlungen werden durchgeführt zu dem Zweck, sich der beunruhigenden Zwangsgedanken zu entledigen, sie gewissermaßen in den Griff zu bekommen oder sie zumindest zu neutralisieren. Zwangsgedanken und Zwangshandlungen treten daher zumeist gemeinsam auf. Die Zwangssymptome werden zumeist als ich-dyston (Gegenteil: ich-synton), d. h. als unsinnig, krankhaft, belastend, nicht zur eigenen Person gehörend und oft als quälend erlebt. Die betreffenden Menschen fühlen sich ihren Zwängen ausgeliefert, auch wenn sie sie eindeutig als eigene Gedanken und als systemeigene Produktionen wahrnehmen. Darin unterscheiden sich Zwangsgedanken von Gedanken, die ein psychotisch verändertes psychisches System als »gemacht« beobachtet wie im Falle einer schizophrenen Psychose. Zwangssymptome machen Angst, insbesondere wenn man erleben muss, dass der Widerstand gegen sie zwecklos ist oder zumindest ohne nachhaltigen Erfolg bleibt.

Zwangsstörungen gehören mit zu den häufigsten psychiatrischen Störungsbildern. Ihre Prävalenz soll 0,25 % im Kindesalter (Carter et al. 2010) und 0,8 % im Erwachsenenalter betragen (Wittchen a. Jacobi 2005). Die Häufigkeit von Zwangsgedanken in der Allgemeinbevölkerung wird mit etwa 5 % angegeben (Blom et al. 2011). Die Störung beginnt zumeist bereits in der Kindheit. Je früher sie beginnt, desto gravierender ist das klinische Bild (Nakatani et al. 2011). Da das Zwangserleben beschämt, dauert es zumeist recht lange, bis die betreffende Person sich offenbart. Die Diagnose wird daher oft erst spät und oft auch zu spät gestellt. Auch die Zwangsstörung tritt kaum jemals isoliert auf. Komorbidität ist eher die Regel (vgl. Jans et al. 2008), insbesondere mit einer anderen Form der Angststörung, aber auch mit Depressionen (Storch et al. 2012) sowie mit der Tic-Störung (vgl. Kap. 9).

Da die Zwangsstörung eine heterogene Störung darstellt, ist wie bei vielen anderen psychiatrischen Störungsmustern auch hier von einem dimensional verteilten Spektrum die Rede (vgl. Anlauf u. Kordon 2010). Das Zwangsspektrum umfasst dann so unterschiedliche Störungsbilder wie die körperdysmorphe Störung, die Hypochondrie, Essstörungen, die Tic-Störungen sowie Störungen der Impulskontrolle. Zu Letzteren werden unter anderem das pathologische Glücksspiel, die Kleptomanie, aber auch die Trichotillomanie, das zwanghafte Ausreißen der Haare, gezählt (Harrison a. Franklin 2012). Bei der Dermatillomanie (Snorrason et al. 2012) stört sich die betreffende Person an einer objektiv geringfügigen Hautläsion und verhindert durch ein unablässiges Manipulieren ihre Heilung. All diese unterschiedlichen klinischen Bilder des Zwangsspektrums lassen sich auch entlang einer sich zwischen den Polen Zwanghaftigkeit und Impulsivität erstreckenden Dimension anordnen (Hollander et al. 1996). Auch bei den Verhaltensauffälligkeiten des Zwangsspektrums besteht ein Kontinuum hin zu normalem Verhalten bzw. zu mehr oder weniger störenden Angewohnheiten oder Marotten.

Problemlösung

Vor allem ihre rigide und stereotype Organisation zeichnet die bei den Zwangsstörungen zur Angstbewältigung eingesetzten Problemlösungsstrategien aus. Wie bereits erwähnt, sind es für das psychische System, anders als bei den Angststörungen im engeren Sinne, die eigenen Gedanken und Handlungen, die als gefährlich vermeint werden. Der Zwangskranke hat erst einmal weniger Angst um sich als Angst vor sich selbst. So leidet etwa eine Mutter unter der Zwangsbefürchtung, ihr Kind töten zu können, absichtlich oder zumindest unabsichtlich, sollte sie nicht genügend aufpassen, etwa den Herdplattenschalter nicht gewissenhaft kontrollieren und so das Haus in Brand stecken. Das Selbst gilt im Falle einer Zwangsstörung als kontrollbedürftig. Eine solche Strategie bringt Vor- und Nachteile mit sich. Der Umgang mit Angst gelingt im Falle von Angststörungen im engeren Sinne doch vergleichsweise einfacher. Schließlich ermöglicht die phobisch nach außen projizierte Gefahr doch vergleichsweise recht einfach zu handhabende Problemlösungsstrategien. So kann man die Gefahr meiden und etwa zu Hause bleiben. Solange keine Gefahr besteht, mit dem gefürchteten Gegenstand konfrontiert oder sich der gefürchteten Situation aussetzen zu müssen, lässt sich mit einer phobischen Störung doch noch passabel leben. Bei einer Zwangsstörung steht eine solchermaßen praktikable Problemlösung nicht zur Verfügung, wird doch nun die Gefahr in die eigene Gedankenwelt projiziert. Anders als bei einer Phobie ist es schließlich kaum möglich, der Gefahr, also sich selbst, aus dem Weg zu gehen. Wohin man auch geht, das psychische

System geht immer mit. Auch lässt sich das Denken nicht oder, wenn überhaupt, nur mithilfe fernöstlicher Meditationstechniken willentlich suspendieren. Man kann sich einfach nicht vornehmen, nicht zu denken oder etwas zu vergessen (vgl. Najmi et al. 2010). Gedanken lassen sich nur mit Gedanken kontrollieren. Allerdings könnte man meinen, dass die im Falle einer Zwangsstörung vorgenommene Gefährdungsanalyse doch auch Interventionschancen eröffnete. Dem psychischen System sollte es doch vergleichsweise leichtfallen, die eigenen Gedanken und das eigene Handeln zu steuern und zur Gefahrenabwehr einzusetzen. Schließlich heißt es doch, dass die Gedanken frei seien. Auch bedarf es bei der Ausführung von Zwangshandlungen nicht besonderer Freiheitsspielräume. Kontrollzwänge oder Waschzwänge erfordern lediglich einen freien Zugang zur Küche oder zum Badezimmer. Allerdings kann die Einschätzung des eigenen Selbst als gefährlich die vom psychischen System eingesetzten Selbsthilfestrategien nur desavouieren. Auf sie ist dann eben auch kein Verlass. Wenn das Selbst gefährlich ist, dann ist von ihm eine Problemlösung nicht ohne Weiteres zu erwarten. Will man sich beweisen, dass man seine Gedanken erfolgreich zu kontrollieren vermag, müssen schließlich diese Gedanken immer wieder erst gedacht werden. Kann man seinen eigenen Gedanken nicht vertrauen (Nedeljkovic et al. 2009), dann lassen sie sich auch mithilfe solch unzuverlässiger Gedanken nur schwer kontrollieren. Die zur Selbsthilfe eingesetzte Strategie ist denn auch der Nachweis für die Erforderlichkeit der Kontrollanstrengungen. Es schließt sich ein tautologischer Teufelskreis. So beenden oft erst schiere Erschöpfung und Resignation die repetitive Gedankenkette, da die Frage, ob man denn auch genau genug geschaut habe, ob der Herdschalter wirklich auf null steht, grundsätzlich nie abschließend zu beantworten ist. Ohne ein Mindestmaß an Vertrauen lässt sich nichts entscheiden. Mit dem Restrisiko hat man zu leben, will man leben.

Bei einer Zwangsstörung muss das psychische System erleben, dass es seine Operationen letztlich nicht zu kontrollieren vermag. Im Falle von Zwangsvorstellungen oder Zwangsgedanken drängen sich die unerwünschten Vorstellungen und Gedanken auf. Man fühlt sich gezwungen, diese Gedanken zu denken, obwohl man sie für als mehr oder weniger unsinnig oder zumindest für unangebracht hält. Es gelingt einfach nicht, sie zu unterdrücken. Dieses Erleben macht Angst. Man zweifelt, ob die Gedanken tatsächlich frei sind. Zwangshandlungen können diese Angst dann zumindest zeitweise mindern bzw. neutralisieren (Salkovskis et al. 2003). Dieser Erfolg wird mit einer negativen Verstärkung erkauft. Dann bekommt man die Zwangshandlungen erst recht nicht los.

Bei Zwangsgedanken handelt es sich um einen besonderen Typ sogenannter unerwünschter Gedanken, wie sie bei allen Menschen ab und an vorkommen dürften. Unerwünschte Gedanken lassen sich nach Rischer et al. (2010) definieren als unterscheidbare, in das Bewusstsein tretende Gedanken, Impulse oder Bilder, die:

- als eigene Gedanken attribuiert und
- als inakzeptabel oder unerwünscht bewertet werden
- mit laufenden Gedanken oder Verhalten/Handlungen interferieren
- nicht intendiert und nicht volitional, sondern vom Willen unabhängig sind
- eine Tendenz zeigen, wiederzukehren und sich zu wiederholen
- sehr leicht Aufmerksamkeitsressourcen beanspruchen, hoch ablenkend sind
- mit negativem Affekt verbunden (z. B. Angst, Dysphorie, Schuldgefühl) und schwer zu kontrollieren sind.

Den meisten Menschen sind solche mehr oder weniger intrusiven Gedanken durchaus vertraut (Rachman a. de Silva 1978; Rassin a. Muris 2006). Sieht man etwa, auf dem überfüllten Bahnsteig stehend, den erwarteten Zug einfahren, mag einem schon der Gedanke kommen, was denn wäre, wenn man nun auf das Gleis gestoßen würde oder, schlimmer noch, wenn man selbst jemanden stoßen würde. So schnell würde man zum Mörder! Oder was würde passieren, wenn man mit dem Auto den nächsten Alleebaum ansteuern würde? Im Normalfall wird solchen Gedanken keine weitere Beachtung geschenkt. Man tut sie einfach ab und denkt etwas anderes. Problematisch wird es, wenn man sich fragt, wie und warum einem solch entsetzliche Gedanken überhaupt kommen konnten. Psychoanalytisch aufgeklärt, wird man die Tiefen seines Triebreservoirs auszuloten beginnen. Zwangskranken jedenfalls gelingt es typisch gerade nicht, diese Gedanken nicht zu beachten (Salkovskis 1985). Sie machen ihnen Angst, sehen sie in ihnen doch den Beweis für ihr Schlechtsein oder gar für ihre Verrücktheit (vgl. Fisher 2009). So beginnen sie, sich Gedanken über ihr Denken zu machen.

Klinische Relevanz kommt solchen Gedanken dann zu, wenn sie den Alltag und die Lebensqualität beeinträchtigen. Dabei geht es bei diesen Zwangsgedanken typisch um Themen wie Sauberkeit und Ansteckungsgefahr, Kontrolle zur Schadensabwehr, Ordnung und Symmetrie (Fullana et al. 2009). Geläufige Beispiele für Zwangsgedanken oder Zwangsbefürchtungen sind etwa Mordgedanken, die ängstigende Vorstellung, anderen Schaden zufügen zu können, sich beim Händeschütteln mit gefährlichen Bakterien kontaminiert zu haben, sich unmöglich benommen oder sich gar versündigt zu haben. Um solche gefürchteten Ereignisse zu vermeiden, muss das Denken kontrolliert werden. Man nimmt sich vor, korrekt und richtig zu denken. So soll etwa Symmetrie in den Gedankengängen herrschen. Alle Pros und Kontras müssen exakt abgewogen werden. Ganzheitlichkeit wird angestrebt. Der Zweifel lässt sich aber nicht abschütteln.

Das psychische System erlebt seine Anschlussfähigkeit als gefährdet. Um sie sich zu sichern, muss es aber denken. Und wenn es denkt, hat es notwendig immer auch an etwas Bestimmtes zu denken. Um die selbstreferenzielle Reproduktion zu sichern, setzt die Kontrolle an der Fremdreferenz an. Das führt dazu, dass das gestresste psychische System nicht mehr flexibel zu entscheiden vermag, ob es an der Selbstreferenz oder an der Fremdreferenz weitermachen kann und soll. An den zwanghaften gedanklichen Vorstellungen haften bleibend, vermag es sich nur schlecht abzulenken und etwa Wahrnehmungen der Umwelt als Anregung bzw. Irritation zu nutzen, um seine Operation fremdreferenziell anzuschließen.[111] Es kommt jedenfalls zu selbstreferenziellen Metakognitionen, bei denen Strategien beobachtet werden, wie gedacht und wie beobachtet wird. Hier lässt sich diskutieren, welche gedanklichen Vorstellungen leichter zu kontrollieren sind und insofern in einer solchen Zwangslage eher Hilfe versprechen, etwa banale Gedanken wie zum Beispiel Zahlenreihen, die keinen größeren kognitiven Aufwand erfordern, oder doch eher mörderische oder blasphemische Gedanken. Von Letzteren dürften sich doch die allermeisten Menschen leichter distanzieren können.

Wie bei Angststörungen im engeren Sinne macht auch bei der Zwangsstörung die Selbstbeobachtung dem psychischen System

---

[111] Zu diesen schwer zu kontrollierenden negativen Gedanken kommt es nicht nur bei der Zwangsstörung, sondern auch bei anderen psychischen Störungsbildern, so auch bei Depressionen, Angststörungen in engeren Sinn, Suchtstörungen oder auch bei Essstörungen (Rischer et al. 2010).

Angst. Das psychische System glaubt, es sich nicht leisten zu können, »einfach so« zu denken. Ein Gedankenwandern oder Tagträumen gerät dann zur Horrorvorstellung. Das psychische System erlebt seine strukturelle Kopplung als gefährdet. Anders als bei den Angststörungen fertigt das zwangsgestört operierende psychische System eine besondere Selbstbeschreibung von sich an. Es ist überzeugt, dass die Gefahr zuallererst von ihm selbst ausgeht und nicht von seiner Umwelt. Es traut sich nicht über den Weg. Die kognitionspsychologische Forschung spricht von einem für Zwangsstörungen charakteristischen Mangel an kognitivem Vertrauen (Hermans et al. 2008). Auch wenn Gedächtnisleistungen wie Aufmerksamkeitsleistungen grundsätzlich nicht beeinträchtigt sind, muss sich der Zwangskranke doch unablässig vergewissern, dass seine Erinnerungen und Wahrnehmungen ihn nicht trügen. Ohne genügend metakognitives Vertrauen in seine eigene Funktionstüchtigkeit beschäftigt sich sein psychisches System unentwegt mit sich selbst. Ein solches System sucht seine Anschlüsse mithin bevorzugt auf der Seite der Selbstreferenz. Es ist sich nicht sicher, ob es das, was es will, auch über Handlungen zu realisieren vermag. Zwangssymptome verweisen denn auch auf Probleme mit der volitionalen Handlungskontrolle (Kloft et al. 2011).[112] Diese Selbststeuerung bedeutet für das sinnhaft operierende psychische System grundsätzlich ein Problem. Volition darf schließlich als zentrale Kompetenz des psychischen Systems gelten, ist doch seine operative Schließung an die Annahme von Willensfreiheit gebunden. Inwieweit man allerdings überhaupt von Willensfreiheit ausgehen kann, ist eine Frage, über die in den letzten Jahren vor allem zwischen Philosophen und Neurowissenschaftlern gestritten wird. Niklas Luhmann umging diese möglicherweise grundsätzlich nicht endscheidbare[113] Freiheits- vs. Determinismusdebatte und das damit zusammenhängende Gehirn-Geist-Problem auf elegante Weise:

> »Es lässt sich leicht zeigen, dass nichttriviale Maschinen, auch wenn sie determiniert operieren und selbst wenn sie über nur wenige Arten von Input und Output verfügen, so viele Zustände annehmen können, dass

---

112 Volition lässt sich als die psychische Steuerungsinstanz verstehen, die dafür sorgt, dass sich Absichten trotz Realisierungsschwierigkeiten in die Tat umsetzen lassen (Kuhl 1996).

113 Der Berliner Physiologe Emil Du Bois-Reymond löste 1872 mit seiner Rede *Über die Grenzen des Naturerkennens*, in der er Skepsis anmeldete, ob diese Frage überhaupt lösbar sei, den sogenannten »Ignorabimus-Streit« aus. Vgl. hierzu Bayertz et al. (2007).

sie nicht berechnet werden können. Das gilt auch für sie selbst. Bewusste Systeme können daher nicht anders als ihr eigenes Verhalten auf ihre eigenen Entschlüsse zurückführen. Sie hängen außerdem von ihrer Vergangenheit und von ihrem jeweiligen Zustand ab. Sie mögen dann darüber, um vor sich selbst plausibel zu machen, Vorstellungen entwickeln und so schließlich zu einer Art Selbst-Intendierung kommen, die es ihnen ermöglicht, sich selbst in der Form der Fremdreferenz, also als Gegenstand einer Vorstellung, zu behandeln. Die Selbsterfahrung transformiert inkalkulables Determiniertsein in Freiheit, und das heißt: in die Vorstellung der Möglichkeit, die eigenen Möglichkeiten selbst einschränken zu können. [...] Jedenfalls muss das Bewusstsein die Voraussetzung machen, dass die Autopoiesis von Moment zu Moment weitergeht. Die Vorstellung des eigenen Entschlusses ist ihrerseits nur Gegenstand eines Gedankens, der einen anderen beobachtet« (Luhmann 1995, S. 68).

Zwangsgestörte Patienten zeigen nicht nur eine übertriebene Vermeidungstendenz gegenüber Risiken, sondern versuchen darüber hinaus, mit ihren Zwangshandlungen ihr Unvollständigkeitsgefühl zu überwinden (Summerfeldt 2004). Bei dieser der alten Psychiatrie bekannten Erlebnisqualität handelt es sich

»um eine schwer in Worte zu fassende, eigentümliche innere Erfahrung, die dadurch geprägt ist, dass eigene Handlungen, Wahrnehmungen oder Erinnerungen in quälender Weise als unvollständig, unabgeschlossen oder ›nicht genau richtig‹ erlebt werden« (Ecker et al. 2011).

Das psychische System beweist sich seine grundsätzliche Handlungskompetenz, wenn es das Ritual vollständig ausgeführt hat. Dies zumindest muss seine Richtigkeit haben. Die Erkenntnis, dass man es im Falle von Zwangsgedanken doch nicht recht selbst ist, der so etwas denkt, sondern dass es eher denkt, kann allerdings nur bedingt beruhigen. Schließlich kann das Erleben, über seine psychischen Operationen nicht mehr souverän verfügen zu können, nur beunruhigen und beschämen. Sigmund Freud beschreibt diesen Zustand anschaulich in seiner Schrift *Eine Schwierigkeit der Psychoanalyse* aus dem Jahre 1917 (Freud 2006c, S. 9):

»Das Ich fühlt sich unbehaglich, es stößt an die Grenzen seiner Macht in seinem eigenen Haus, der Seele. Es tauchen plötzlich Gedanken auf, von denen man nicht weiß, woher sie kommen; man kann auch nichts dazu tun, sie zu vertreiben. Diese fremden Gäste scheinen selbst mächtiger zu sein als die dem Ich unterworfenen; sie widerstehen allen sonst erprobten Machtmitteln des Willens, bleiben unbeirrt durch die logische Widerlegung, unangetastet durch die Gegenaussage der Realität. Oder es kommen Impulse, die wie die eines Fremden sind, sodass das Ich sie verleugnet, aber es muss sich doch vor ihnen fürchten und Vorsichtsmaßnahmen gegen sie treffen. Das Ich sagt sich, das ist eine Krankheit, eine fremde Invasion, es verschärft seine Wachsamkeit, aber es kann nicht verstehen, warum es sich in so seltsamer Weise gelähmt fühlt.«[114]

Im Fall einer Zwangsstörung müssen die Gedanken jedenfalls kontrolliert werden. Je größer das Kontrollbedürfnis allerdings ist, desto mehr muss man sich vergewissern, dass die Kontrolle auch funktioniert. Dann bekommt man diese Zwangsbefürchtungen nicht mehr los. Sie werden als sich bemächtigend, als intrusiv erlebt. Man grübelt nur noch, woran es denn liegen könne, dass man sich solche Gedanken machen müsse. Typisch sind Fragen: Warum muss das gerade mir passieren? Was passiert, wenn ich nicht aufpasse? Oder: Was habe ich falsch gemacht? (Vgl. Wahl et al. 2011.) Hat man kein Vertrauen, dann helfen bekanntlich auch keine vertrauensbildenden Maßnahmen, sind diese doch Widerspruch in sich selbst. Dann tut man sich selbst leid. Eine depressive Verstimmung droht. Auch lassen sich anstößige Gedanken nur schlecht mitteilen, hat man doch zu befürchten, dass eine solche Mitteilung bei der personalen Umwelt auf den wahren, und das heißt letztlich doch: schlechten Charakter des eigenen Selbst schließen lässt.

Ist die Angst zu groß, wird die betreffende Person gar befürchten, dass es beim Denken solcher Gedanken nicht verbleibt. Dann verliert das Denken seinen Charakter eines Probehandelns und muss bereits als Handlungsversuch bewertet und verurteilt werden. Die kognitionspsychologische Forschung spricht hier von einer Fusion von Denken und Handeln, einer Form magischen Denkens (Amir et al. 2001; Evans et al. 2011). Dem Zwangskranken gelingt es nicht, Kognitionen und Handeln ausreichend klar zu unterscheiden. Er misst daher Gedanken

114 In ebendieser Schrift äußert Freud seine immer wieder zitierte Auffassung, dass die Behauptung der Psychoanalyse,»dass das Ich nicht Herr sei in seinem eigenen Haus«, die dritte narzisstische Kränkung der Menschheit bedeute. Die erste sei die »kosmologische Kränkung« durch Kopernikus, nach der die Erde nicht Mittelpunkt des Weltalls sei, die zweite die»biologische Kränkung des menschlichen Narzissmus« durch Darwin, der den Menschen darüber aufklärt habe, dass er »selbst aus der Tierreihe hervorgegangen« sei.

und Vorstellungen allzu große Bedeutung bei. Sollte schon der bloße Gedanke Folgen zeitigen können gemäß dem Motto »Gedacht, getan« (vgl. Solem et al. 2010), dann hat man in der Tat aufzupassen, was man so denkt. Zwangskranke müssen sich denn auch über die Maßen verantwortlich fühlen. Schon das ängstliche Denken an die Katastrophe scheint dann dafür zu sorgen, dass diese auch eintritt (Giele et al. 2011). Das zwangsgestörte psychische System muss unsicher sein, wie es weitermachen soll, wenn es sich doch nicht auf seine kognitiven Operationen verlassen kann. Denken wird zum Risiko und muss daher genau und oftmals geradezu perfektionistisch bedacht sein, will man sich nicht selbst vorwerfen lassen, verantwortungslos zu sein. Hat man die Haustür auch wirklich verschlossen? Ohne ausreichendes Vertrauen, das im Sinne einer »riskanten Vorleistung« (Luhmann 1973, S. 23) dieses empfundene Informationsdefizit ausgleichen könnte, lässt sich kein Ende finden.

Diese selbstreferenziellen Probleme müssen zwangsläufig auch mit Problemen auf der Seite der Fremdreferenz einhergehen. Schließlich muss das psychische System Selbstreferenz und Fremdreferenz immer unterscheiden und kombinieren, um sich selbst zu reproduzieren. Seine Operationen sind immer »Ereignisse, in denen der Bezug auf anderes den Bezug auf sich selbst und der Bezug auf sich selbst den Bezug auf anderes erzwingt« (Fuchs 2010, S. 24). Im Falle der Zwangsstörung gelingt die flexible Handhabung von Selbstreferenz und Fremdreferenz typisch nicht. Das psychische System tut sich dann schwer, zielsicher Anschlussoperationen zu finden. Sie erscheinen allzu risikobehaftet. Es kommt es zu Auslenkungen auf der Seite der Fremdreferenz. Vorstellungsbilder drängen sich auf, die Angst machen, weil ihre Inhalte nicht akzeptabel sind (Lipton et al. 2010). Man schämt sich, dass man so etwas überhaupt hat denken können. Das erzwingt den Anschluss an die Selbstreferenz. Die mit der eigenen Selbstbeschreibung völlig inkompatiblen Vorstellungen werden dann kontrolliert durch Zwangsrituale, die typisch einfach zu handhaben sind, oder durch Zwangsgedanken, die ebenfalls keine größeren intellektuellen Ressourcen voraussetzen. Den befremdlich anmutenden Vorstellungen lässt sich mithin die Funktion zuschreiben, die autopoietische Reproduktion eines seiner Sache unsicheren psychischen Systems sicherzustellen, zumal es auch nicht die fremdreferenziellen Inhalte dieser Gedanken und Vorstellungen sind, die das eigentliche Problem ausmachen. Zu solchen Gedanken kommt es eben doch immer wieder. Auch der liebevollste Gatte wird sich bei dem Gedanken erwischen, wie es denn mit seinen Chancen bestellt wäre, wenn er sich nach dem Ableben seiner geliebten Gattin doch wieder einmal solo in das erregende Getümmel einer Ü-30-Party stürzen könnte. So mag sich etwa einer fürsorglichen Mutter der peinigende Gedanken aufdrängen, sie könnte den Gasherd doch nicht gewissenhaft genug kontrolliert und so das Leben der geliebten Familienangehörigen leichtfertig aufs Spiel gesetzt haben. Das Problem liegt vielmehr darin, dass die zu zwanghaftem Erleben und Verhalten disponierte Person einen solchen Gedanken nicht einfach abtun kann, weil sie ob einer solchen Vorstellung erschrocken ist und sich schämt. Auch mag es sein, dass sie sich mit ihren ambivalenten Gefühlen gegenüber der Partnerin oder dem Partner konfrontiert sieht und diese Ambivalenz nicht ertragen kann, die mit der anspruchsvollen Selbstbeschreibung eines perfektes Gatten oder einer perfekten Gattin nicht vereinbar ist. Eine psychoanalytische Halbbildung dürfte eine solche Ambivalenzintoleranz noch zusätzlich verstärken, hat man doch nicht nur anzuerkennen, dass man auch anstößige und unanständige Vorstellungen hat, sondern muss eine Entlarvung befürchten, dass diese Fantasien die eigentliche Person charakterisieren.

Um diese ängstigenden Gedanken zu beherrschen, führt das psychische System stereotype, ritualisierte Operationen aus. Als Zwangshandlungen oder als Zwangsrituale werden von außen beobachtbare Verhaltensweisen bezeichnet, die nach ganz genau einzuhaltenden Regeln ablaufen müssen, obwohl sie wie die Zwangsgedanken auch für unvernünftig gehalten werden. Stereotypien bewahren davor, auswählen zu müssen. Sie minimieren den Selektionszwang und reduzieren damit die Angst. Das psychische System verzichtet auf die sinnverbürgende Kontingenz. Sicherheit wird erkauft mit Sinnverlust. Die Welt wird dadurch in hohem Maße sinnarm. Im Unterschied zu mehr oder doch zumeist weniger »blöden« Angewohnheiten kann man sich daher mit Zwangshandlungen nur schlecht arrangieren. Sie belasten. Das unterscheidet sie auch von den weitverbreiteten Ritualen kleiner Kinder (vgl. Tregay et al. 2009), denen ebenfalls die Funktion einer Angstbewältigung zuzuschreiben ist etwa anlässlich des Zubettgehens und Einschlafens oder bei Trennungssituationen. Auch hier muss es immer wieder nach dem gleichen Schema ablaufen, will man sein Kind zur Ruhe bringen. Vermutlich verhindert hierbei gerade ihre kommunikative Einbettung, dass solche Rituale endlos weiterlaufen und ihre Funktion einbüßen.[115] Jedenfalls lässt sich im späteren Alter auf solche Rituale und Routinen, die sich in der Kindheit bewährt haben, zurückgreifen.

Zwangshandlungen werden ausgeführt mit dem Ziel, die durch die Zwangsgedanken hervorgerufenen negativen Affekte von Angst, aber auch von Ekel (Cisler et al. 2010) zu mindern bzw. zu neutralisieren. Zwangskranke trauen sich allerdings selbst nicht über den Weg. Sie misstrauen ihren Gedanken, ihrem Gedächtnis, ihrer Aufmerksamkeit und ihren Wahrnehmungen (Aardema et al. 2009). Es wird dann gezählt oder gebetsmühlenhaft gebetet. Den »Just-right«-Zwängen (Ecker a. Gönner 2006) liegt die quälende Vorstellung zugrunde, dass die Angelegenheit noch nicht richtig und vollständig zu Ende gebracht worden sein könnte, etwa im Falle eines Waschzwangs, dass die Hände trotz intensiver Prozeduren immer noch nicht wirklich sauber und erst recht nicht rein seien. Bei anderen Zwangsritualen müssen Gegenstände immer nach genau demselben Muster auf dem Tisch arrangiert werden. Eine Sonderform der Zwangshandlung ist das Horten oder der Sammelzwang (vgl. Mataix-Cols a. Pertusa 2012). Die betreffenden Menschen können sich nicht entschließen, etwas zu entsorgen, aus der Angst heraus, sie könnten dies dereinst noch einmal dringend benötigen. Ist diese Angst extrem ausgeprägt, droht die Wohnung zu verwahrlosen und zu vermüllen. Für eine solche Verhaltensauffälligkeit ist seit einigen Jahren der Begriff »Messie-Syndrom« populär geworden (vgl. Rehberger 2009). Wie Eltern insbesondere halbwüchsiger Mädchen und Jungen bestätigen dürften, ist auch bei diesem Verhalten von einem Kontinuum von einer Zwangshandlung hin bis zur wenn auch ärgerlichen Normalität auszugehen.

Auch was den Umgang mit Risiken und Gefahren betrifft, unterscheidet sich die Zwangsstörung von einer Angststörung im engeren Sinne. So erlebt der Patient mit einer generalisierten Angststörung seine Umwelt als Gefahr. Er kann kaum etwas dagegen unternehmen, um dieses Gefühl von Unsicherheit zu mindern. Dagegen erlaubt der phobische Modus eine Transformation von Gefahr in Risiko. Im Falle einer Phobie weiß man über das reale oder zumindest vermeintliche Unglück Bescheid, etwa über die nachteilige Wirkung eines Kreuzotterbisses. Man meidet dann den Wald, um das Risiko ausschalten.

---

115 Psychopathologisch relevante Rituale lassen sich denn auch videografisch unterscheiden von Ritualen, wie sie etwa Sportler zur Vorbereitung auf ihren Einsatz vollführen (vgl. Zor et al. 2011). Kommunikation fungiert als Interdependenzunterbrecher.

Im Falle einer Zwangsstörung allerdings gelingt diese Transformation nicht recht, wenn sich die Zwangsgedanken einem aufdrängen. Daher lassen sich Zwangshandlungen nur schwer auf eigene freie Entscheidungen zurückführen. Auch wenn es eigene Handlungen sind, werden sie doch auch als nicht gewollt erlebt. So fühlt man sich nur sehr eingeschränkt verantwortlich für seine Aktionen. Gerade darin dürfte eine Funktion von Zwängen liegen. Man kann nun handeln, ohne das Risiko, das mit jedem Handeln notwendig verbunden ist, tragen zu müssen. Freiheit und damit Sinn werden geleugnet. Zwangshandlungen imponieren als determiniert, geradezu trivialmaschinenhaft, jedenfalls nicht wirklich gewollt. Der Zwang schränkt die Gedankenfreiheit ein. *Es* denkt. Das zwanghaft operierende psychische System erfährt sich in mehr oder weniger weiten Bereichen als unfrei. Damit ist ein gewisser Riegel vor willkürliche Entscheidungen geschoben. Zwänge negieren Kontingenz. Der Zwangskranke gibt sich und anderen zu verstehen, dass es ihm nicht möglich war, anders zu handeln. Sein psychisches System beschreibt sich selbst als in Teilen unfrei. Es hat Probleme mit der Freiheit, die ihm offensichtlich zu riskant erscheint. Es muss daher seine Autopoiesis eigens kontrollieren.

Da es mit jedem Handeln zum kommunikativen Anschluss kommt, kann der Zwangskranke sich auch nicht mehr auf die Intransparenz seines psychischen Systems verlassen, denn der andere Kommunikationsteilnehmer hat nun die Möglichkeit, als ein Beobachter von Handlung auf die Motivation des Handelnden, d. h. auf dessen Wünsche und Motive, zu schließen. Auch von daher muss es zu einer Inflation von Verantwortlichkeit kommen (Salkovskis 1985). Der zwanghaft Grübelnde versucht, sich Entscheidungen zu entziehen, befürchtet er doch, sie später bereuen zu müssen. Im Extremfall wird jede Entscheidung als zu riskant gefürchtet und vermieden. Nur ein Nichtentscheiden bewahrt mit hundertprozentiger Sicherheit vor Fehlentscheidungen. Dann wird jedes Handeln nach Möglichkeit eingestellt. Als »nichttriviale Maschine« wäre das psychische System überfordert, wollte es alle Bedingungen für sein Weitermachen in Rechnung stellen. Eine solche

> »Selbstberechnung ist nicht zuletzt deshalb ausgeschlossen, weil dies schnell gehen muss. Freiheit ist ein Resultat von Eile, und ›Gewissen‹ mag dann als ein Programm entwickelt werden, das die Zulassungspraxis des Selbst, das die Wahl des nächsten Elementes zu kontrollieren sucht« (Luhmann 1995, S. 69).

Insofern erscheinen Gewissen und Zwang in Bezug auf Sicherheit und Kontrolle funktional äquivalent. Wenn schon das zwanghaft operierende psychische System nicht umhinkann, sich selbst Freiheit zu unterstellen, so kann es doch wenigstens versuchen, mithilfe von Grübeln, Zwangsgedanken und Ritualen Zeit zu gewinnen und Vorsicht walten zu lassen. Rigide Strukturen sollen den Möglichkeitsspielraum für das ängstliche System auf ein tolerables Maß begrenzen.

Zum Zwecke der Handlungskontrolle lassen sich auch Rituale einsetzen, die davon überzeugen sollen, dass man die Risiken des Handelns zu kontrollieren imstande ist. Die wichtige Angst mindernde Funktion von Ritualen besteht schließlich in einer Sicherheit verbürgenden Redundanzsteigerung, da man sich zumindest für die Zeit dieser quasiautomatischen Handlungen als von jeglichem Entscheidungsdruck befreit erleben kann. Die nahe Zukunft jedenfalls ist ausreichend sicher vorhersehbar. Rituale entlasten von Reflexion. Sie machen diese überflüssig und schützen als »Code für eingeschränkte und alternativenlos gemachte Kommunikation« vor der Gefahr, das eigene Tun reflektieren zu müssen (Luhmann 1984, S. 613, Anm. 34). Es ist eben so, wie es ist. Nach Luhmann (ebd., S. 613 f.) lassen sich

> »Rituale begreifen unter dem Gesichtspunkt des Coupierens aller Ansätze für reflexive Kommunikation. Die Kommunikation wird als fixierter Ablauf versteift, und ihre Rigidität selbst tritt an die Stelle der Frage, warum dies so ist. Die Elemente des Prozesses und ihre Reihenfolge werden unauswechselbar festgelegt, Worte wie Dinge behandelt, die Gegenwart zählt und ist weder im Hinblick auf die Zukunft noch anhand jeweils angefallener vergangener Erfahrungen korrigierbar. Das Risiko des Symbolgebrauchs wird so gering wie möglich gehalten. Rituale sind vergleichbar den fraglosen Selbstverständlichkeiten des Alltagslebens, die ebenfalls Reflexivitäten ausschalten. Aber sie erfüllen diese Funktion auch in angespannten Situationen, wo dies nicht mehr selbstverständlich ist, sondern Interessen oder Zweifel oder Ängste klein gehalten werden müssen; sie setzen für problematischere Situationen artifizielle Mittel ein.«

Diese Form des Krisenmanagements ist dann wie auch beim phobischen Problemlösungsmodus negativ verstärkend. Zwangsgedanken wie auch Zwangshandlungen imponieren dem Außenstehenden oft wie automatisiert. Genau darin besteht auch ihre Funktion. Man braucht nicht darüber nachzudenken, wie es weitergeht. Auch weiß man, dass es genauso weitergeht. Insofern können Rituale die Verantwortlichkeit doch auch mindern.

Ein solcher Reflexionsverzicht kennzeichnet auch die weitverbreiteten abergläubischen Gedanken und Handlungen, auf die man mehr oder weniger ernsthaft zurückgreift in unsicheren und damit ängstigenden Situationen, bezüglich deren man über keine ausreichende Kontrollmöglichkeit zu verfügen glaubt. Mit dem Ausspruch »Toi, toi, toi!« wird dem anderen Glück gewünscht, und er wird dabei aber auch ermahnt, ja nichts zu berufen oder zu beschreien und sich auch nicht zu bedanken, weil das Unglück bringe. Talismane, Maskottchen und andere Glücksbringer wiegen einen in Sicherheit. Sprüchen und Dingen dieser Art kommt die Funktion zu, Zweifel zu zerstreuen. Auch wenn ein solcher Glaube nicht unbedingt Berge versetzt, zeitigt er doch immer wieder erfolgreiche Wirkungen (Damisch et al. 1010).[116] So sind etwa Sportler tatsächlich leistungsfähiger, wenn sie wissen, dass ihnen die Daumen gedrückt werden. Diese Leistungsverbesserung wird von wissenschaftlicher Seite auf eine Beeinflussung der wahrgenommenen Selbstwirksamkeitsüberzeugung zurückgeführt. Will man seinem eigenen Daumendrücken zum Erfolg verhelfen, sollte man daher den Nutznießer seiner wohlmeinenden Aktion darüber vorher in Kenntnis setzen.

Ein solcher Reflexionsverzicht ermöglicht auch, um auf ein weiteres Beispiel hinzuweisen, die Marschmusik. Deren Funktion bestand und besteht nicht nur darin, das Marschieren zu erleichtern, sondern zumindest in früheren Zeiten auch darin, dem Soldaten die Angst vor dem Kampf zu nehmen. Der Rhythmus »1 – 2 – 3 – 4« entlastet das psychische System von der Wahl, ob es sich eher für einen fremdreferenziellen Anschluss entscheiden soll, etwa sich den doch naheliegenden Gedanken zu machen, ob es nicht für einen selbst und/oder für Frau und Kinder doch besser wäre, sich »aus dem Staub zu machen«, oder für einen selbstreferenziellen Anschluss, eben dafür, »einfach« weiterzumarschieren. Der im wahrsten Sinne des Wortes »eingängige« Marschrhythmus minimalisiert Fremdreferenz.[117] Nach

---

116 Auch von evolutionspsychologischer Seite wird die adaptive Funktion von Aberglauben gesehen (vgl. Foster a. Kokko 2009).
117 Überhaupt kommt es bei Musik kaum zu artikulierten Fremdreferenzen (Fuchs 2004b, S. 182). Peter Fuchs stellt die interessante These auf, dass Musik, auch wenn sie sich bekanntlich nicht selbst macht, sondern immer nur gemacht wird, dennoch eine autopoiesisähnliche Struktur aufweise. Dieser Umstand ermögliche es, dass Musik sich auch in die Reproduktionsweise des psychischen Systems einklinke, wo es »Resonanz im nahezu korrekten physikalischen Sinne erzeugt« (ebd., S. 156). Hierzu vgl. auch Prokop (2008).

»1« kommt eben »2«, nach »4« dann wieder »1«. Dessen darf der Soldat sich todsicher sein. Das Zwangsgeschehen kann auch den Körper betreffen. Zum einen drückt sich der Angstaffekt körperlich aus und kann so vom psychischen System auch wahrgenommen werden. Zum anderen kann man auch das willentlich intendierte Körperverhalten einsetzen, um die Angst zu reduzieren. Die Zwangshandlungen werden dann gewissermaßen abgekürzt und unmittelbar am eigenen Körper realisiert, so bei den bereits erwähnten Störungsformen der Trichotillomanie, dem der Stressreduktion dienenden zwanghaften Haareausreißen, oder auch der Dermatillomanie. Ohne Rücksicht auf Kommunikation nehmen zu müssen, beweist sich das psychische System, dass es erfolgreich etwas wollen und seine Absichten in die Tat umsetzen kann. In Analogie zu den bereits erwähnten symbiotischen Mechanismen, die das psychische System verwendet zur Sicherstellung seiner autopoietischen Reproduktion, ließe sich in solchen Fällen von psychischen symbiotischen Mechanismen sprechen. Anders als bei der Zwangsstörung im engeren Sinne klagen diese Patienten auch kaum jemals über intrusive Gedanken (Grant et al. 2010). Offenbar fühlt sich das psychische System ausreichend entlastet durch einen solchen Körpereinsatz.

Das Problem

Ähnlich wie bei den Angststörungen im engeren Sinn lässt sich das den Zwangsstörungen zugrunde liegende Problem nicht in einer Angst oder in einer übermäßig ausgeprägten Angst vermuten, sondern ebenfalls in einer eingeschränkten Fähigkeit im Umgang mit Angst und Gefahren. Wie bei den Angststörungen im engeren Sinne auch, führt dieser Mangel an effizienten Angstbewältigungsmechanismen dazu, dass das Selbst sich andauernd mit dem Thema Angst beschäftigt. Die kognitionspsychologischen Befunde sind diesbezüglich eindeutig. So findet sich auch bei der Zwangsstörung eine selektive Aufmerksamkeit gegenüber Bedrohungen wie etwa einer Ansteckungsgefahr (Armstrong et al. 2012). Ebenso besteht auch bei Zwangsstörungen eine Intoleranz gegenüber Angst und Unsicherheit (Fergus a. Wu 2010). Wie letztlich bei allen psychiatrischen Störungen wird eine Vielzahl genetischer sowie umweltbedingter Risikofaktoren diskutiert (vgl. Grisham et al. 2011), deren pathogene Wirkung sich erst transaktional entfaltet. So wird auch temperamentsabhängigen Persönlichkeitsmerkmalen (vgl. Cloninger 1994) wie vor allem der Neigung zur Schadensvermeidung (»harm avoidance«) sowie dem sich im Explorationsverhalten bzw. in der Neugierde äußernden Bedürfnis nach Neuem (»novelty seeking«) große Bedeutung bei der Entwicklung von Zwangsstörungen zugeschrieben (Marchesi et al. 2008). Ein zwanghaftes Kontrollbedürfnis dürfte sich schließlich weitgehend erübrigen, wenn Neugier und die Tendenz zu explorativem Verhalten nur gering ausgeprägt sind, wie umgekehrt eine übergroße Impulsivität Kontrollbemühungen überfordert (Kashyap et al. 2012). Auch ist zu vermuten, dass sich die Unsicherheitsintoleranz und die Neigung zum Perfektionismus wechselseitig bedingen (vgl. Moulding a. Kyrios 2006). Erlebt man jede Unsicherheit als unzumutbare Belastung, wird man möglichst für klare Verhältnisse sorgen wollen. Dies dürfte auch für die typisch bei Zwangskranken zu beobachtenden hohen Moralvorstellungen gelten. Nach dem klassischen psychoanalytischen Modell führt das Ich bei der Zwangsneurose einen verzweifelten Abwehrkampf gegen unzulässige Triebwünsche einerseits und gegen die Verbote und Gebote eines strengen und hypermoralischen Über-Ichs andererseits (Fenichel 1982). Es ist leicht nachvollziehbar, dass bei einer Tendenz zur Fusion von Denken und Handeln insbesondere aggressive Gedanken gefürchtet und nach Möglichkeit unterdrückt werden müssen. Ist die Schamneigung stark ausgeprägt, dürfte es jedenfalls schon aus Gründen des Selbstschutzes Sinn machen, sich in moralischer Hinsicht korrekt zu verhalten. Insofern überrascht es nicht, dass eine zumindest latente Aggressionsneigung (Moritz et al. 2011) wie auch hohe Moralvorstellungen (Doron et al. 2012a) und Religiosität (Abramowitz et al. 2004) zu einer Disposition für Zwangsstörungen beitragen. Der Psychoanalytiker Stavros Mentzos (2009, S. 104) sieht in einer solchen Konstellation nur den Spezialfall »einer allgemeineren Funktion des Zwangs [...], die in einer Stützung des Selbst und Abwendung potenzieller Gefährdung besteht«.[118]

Besteht eine Unsicherheitsintoleranz, wird sich das psychische System mit Ambivalenzen besonders schwertun. Die Unsicherheitsintoleranz betrifft nicht nur die Wahrnehmungen der Umwelt, sondern auch die des eigenen Selbst. Bhar und Kyrios (2007) sehen in

118 Kemke und Luyten (2007) konstatieren in diesem Zusammenhang eine zunehmende Konvergenz von kognitivistischen und psychodynamischen Ansätzen.

einer Selbstambivalenz den entscheidenden Vulnerabilitätsfaktor für Zwangsstörungen. Diese Ambivalenz sucht der Zwangskranke durch den Einsatz zwangstypischer kognitiv-affektiver Schemata wie Perfektionismus, einer übersteigerten Verantwortlichkeit oder dadurch, dass er Denkvorgängen in übertriebener Weise Bedeutung zumisst, zu reduzieren. Auch darf man annehmen, dass sich das ausgeprägte Kontrollbedürfnis nicht befriedigen lässt durch eine Kontrolle »harmloser« Gedanken und Wunschvorstellungen. Bezüglich solcher gewissermaßen unverdächtiger mentaler Ereignisse darf man doch erwarten, dass sie dem Vergessen anheimfallen. Überzeugende Beweise für die Kontrollfähigkeit und damit für die Funktionstüchtigkeit des eigenen psychischen Systems sind daher eher bei der Beschäftigung mit Themen zu erwarten, welche die Aufrechterhaltung einer benignen Selbstbeschreibung gefährden könnten. Um sich seiner Kontrollkompetenz selbstreferenziell zu versichern, wird sich ein zwanghaft operierendes psychisches System daher fremdreferenziell bevorzugt mit aggressiven und potenziell beschämenden Themen befassen, jedenfalls mit affektiv bedeutsamen Themen, die sich in der Lebensgeschichte schon als sicherheitsrelevant erwiesen hatten. Wie bei den anderen Störungen aus dem Angstspektrum gibt es auch bei Zwangsstörungen Probleme mit der Affektkontrolle. Dies betrifft insbesondere die Gefühle von Wut, Ärger und Scham. Auch besteht eine Überempfindlichkeit gegenüber Ekelgefühlen bei Zwangsbefürchtungen vor Ansteckung oder Beschmutzung (Nicholson a. Barnes-Holmes 2012). Hierfür prekäre Erfahrungen mit der Sauberkeitserziehung in der »analen Phase« mitverantwortlich zu machen, liegt nahe.

Zwangshandlungen und Zwangsgedanken sind auch bei weiteren psychischen Störungsbildern zu beobachten, so recht häufig bei schizophrenen Psychosen (vgl. Cunill et al. 2009; Moritz et al. 2010). Hierbei dürften es gerade die mit den Zwängen verbundenen einfachen und stereotypen Erwartungsstrukturen sein, die dem psychotisch desorientierten psychischen System klare Vorgaben machen, welche Anschlussoperationen zu wählen sind. Dieser Vorteil überwiegt offensichtlich den Nachteil einer durch solche rigiden Strukturen eingeschränkten Lernfähigkeit. Auch bei manchen schweren Persönlichkeitsstörungen können Zwänge Schutz gewähren »für den Fall einer ernsthaft gefährdeten Selbstkohäsion und Identität« (Mentzos 2009, S. 103). Zudem treten Zwangssymptome auch bei einigen körperlichen Erkrankungen auf wie etwa bei entzündlichen immunologischen Erkrankungen oder bei Schädel-Hirn-Verletzungen (vgl. Murphy et al. 2010). Die bei diesen Krankheiten vorliegende Läsion des biologischen Substrats muss sich auf die strukturelle Kopplung von psychischem und neurobiologischem System auswirken. Das psychische System hat sich dann mit reduzierten biologischen Ressourcen zu arrangieren.

In all diesen Fällen kann das psychische System mithilfe von Ritualen auf Mechanismen zurückgreifen, die ihm nicht nur aus der eigenen Lebensgeschichte vertraut sind, sondern die darüber hinaus im stammesgeschichtlich begründeten und kulturell tradierten Verhaltensrepertoire zur Verfügung stehen. Insbesondere in lebensgeschichtlichen Krisen- und Übergangszeiten wie etwa beim Gebären verbürgen Rituale Sicherheit (vgl. Erdheim 1982). Auch weisen viele Zwangsrituale, bei denen es etwa um Sauberkeit und Hygiene geht, Ähnlichkeit auf mit den von Konrad Lorenz (1965) beschriebenen erbkoordinierten Bewegungsmustern oder »fixed action patterns« (Stein et al. 1992). Zwangsgedanken und Zwangshandlungen kreisen fast ausschließlich um vier als problematisch erachtete Sachverhalte (Murphy et al. 2010). Es geht um die Themen Verunreinigung bzw. Saubermachen, um aggressive, sexuelle, religiöse Zwangsvorstellungen bzw. ihre Kontrolle, um zwanghafte Befürchtungen, dass etwas nicht richtig und exakt angeordnet wurde, auf die mit Ordnungsbemühungen oder mit Zählen reagiert wird, und zuletzt um das Horten von vermeintlich unabdingbar notwendigen Gegenständen.

Aus evolutionspsychologischer Perspektive handelt es sich bei den Zwangshandlungen um ursprünglich sinnvolle Maßnahmen aus dem biologisch fundierten Warnsystem (vgl. Boyer a. Bergstrom 2011). Ihre Funktion bestand zumindest in Vorzeiten darin, Gefahren abzuwehren und damit das eigene Überleben wie das der anderen Gruppenmitglieder zu sichern (Brüne 2006). Auch Szechtman und Woody (2004) führen das übertriebene Sicherheitsbedürfnis auf eine Störung eines solchen angeborenen Sicherheitsmotivationssystems zurück. Demnach komme es zu Zwangssymptomen wie etwa den Wasch- oder Kontrollhandlungen, wenn sich das Sicherheitsmotivationssystem nicht mehr deaktivieren lasse. Zwangsgestörte Personen gelinge es demnach nicht, ein »Gefühl von Wissen«[119] zu generieren, das die Aktivität dieses Motivationssystems beenden könnte. In ihrer

---

[119] Für dieses Gefühl von Wissen haben Szechtman und Woody (2004) den Neologismus »yedasentience« geprägt.

Existenz sich bedroht fühlend, beschäftigen sie sich unentwegt mit sicherheitsrelevanten Fragen. Die angestrebte absolute Sicherheit lässt sich allerdings grundsätzlich nicht erreichen. Im Gegenteil steigt das Gefühl von Unsicherheit typisch noch an. Abhilfe könnte hier nur Vertrauen schaffen:

»Vertrauen im weitesten Sinne eines Zutrauens zu eigenen Erwartungen ist ein elementarer Tatbestand des sozialen Lebens. Der Mensch hat zwar in vielen Situationen die Wahl, ob er in bestimmten Hinsichten Vertrauen schenken will oder nicht. Ohne jegliches Vertrauen aber könnte er morgens sein Bett nicht verlassen. Unbestimmte Angst, lähmendes Entsetzen befielen ihn. Nicht einmal ein bestimmtes Misstrauen könnte er formulieren und zur Grundlage defensiver Vorkehrungen machen; denn das würde voraussetzen, dass er in anderen Hinsichten vertraut. Alles wäre möglich. Solch eine unvermittelte Konfrontierung mit der äußersten Komplexität der Welt hält kein Mensch aus« (Luhmann 1973, S. 1).

Ohne Vertrauen lässt sich Unsicherheit nicht aushalten. Nur Vertrauen macht den unumgänglichen Verzicht auf ein vollständiges Wissen über alle Eventualitäten erträglich. Will man alles bedenken, wird man handlungsunfähig. Nach Luhmann (ebd., S. 26) erweist sich die komplexitätsreduzierende Leistung von Vertrauen in der Nichtbeachtung weiterer Handlungsalternativen:

»Dabei liegen der Gewinn und die Rationalität des vertrauensvollen Handelns [...] nicht so sehr in der sicheren Beherrschung langer Handlungsketten oder weitläufiger Kausalzusammenhänge, obwohl auch dies durch Vertrauen zustande kommen kann, sondern zunächst und vor allem in einem Aufschwung zur Indifferenz: Man schließt durch Vertrauen gewisse Entwicklungsmöglichkeiten von der Berücksichtigung aus. Man neutralisiert gewisse Gefahren, die nicht ausgeräumt werden können, die aber das Handeln nicht irritieren sollen«.

Vertrauen sei eine »riskante Vorleistung« und bleibe »ein Wagnis«. Und die Entscheidung für Vertrauen sei »letztlich unbegründbar« (ebd., S. 23 ff). Zwangskranke haben aber kein Vertrauen in die eigenen kognitiven Operationen und in ihre Handlungsfähigkeit. Ihnen mangelt es an Vertrauensbereitschaft. Sie haben zu viel Angst, um ein solches Risiko einzugehen. Sie nehmen daher keine Haltung der Indifferenz ein. Im Gegenteil versuchen sie, möglichst alle Möglichkeiten zu bedenken. Schließlich

»besteht das Problem der Vertrauensbereitschaft nicht in einer Steigerung von Sicherheit unter entsprechender Minderung von Unsicherheit; es liegt umgekehrt in einer Steigerung tragbarer Unsicherheit auf
Kosten von Sicherheit« (Luhmann 1973, S. 8).

Das Sicherheitsbedürfnis drückt sich besonders deutlich im Bindungsverhalten aus, das die Nähe und damit die Verfügbarkeit der
Bindungspersonen garantieren soll, die in Situationen von Kummer,
Angst und Stress als sichere Basis zur Verfügung stehen. Angesichts
der engen Beziehungen zwischen Sicherheitssystem und Bindungssystem überrascht es daher auch nicht, dass frühen Eltern-Kind-
Interaktionen bei der Entstehung aller Angststörungen und damit
auch von Zwangsstörungen große Bedeutung zugeschrieben wird
(Doron et al. 2012b). So beschreiben Guidano a. Liotti (1983) einen
für zwangsgestörte Menschen typisch ambivalenten Bindungsstil, den
sie auf ein elterliches Erziehungsverhalten zurückführen, das auf die
affektiven psychischen Prozesse weniger Rücksicht nehme als auf die
kognitiven Prozesse, die sich noch eher ambivalenzfrei kontrollieren
ließen. Für Eltern, die bei sich selbst Gefühle von Unsicherheit und
Zweifel nicht akzeptieren, werden solche Gefühle bei ihren Kindern
nur schwer ertragen (Futh al. 2012). Ihre Kritik wird dann deren Unsicherheitsintoleranz nur noch steigern.

Sowohl bei den Angststörungen im engeren Sinne als auch bei den
Zwangsstörungen besteht eine Angstintoleranz, welche den Einsatz
besonderer Angstbewältigungsstrategien erforderlich werden lässt.
Ein als zu groß empfundenes Komplexitätsgefälle zwischen dem
Selbst und der Umwelt muss kontrolliert und reduziert werden. Bei
den Angststörungen im engeren Sinne wird die Gefahr auf die Umwelt
projiziert. Dadurch ist es möglich, die Erwartungen an die eigenen
Wahrnehmungen so weit zu justieren, dass die Überraschung ausbleiben wird. Insofern wird bei den Angststörungen im engeren Sinne
eine redundante Umwelt konstruiert. Dieses Wissen ermöglicht dann
Vermeidungsstrategien. Während der Angstkranke somit Misstrauen
gegenüber der Umwelt als komplexitätsreduzierende Strategie einsetzt, misstraut der Zwangskranke seinem eigenen Selbst, auf das er
die Gefahr projiziert. Durch die Konstruktion eines redundant operierenden Selbst soll dann die Gefahr eingedämmt werden. Da man sich
aber nicht willentlich vornehmen kann, nicht zu denken, gelingt eine
entlastende Transformation von Gefahr in Risiko letztlich nicht. Das
Leben wird daher ungemein beeinträchtigt und bisweilen unerträglich.

9 Körpereinsatz

Die Bedeutung des Körpers für das psychische System

Wiederholt war im Vorangegangenen vom Körper die Rede. Dass sich die Einbeziehung des Körpers als Problemlösungsversuch bei vielen psychopathologisch relevanten Problemkonstellationen anbietet, kann nicht überraschen angesichts der Bedeutung des Körpers für das psychische System. Der Körper fungiert als primäre Adresse in der affektiven Protokommunikation. Mit dieser Adresse identifiziert sich das wahrnehmungsbasierte psychische System des Säuglings. Zudem sind Körper und Körperfunktionen des Säuglings das zentrale Thema in dieser frühen Kommunikation. Indem es beobachtet, wie sein Körper von seinen Bezugspersonen wahrgenommen wird, erwirbt das Kind ein Konzept von Meinigkeit. Insofern bildet der Körper den Kern jeder Selbstbeschreibung.

Aus differenztheoretischer Perspektive gehört der Körper für das psychische System zu seiner Umwelt. Selbstverständlich und durchaus »natürlich« ist die Psyche bei all ihren Operationen auf einen funktionierenden Körper angewiesen. Auch wenn es sich beim psychischen System um ein operativ geschlossenes, strukturdeterminiertes System handelt, ist es dennoch nicht kausal isoliert:

> »Operative Schließung heißt also nur, dass das System nur im Kontext eigener Operationen operieren kann und dabei auf mit diesen Operationen erzeugte Strukturen angewiesen ist« (Luhmann 2000, S. 52).

Gerade diese operative Geschlossenheit ist Voraussetzung dafür, dass sich das psychische System über strukturelle Kopplungen mit Irritationen versorgen lassen kann. Die strukturelle Kopplung mit dem Körper ist für die Psyche von größter Bedeutung. Daher kann die Psyche diese bestandsnotwendige strukturelle Kopplung mit dem Körper niemals aufgeben. Die Psyche kann ihren Körper nie verlassen. Beide sind »Partner auf Lebenszeit« (Eder 2007, S. 29), und »Scheidung gibt es nicht« (Simon 1990, S. 86).

> »Kein Bewusstsein kann, auch wenn es bei der Außenwelt weilt, sich von der strukturellen Kopplung an den eigenen Körper lösen: Wenn der

Körper sich bewegt, muss es mit. Deshalb entwickelt sich Bewusstsein von Anfang an in Identifikation mit dem eigenen Körper, und auch deshalb lernt man rasch und unausweichlich, dass man nicht jemand anderes ist« (Luhmann 1984, S. 151).

Wie sich die Psyche vom Körper irritieren lässt, hängt von ihrer Struktur und ihren systemeigenen Operationsweisen ab. So wird bei allen Operationen des psychischen Systems der eigene Körper »mit einem Mindestmaß an Aufmerksamkeit« (Luhmann 1990a, S. 189) bedacht. Die Beobachtung des eigenen Körpers läuft stillschweigend als Hintergrunderfahrung mit.[120] Er wird vor allem dann mit besonderer Aufmerksamkeit bedacht, wenn sich seine physiologischen Veränderungen als körperliche Bedürfnisse, Triebbedürfnisse oder als Gefühle beobachten lassen. Diese basale Aufmerksamkeit für den eigenen Körper vermittelt das Identitätsgefühl. An ihm wird man der Selbstgrenzen gewahr. So fallen bei der Berührung des eigenen Körpers Handeln und Erleben zusammen. Die körperbasierte Wahrnehmung lässt sich zumindest in Teilen psychisch kontrollieren, vor allem beim Schließen der Augen. Der Körper garantiert die Gleichzeitigkeit der eigenen Person mit der Welt. Man kann sich nur sicher sein, dass es einen überhaupt gibt, wenn auch noch anderes existiert. Erst durch diese Differenz wird Welt »da draußen« beobachtbar und für den Beobachter informativ. Auf diese Zusammenhänge verweist auch der Begriff des »Embodiments« oder der Verkörperung (Varela 1979), der sich an die phänomenologische Tradition anschließen lässt mit ihrer Unterscheidung zwischen einem Körper, den wir haben, und einem Leib, der wir sind (Plessner 1975). Dabei bezieht sich der Begriff des Körpers auf die Möglichkeit, mit den psychischen Operationen an der fremdreferenziellen Seite, der Begriff des Leibs darauf, mit ihnen an der selbstreferenziellen Seite anzuschließen.

Über die Beobachtung des Körpers sichert sich das psychische System seine basale Selbstreferenz. Es erfährt so immer auch etwas über das gefühlshafte Wie seiner Operationen, wenn es mehr oder weniger deutliche Rückmeldungen sowohl von der Haut und dem Bewegungsapparat als auch von den inneren Organen registriert. Diese

---

120 Der Ausfall dieser selbstverständlichen Körperwahrnehmung wird bewusst registriert, so etwa anlässlich der »Out-of-Body-Erfahrungen«, bei denen sich die betreffende Person als außerhalb des Körpers situiert erlebt und daher den eigenen Körper wie auch die Welt wie aus einer außenstehenden Perspektive heraus beobachtet (Blanke et al. 2004).

»interozeptive Bewusstheit« wird insbesondere deutlich bei affektiven Zuständen. Aber auch bei Kognitionen wie etwa Entscheidungen spielen diese körperbasierten Prozesse eine nicht zu unterschätzende Rolle (Herbert a. Pollatos 2012). Bezüglich dieser interozeptiven Bewusstheit unterscheiden sich die Menschen. Diese Unterschiede zeigen sich etwa im jeweiligen Umgang mit Unregelmäßigkeiten, Funktionseinschränkungen oder Krankheiten des Körpers. Personen, die zu sogenannten Somatisierungsstörungen neigen, vertrauen ihrem Körper nicht. Im Gegenteil sind sie sich sicher, dass er nur Misstrauen verdiene. So neigen sie dazu, schon geringste Unregelmäßigkeiten der körperlichen Funktionen als Ankündigung einer bevorstehenden Katastrophe zu interpretieren. Aber auch bei Schmerzerleben gibt es große Unterschiede (Pollatos et al. 2012). In unterschiedlichem Ausmaß kann Schmerz die Aufmerksamkeit okkupieren.

Bei allen intersystemischen Wechselwirkungen unterscheidet die Systemtheorie strikt zwischen biologischen, psychischen und sozialen Systemen. Jedes dieser Systeme wird als autonom, operational geschlossen und strukturdeterminiert betrachtet. So ist zu unterscheiden zwischen dem Körper bzw. dem Organismus, dessen wissenschaftliche Beobachtung Aufgabe der Biowissenschaften ist, und dem von der Psyche beobachteten Körper. Mit deren Beobachtungen befasst sich die Psychologie und, sofern sie sich als abnorm beschreiben lassen, die Psychopathologie. Die anschließenden differenztheoretischen Überlegungen sind daher antiholistisch gehalten. Differenzierte Aussagen über die Beziehungen zwischen Körper und Psyche sind schließlich nur zu treffen, wenn beobachtet wird, mit anderen Worten, wenn Unterscheidungen getroffen werden. Nur wenn die Systeme getrennt beobachtet werden, kann die Frage, wie das psychische System seinen Körper wahrnimmt und wie diese Wahrnehmungen in der Kommunikation thematisiert werden, mit Aussicht auf Erfolg behandelt werden. Um insbesondere auf dem unübersichtlichen Feld der psychosomatischen oder somatoformen Störungen nicht ganz den Überblick zu verlieren, soll im Folgenden unterschieden werden zwischen Problemen, bei denen es um einen kranken Körper geht, und Problemen, bei denen zumindest anfänglich ein für den fachkundigen Beobachter nicht krank erscheinender Körper beteiligt ist. Zudem lässt sich noch eine weitere Gruppe von Problemen unterscheiden, nämlich diejenigen, bei denen es typisch unklar ist, welcher Gruppe sie sich zuordnen lassen. Dabei wird auch bei diesen Überlegungen von einer psychischen Referenzebene ausgegangen.[121] Dass eine solche Sortierung von Problemen oft nur schwer gelingt, lässt sich schon aufzeigen an der Gruppe der sogenannten Ausscheidungs- oder Eliminationsstörungen, worunter die Harninkontinenz oder Enuresis sowie das Einkoten, die Enkopresis, subsumiert werden (vgl. Schultz-Lampel et al. 2011; von Gontard 2011). Etwa bei jedem zehnten siebenjährigen Kind dürfte eine solche Verhaltensauffälligkeit bestehen. Auch wenn diese Eliminationsstörungen schon aufgrund ihrer zumeist günstigen Prognose im Vergleich zu den im Vorangegangenen besprochenen Störungen vielleicht als harmlos gelten sollten, sollte ihre Bedeutung nicht unterschätzt werden. Sie beeinträchtigen nicht nur die psychische Befindlichkeit des betreffenden Kindes, sondern führen nicht selten auch zu einer starken Belastung des gesamten Familienlebens. 90 % der Ausscheidungsstörungen werden als funktional bezeichnet, da sich bei ihnen keine anatomischen oder neurologischen Befunde erheben lassen. Als Hauptursache wird eine »Kombination aus Entwicklungsverzögerungen der zentralnervösen Blasenkontrolle und der Regulation der Urinproduktion« (Schultz-Lampel et al. 2011) angenommen. Insbesondere wenn es bei einem Kind jenseits des Kindergartenalters am Tage zum Einnässen oder Einkoten kommt, muss sich die Frage stellen, warum es nicht aufpasst und Sorge dafür trägt, rechtzeitig die Toilette aufzusuchen. Insofern handelt es sich in fast allen Fällen um eine psychische Störung und nicht um eine körperliche Funktionsstörung. Auch wenn ein Kontinenzproblem bestehen sollte, etwa im Sinne einer »schwachen Blase«, darf man doch von einem Schulkind erwarten können, dass es sein Problem realisiert und für eine normkonforme Ausscheidung Sorge trägt. In der Tat lässt sich in der Praxis immer wieder beobachten, dass ein problematisches Miktionsverhalten Anschluss gewinnt an eine feindselige intrafamiliäre Kommunikation, der es dann nicht gelingt, das mit dem Einnässen oder Einkoten fast zwangsläufig verbundene Schamproblem des Kindes erfolgreich zu lösen. Dann liegt eindeutig eine Verhaltensstörung vor. Solche psychischen und kommunikativen Prozesse erklären auch die Tatsache, dass es bei bis zu 40 % aller Kinder mit Einnässen zu weiteren psychopathologisch relevanten

---

121 Zur Thematisierung des kranken Körpers in der Familie vgl. Simon (2000); Eder (2007).

Auffälligkeiten wie z. B. Ängsten oder depressiven Verstimmungszuständen kommt.

Der gesunde Körper

Für die meisten Menschen sollte ein normal, d. h. regelrecht funktionierender Körper nicht der besonderen Aufmerksamkeit und der Rede wert sein, darf man doch zumindest in den ersten Lebensjahrzehnten erwarten, dass der Körper einen nicht behelligt, wenn man ihn denn nur ausreichend sorgsam behandelt. Mit fortgeschrittenem Alter wünscht man sich allerdings oft nichts sehnlicher, als dass der Körper seinen Dienst tut und »einfach so«, still und leise, funktionieren möge. Ist dies der Fall, darf und sollte man dankbar sein, dass zumindest auf einen selbst die Aussage »Alt gleich krank« nicht zutrifft. Kommt man in die Jahre, wird man die Bemerkung, dass man wohl nur tot sein könne, wenn einem beim morgendlichen Aufstehen nichts wehtue, kaum mehr wirklich witzig finden. Der schmerzende Körper ist dann geradezu der Beweis dafür, dass es einen noch gibt. Dem maladen Körper kommt dann die Funktion einer Lebensversicherung zu.

Ein gut funktionierender Körper lässt sich aber auch durchaus lustvoll genießen. Mit ihm kann man zwar nicht alles, so doch vieles unternehmen. Die Selbstwirksamkeit lässt sich am eigenen Körper überzeugend bestätigen. Am Körper kann man ganz konkret erleben, Ursache von Wirkung zu sein, etwa anlässlich sportlicher Leibesertüchtigung oder weiterer mehr oder weniger masturbatorischer Aktivitäten. Zudem kann man sich mittels eines Körpereinsatzes die selbstbestätigende Erfahrung verschaffen, in der Kommunikation thematisiert zu werden. Auch wenn zumindest jenseits des Kleinkindalters der Wunsch nach einer Adressierung in der Kommunikation vornehmlich sprachlich artikuliert werden dürfte, bietet sich doch auch in höherem Alter hierfür ein Körpereinsatz an. Dies kann geschehen zum einen im Modus der Selbstreferenz, wobei der Körper in der anschließenden Kommunikation das Mitteilungshandeln oder die Adresse betont. Zum anderen kann der Körper aber auch fremdreferenziell eingesetzt werden, um eine Thematisierung in der Kommunikation zu erreichen. Die funktionierende strukturelle Kopplung mit sozialen Systemen seiner Umwelt vermag die Psyche besonders eindrücklich zu erleben durch die Kombination beider Modi, wenn mithin nicht nur mit einem, sondern gleichzeitig auch über einen selbst kommuniziert wird. Gerade eine interaktional verfasste Kommunikation ermöglicht dabei eine unmittelbare Erfolgskontrolle dieser Bemühungen. Um eine Interaktion unter eigener Beteiligung in Gang zu bringen, reicht es oft aus, den eigenen Körper in den Nahbereich einer anderen Person zu bringen und sich so als Adressaten einer Kommunikation anzubieten oder auch aufzudrängen. Schließlich lässt sich bekanntlich zumindest beim Zusammensein mit körperlich Anwesenden nicht nicht kommunizieren (Watzlawick et al. 1969, S. 53). Das angestrebte Ziel einer solchen Vorgehensweise, die Adressierung, gerät im wahrsten Sinne des Wortes augenfällig.

Eine häufig eingesetzte, ausgesprochen erfolgversprechende Strategie, die Kommunikation dazu zu bringen, den eigenen Körper zu thematisieren und sich so zum Adressaten der Kommunikation zu machen, besteht darin, dessen Attraktivität auszunutzen bzw. zu erhöhen. Mit dem Sportsystem steht ein eigenes Funktionssystem zur Verfügung, in dem die körperliche Leistungsfähigkeit kommuniziert wird (Stichweh 1990). Dass ein schöner Körper zum kommunikativen Erfolg beiträgt, selbst bei akademischen Prüfungen, darf auch als gesichert gelten. Schöne, attraktive, sexuell erregende oder auch leistungsstarke Körper faszinieren die Kommunikation, etwa anlässlich ihrer Präsentation bei Schönheitswettbewerben, Body-Building-Wettbewerben, Veranstaltungen zur Kür des kommenden Topmodels, im Hochleistungssport oder bei riskanten Körpereinsätzen wie Extrembergsteigen, Touren in der Wüste oder im ewigen Eis (vgl. Bette 2005). Eine solch demonstrative Vergeudung von Körperenergie lässt jedenfalls die eigene Thematisierung recht sicher erwarten. Zudem ist ein aktives Risikoverhalten, dessen Folgen man sich selbst zuzuschreiben hat, durchaus geeignet, Angst zu reduzieren, der man sich in Gefahrensituationen passiv ausgeliefert fühlen muss. Auch darf man, wie bereits an anderer Stelle erwähnt (s. Kap. 2), anlässlich solcher Aktivitäten erwarten, dass Risikobereitschaft und Mut als Zeichen persönlicher Stärke von den Mitmenschen positiv bewertet werden.

Auch Körpermodifikationen in Form von Tätowierungen und Piercings (vgl. Stirn et al. 2006; Bui et al. 2010) sollen eine Adressierung nahelegen. Bei solchen Körperinszenierungen gerät der Körper »zur Bildfläche von inneren Botschaften« der eigenen Person (Ziob 2007). Ist die Adressierung somit gelungen, bleibt dann nur noch als Problem, für weitere Themen zu sorgen, damit die Kommunikation fortgesetzt werden kann. Ein diesbezüglicher Misserfolg könnte schließlich kränkend sein. Da allerdings nicht jeder und nicht jede von Natur aus über einen Körper verfügt, dessen Verwendung und Zurschaustellung faszinieren könnte, liegt es nahe, zur Kompensation eines solches Mankos ihn zu verhüllen oder zu verkleiden. Insofern machen Kleider durchaus Personen, d. h. Adressen der Kommunikation. Diese Mechanismen sind seit alters Angelegenheit der Mode. Allerdings ist bei all diesen Versuchen eine Thematisierung dennoch nie mit letzter Sicherheit zu erwarten, hängt sie doch von den jeweiligen Interessen der anderen an diesem Thema ab. Jedenfalls tut man gut daran, sich mit den Usancen der Massenmedien vertraut zu machen. Eine weitere »Körperinszenierung im Dienste der Schönheit« (Rohde-Dachser 2007) ist die Inanspruchnahme der Schönheitschirurgie. Die durchaus mit Unannehmlichkeiten verbundenen Angebote der plastischen Chirurgie sollen angeblich zunehmend auch von jungen Leuten nachgefragt werden.

Nach alledem erscheint der Versuch, auf negative Weise das Thema der Kommunikation bestimmen, doch entschieden voraussetzungsärmer. Beispiele für eine solche Strategie sind etwa die bisweilen verunstaltende Manipulation des sichtbaren Körpers bei Skinheads oder Vertretern der Punkbewegung. Hier soll im Unterschied zur bereits erwähnten Dysmorphophobie (s. Kap 7), bei welcher der einem gegebene Körper als hässlich vorgestellt wird, ein mit Absicht hässlich gemachter Körper die angestrebte Aufmerksamkeit und Adressierung erzwingen. Zur Lösung eines Schamproblems wird mithin der aggressive bzw. dissoziale Modus gewählt, kann doch das Erscheinungsbild dann nur als Resultat eines motivierten Handelns aufgefasst werden und nicht als ein bloß Gegebenes, dessen Verursachung im Modus des Erlebens dem Kontext zuzuschreiben wäre. Allerdings muss bei solchen Versuchen doch auch damit gerechnet werden, dass das Publikum sich nach geraumer Zeit angeekelt oder zumindest genervt abwendet und so den Erfolg dieser Bemühungen infrage stellt. Dennoch lässt sich eine interaktionale Adressierung umso wahrscheinlicher erreichen, je sicherer man die normativen Erwartungen der Interaktionspartner überrascht und enttäuscht. In einem solchen Fall darf man erwarten, dass die Interaktionspartner auf dieses abweichende Verhalten empört, verletzt, entsetzt, jedenfalls mit negativen Affekten reagieren. Negativen Affekten kommt insofern ein hoher Anschlusswert zu, als sie einen Handlungsdruck erzeugen, welcher sich in der Forderung nach Sanktionen artikulieren kann. Diese werden dann billigend in Kauf genommen zugunsten der angestrebten Adressierung und Thematisierung in der Kommunikation.[122]

Ein funktional äquivalenter Problemlösungsmechanismus lässt sich auch beim »Thersites-Komplex« erkennen. Diese Bezeichnung wählte der Kinderpsychiater Hermann Stutte (1974) für das dissoziale Verhalten von Jugendlichen, die unter ihren real vorhandenen oder bloß eingebildeten körperlichen Mängeln leiden. Thersites, einer der griechischen Helden beim Kampf um Troja, wird von Homer[123] als ein tatsächlich ausnehmend hässlicher Mensch geschildert, dessen Handeln überdies von einem ausgesprochen miesen Charakter zeugte. Es ist zu vermuten, dass sich Thersites selbst als schlecht aussehend wahrnahm und sein unmoralisches Handeln einsetzte, um eine gefürchtete Ablehnung auf diese Weise selbst provozieren und somit kontrollieren zu können.

Auch beim selbstverletzenden Verhalten, dessen Funktion darin besteht, die eigene Verletzlichkeit zu kontrollieren (vgl. Kap. 5), wird Handlungskompetenz demonstriert und Gefahr in ein Risiko transformiert. Eine solche Funktion lässt sich solchen Strategien zumindest dann zuschreiben, wenn der malträtierte Körper nicht nur nicht verborgen, sondern mehr oder weniger offen zur Schau gestellt wird. Auch ausgeprägte Formen der Essstörung lassen sich als eine selbst vorgenommene Körperschädigung auffassen. Besteht etwa eine starke Übergewichtigkeit, lässt sich annehmen, dass die betreffende Person bei ihrer Umwelt nicht nur für Sorgen wegen der damit verbundenen Gesundheitsgefährdung sorgt, sondern durchaus auch eine ablehnende Thematisierung provoziert, jedenfalls dann, wenn nicht mehr zu übersehen ist, dass das übermäßig hohe Körpergewicht offensiv, exhibitionistisch und bisweilen geradezu aggressiv in die kommunikative Waagschale geworfen wird. Zumindest in dieser Hinsicht lassen sich manche Fälle von Fettsucht und Magersucht durchaus als funktional äquivalent auffassen. Darauf machte schon die deutsch-amerikanische Ärztin und Psychoanalytikerin Hilde Bruch aufmerksam, die sowohl fett- als auch magersüchtige Patienten als Personen beschrieb,

---

122 vgl. Fußnote 25, S. 49
123 Ilias, Zweites Buch, Vers 212–277.

»für die das Essen die missbräuchliche Funktion hat, Probleme, die ansonsten unlösbar erscheinen, auf diese Art zu bewältigen« (Bruch 1991, S. 13).

Krank oder nicht krank?

Ist man schon krank, so vermag wenigstens die kommunikative Thematisierung und Adressierung im Krankenbehandlungssystem das Leid doch etwas zu verringern. Die mit der Übernahme der Krankenrolle erreichte Aufmerksamkeit und Beachtung durch die professionellen Leistungserbringer dieses funktional differenzierten Sozialsystems lässt sich dann als sekundärer Krankheitsgewinn verbuchen. Schon aus Kostengründen dürften diese Gewinnaussichten dort allerdings doch begrenzt sein. Die Dauer der Thematisierung und Adressierung als Patient im Medizinsystem verlängert sich aber, wenn zwischen Arzt und Patient keine Einigung darüber zu erzielen ist, wie das Krankheitsbild diagnostisch einzuordnen ist, und vielleicht mehr noch, wenn Uneinigkeit darüber besteht, ob überhaupt eine körperliche Krankheit vorliegt. Dies ist der Fall bei den sogenannten somatoformen Störungen, anlässlich deren die Patienten über vielfältige Beschwerden klagen, für die sich aber ein »positiver« Körperbefund nicht objektivieren lässt. Dabei kann man die Beschwerden grob drei Gruppen zuordnen: Schmerzen unterschiedlichster Lokalisation, Störungen in verschiedenen Organsystemen wie etwa Schwindel, Verstopfung, Taubheitsgefühle und Ohnmachten und zuletzt Klagen über Müdigkeit und chronische Erschöpfung (Lahmann et al. 2010).

Auch wenn diese Patienten in der ärztlichen Praxis ausgesprochen häufig anzutreffen sind – so sollen bis zu 80 % aller Patienten, die ihren Hausarzt aufsuchen, diese Diagnose erhalten (Rossa u. Breull 2004) –, besteht derzeit für solche »medizinisch nicht zu erklärenden« Störungen (Creed 2009) weder ein einheitliches Konzept noch eine einheitliche Nomenklatur.[124] Der entscheidende Grund für diese nosologische Konfusion dürfte darin zu sehen sein, dass nicht klar zwischen den an diesen Problemen beteiligten Systemen unterschieden

---

124 Die Autoren der für das Jahr 2013 zu erwartenden 5. Auflage des Diagnostischen und Statistischen Manuals (DSM-5; vgl. Fußn. 129) geben sich denn auch alle Mühe, diesem Zustand abzuhelfen. Als neues diagnostisches Etikett steht derzeit »Complex Somatic Symptom Disorder« am höchsten im Kurs (vgl. Rüddel et al. 2012).

wird. Die Systemreferenz bleibt unbestimmt. So definiert das DSM-IV die »Somatisierungsstörung« (F45.0) folgendermaßen:

> »Das Charakteristikum ist die wiederholte Darbietung körperlicher Symptome in Verbindung mit hartnäckigen Forderungen nach medizinischen Untersuchungen trotz wiederholter negativer Ergebnisse und Versicherung der Ärzte, dass die Symptome nicht körperlich begründbar sind.«

Bei dieser Definition bleibt aber letztlich unbestimmt, was mit dem Begriff »körperliche Symptome« gemeint ist. Bezieht sich das Adjektivattribut »körperlich« auf den Körper oder auf die Form der Darbietung? Handelt es sich um einen körperlichen oder psychischen bzw. kommunikativen Sachverhalt? Bei einer »Darbietung« kann es sich allerdings nur um die Mitteilung handeln, mit der der Patient den Arzt kommunikativ adressiert. In dieser für das Medizinsystem typischen Kommunikation wird der Körper fremdreferenziell thematisiert. Auf der psychischen Systemebene geht es darum, wie der Patient seinen Körper wahrnimmt und beobachtet. Die gleichen begrifflichen Probleme bereitet auch der Schmerz. Auch wenn zumeist körperlich verursacht, handelt es sich beim Schmerzerleben oder dem Juckreiz nicht um eine körperliche Gegebenheit. Dass auch für die somatoformen Schmerzzustände, bei denen sich keine Körperläsion »objektivieren« lässt, dennoch ein zerebrales und damit körperliches Korrelat vorhanden sein muss, steht allerdings außer Frage. Schließlich kann die Psyche keine einzige Operation ohne ein funktionstüchtiges Gehirn ausführen.

Diese nosologischen Probleme wirken sich auf die Arzt-Patient-Kommunikation aus. So kann schon die Frage, ob überhaupt eine Krankheit vorliegt, strittig sein. Da sich bei solchen »funktionellen Störungen« keine pathophysiologischen Mechanismen nachweisen lassen, die das Störungsbild überzeugend erklären könnten, überrascht es nicht, dass sich das Thema der Kommunikation zwischen Arzt und Patient vom Körper auf Psychisches verschiebt. Zur Kommunikationsstörung kommt es, wenn der Arzt keine körperliche, sondern »nur« eine psychische Störung diagnostiziert, sein Patient aber eine solche Diagnose nicht übernimmt und insofern die ihm vom Arzt angetragene Krankenrolle in zumindest dieser Form nicht zu übernehmen bereit ist. In einem solchen Fall wird sich der Arzt in der komplementären Arztrolle auch kaum bestätigt fühlen können.

Dann bietet es sich für ihn an, dieses die Selbstbeschreibung tangierende und somit identitätsgefährdende Problem zu lösen mittels diagnostischer Anstrengungen, erweist sich ärztliche Professionalität doch auch in diagnostischer Kompetenz. Eine Vielzahl diagnostischer Bezeichnungen steht zur Auswahl, deren Validität allerdings zumeist fraglich ist. In dieser »Grauzone« (Kirmayer a. Young 1998) finden sich Diagnosen wie etwa Hysterie, dissoziative Störung, Konversionsstörung, Hypochondrie, histrionische Störung, Somatisierungsstörung, somatoforme Störung, artifizielle Störung, Münchhausen- bzw. Münchhausen-Stellvertreter-Syndrom oder auch Simulation. Dabei sind diese Diagnosen sämtlich nur wenig trennscharf, sondern weisen weite Übergangsbereiche auf.

Die Schwierigkeiten, mit einer überzeugenden diagnostischen und ätiopathogenetischen Aussage aufwarten zu können, belasten die Arzt-Patient-Beziehung. Entsprechende Patienten gelten daher als schwierig (Reimer 1991; Noyes et al. 2006). Werden die körperlichen Beschwerden vom Arzt etwa als psychogen oder gar als hysterisch interpretiert und als Ausdruck einer Tendenz betrachtet, »gewöhnliche körperliche Sensationen [...] als Anzeichen einer vorliegenden Dysfunktion fehlzudeuten und dafür medizinische Hilfe zu beanspruchen« (Kapfhammer 2001, S. 63), kommt es zwischen dem Arzt und seinem Patienten schnell zu einem Dissens; so auch beispielsweise bei einer »psychologisierenden« Interpretation von Ohnmachtsanfällen.[125] Auch wenn sich diese Phänomene von der medizinischen Wissenschaft, wiewohl in ihren pathophysiologischen Mechanismen noch nicht völlig geklärt (Klein u. Korte 2005), als neurokardiogene oder vasovagale Synkopen diagnostizieren und insofern auch trivialisieren lassen, so verweisen sie doch auch auf kommunikative Probleme. Jedenfalls ist die reziproke Adressierung in der Arzt-Patienten-Kommunikation in hohem Maße gefährdet.

Negative Affekte prägen dann aber nicht nur die Arzt-Patienten-Kommunikation, sondern auch die interkollegiale Kommunikation.

---

125 Da eine solche Interpretation etwa von Ohnmachten inzwischen zum kulturellen Gemeingut geworden ist, erscheint denn ein solches Verfahren, das von Frauen bis ins 19. Jahrhundert eingesetzt wurde, um einer als zu belastend erlebten Kommunikation »ohne Gesichtsverlust« zu entkommen (vgl. Luhmann 1984, S. 562), heute doch zu riskant. Dagegen ist ein In-Ohnmacht-Fallen etwa anlässlich religiös motivierter Verzückungserlebnisse oder beim Besuch von Popkonzerten nicht anstößig. Hier soll die intensive affektive Beteiligung nicht nur nicht bestritten, sondern gerade als Beweis für die besondere Hingabe demonstriert werden.

Typisch bleibt nämlich die Frage, wem das diagnostische Problem anzulasten sei, lange Zeit unbeantwortet: dem Arzt, der wegen einer mangelnden Kompetenz »nichts finden kann«, oder dem Patienten, der »nichts hat« und so zum »Fall für den Psychiater« wird? Eine negativ konnotierte Überweisung zum Psychiater birgt für den Patienten die nicht unbeträchtliche Gefahr in sich, von jenem eine abwertende Diagnose zu erhalten. Der solchermaßen kaum freiwillig in Anspruch genommene Psychiater mag sich in der Rolle eines Detektivs wiederfinden, der allerdings auch nicht recht weiß, worauf er seine Nachforschungen richten sollte, auf den Körper oder auf die Person seines Gegenübers. Da all dies Zeit kostet, gelten diese Patienten denn auch als besonders teure Problemgruppe des Gesundheitswesens (Hiller 2005).

Am Beispiel der somatoformen Störungen erweist sich, dass das Medizinsystem angesichts fehlender objektiver Krankheitsbefunde in eine Krise gerät, tut es sich doch als Krankenbehandlungssystem mit negativen Befunden und dementsprechend negativ formulierten Diagnosen schwer und sucht daher nach positiven, d. h. eindeutig zu bezeichnenden diagnostischen Kriterien (Voigt et al. 2010). Dieses funktional ausdifferenzierte System der Gesellschaft orientiert seine Operationen an dem Code »gesund/krank«, wobei sich in der spezifischen Kommunikation zwischen Arzt und Patient fast ausschließlich der Wert »krank« als anschlussfähig erweist (Luhmann 1990a), auch wenn in den letzten Jahren, allerdings doch eher am Rande des Medizinsystems, versucht wird, zu einer Spezifizierung auch von Gesundheit im Rahmen einer Gesundheitstheorie zu gelangen (Margraf et al. 1998). Von den Schwierigkeiten, das zugrunde liegende Problem eindeutig zu verorten, zeugt auch der Vorschlag, die Somatisierungsstörung den somatischen Krankheiten zuzuordnen, auch wenn eine körperliche Krankheit nicht nachzuweisen ist (vgl. Rief a. Issac 2007). Von dieser nosologischen Umetikettierung wird eine Destigmatisierung im medizinischen Diskurs erwartet. Dieser klassifikatorischen Somatisierung lässt sich mithin die Funktion zuschreiben, den Selbstwert des betreffenden Patienten, der durch das Eingeständnis einer psychischen Problematik offensichtlich beeinträchtigt wird, zu schonen. Schließlich werden nach wie vor psychisch Erkrankte stigmatisiert und diskriminiert. Während beim Vorliegen einer somatischen Krankheit die körperliche Indisponiertheit des Patienten problemlos als Ausdruck seines Nichtkönnens ausgelegt werden kann, gelingt die Unterscheidung zwischen Nichtkönnen und Nichtwollen im Bereich motivgesteuerten Handelns doch ungleich schwerer. Auch deshalb ist eine vollständige moralische Indifferenz bei psychiatrischen Störungen im Unterschied zu somatischen Krankheiten schwerlich zu erwarten. Allerdings muss man sich fragen, inwieweit ein solcher Umgang mit diagnostischen Bezeichnungen nicht zu einer iatrogenen Stigmatisierung (Sartorius 2002) zumindest derjenigen psychiatrischen Patienten beiträgt, die keine körperlichen Symptome präsentieren. Für eine psychiatrische Konnotation der somatoformen Störungen spricht jedenfalls die sehr hohe psychiatrische Komorbidität, insbesondere mit depressiven Störungen und Angststörungen (van der Feltz-Cornelis a. van Balkom 2010).

Eine funktionale Analyse soll die sich aufdrängende Frage beantworten, warum sich manche Menschen gewissermaßen ohne objektive Not körperlich krank wähnen, ihre körperliche Verfassung in den Mittelpunkt ihrer Aufmerksamkeit stellen und sie unentwegt in der Kommunikation thematisieren. Im Falle der Somatisierungsstörungen gibt es eine Reihe psychologischer Befunde (vgl. Martin a. Rief 2011), die darauf verweisen, dass der Patient seinen Körper auf eine besondere Weise beobachtet. Er tut dies ausgesprochen ängstlich. Er belauert seinen Körper geradezu, was er denn als Nächstes wieder ausbrüten könnte. Kommt es ganz schlimm, beschäftigt er sich ausschließlich mit ihm. Die Sorge um die Gesundheit beherrscht sein Denken. Schon allfällige, objektiv belanglose Körperempfindungen werden auf hypochondrische Weise als erste Anzeichen einer malignen Erkrankung interpretiert, amplifiziert, ja katastrophisiert. Vor lauter Angst werden Aktivitäten eingeschränkt, wobei sich die Beschwerden durch die dann eingenommene Schonhaltung noch verstärken können. Es besteht eine Unsicherheitsintoleranz. Angst wird nur schwer ertragen. Dabei beharrt der Patient aber auf der Stimmigkeit seiner Beobachtungen und lässt sich vom Arzt kaum jemals beruhigen. Er stellt seinen Umgang mit Angst nicht zur Disposition und weigert sich, die ärztlicherseits angebotene Interpretation der Beschwerden als somatisch belanglos zu akzeptieren. Möglicherweise wird er sogar den Arzt wechseln und sich einen anderen suchen, der vielleicht neue diagnostische Methoden anzubieten gewillt ist und von dem er sich so erst ernst genommen fühlen kann.

Es hat den Anschein, als ob der Patient alles daransetzte, seine Angst nicht herzugeben. Unter einer funktionalistischen Perspektive

bietet es sich daher an, die somatoformen Störungen unter die Angststörungen in einem weiteren Sinne zu subsumieren, denen die Funktion zugeschrieben werden kann, Angst zu reduzieren (vgl. Kap. 7).
Wie auch bei den Angststörungen besteht ein unrealistisch großes
Sicherheitsbedürfnis. Damit diese Unsicherheit besser erträglich ist,
wird die Unsicherheit thematisch auf die Sorge um die Gesundheit
verschoben und dort fixiert. Diese Unsicherheit prägt dann auch die
Arzt-Patient-Kommunikation auf beiden Seiten. Auch der Arzt wird
sich ängstlich fragen, ob er wirklich all seine diagnostischen Möglichkeiten ausgeschöpft hat oder vielleicht nicht doch etwas übersehen
haben könnte. Für einen solchen Fall wären schließlich Schadenser-
satzforderungen zu befürchten.

Vergleicht man die Angststörungen mit Körperbeteiligung mit
denen ohne eine solche bezüglich ihrer Funktion, lassen sich Unterschiede wie auch Vor- und Nachteile erkennen. So steht einem der
Körper grundsätzlich zur Verfügung. Er ist handhabbar. Somatisierende Problemlösungsmechanismen erfordern wenig Rücksicht auf
die Bewandtnisse der gegenständlichen oder personalen Umwelt.
Im Gegensatz zur strukturellen Kopplung mit den kommunikativen
Systemen profitiert diese Quasikommunikation mit dem eigenen
Körper von der unmittelbaren Präsenz und Gleichzeitigkeit des Körpers (Fuchs 2005), ist man doch in der Kommunikation angewiesen
auf das immer erst nachträglich die Kommunikation bestätigende
Verstehen des anderen. Auch kommt allein dem Körper Singularität
und Individualität zu im Gegensatz zum Bewusstsein, das immer nur
mit von der Kommunikation angelieferten Sinnangeboten operieren
kann (ebd., S. 67). All dies mag das Erlernen und den Einsatz soma-
tisierender Mechanismen erleichtern.

Wie bereits erwähnt, dürfte grundsätzlich die Möglichkeit, die
Angst externalisieren zu können, vom psychischen System als Entspannung erlebt werden, kann dann für das Angstgefühl, auch wenn
es sich um ein systemeigenes Produkt handelt, doch die Umwelt verantwortlich gemacht werden. Dadurch verringert sich die Gefahr, dass
man sich in endlosen selbstreferenziellen Schleifen verliert bzw. stecken bleibt. Bei einer Externalisierung der Angst auf den eigenen Körper ist mit einer solchen Entlastungsfunktion allerdings nur bedingt
zu rechnen. Auch wenn der angstbesetzte Körper fremdreferenziell
beobachtet wird, wird er doch nie nur als ein Außen wahrgenommen,
sondern fungiert immer auch als Zentrum und als Basis aller Wahr-

nehmungen. In phänomenologischer Diktion: Er ist »ein Innen und ein Außen zugleich, Leib und Körper« (Oevermann 2008). Wird daher der Körper zur Angstbewältigung eingesetzt, wird dem psychischen System die Entscheidung schwerfallen, wie es weitermachen soll, ob es seine Anschlüsse an der Selbstreferenz oder an der Fremdreferenz finden kann. Die Problemlösung wird dann zum Problem. Ein Wechsel des Beobachtungsgegenstandes gelingt nicht mehr. Somatoforme Störungen neigen daher zur Chronifizierung.

Der Körpereinsatz soll die selbstbestätigende Adressierung und/ oder Thematisierung sichern. Die Vorteile einer solchen Problemlösungsstrategie liegen auf der Hand. Auch wenn nicht völlig, so ist der Körper doch in hohem Maße durch einen selbst zu kontrollieren. Die Manipulation des eigenen Körpers garantiert die selbstbestätigende Erfahrung, Ursache von Wirkung zu sein. Insbesondere sein riskanter Einsatz soll eine Handlungsoption beweisen, während etwa eine leistungsmindernde Krankheit des Körpers kausal nur auf die externe Körperumwelt zu attribuieren ist. Über den Körper und seine Grenzen lässt sich die individuierende Differenz zum anderen sinnlich erfahren. Vor allem die Haut bietet sich als Austragungsort solcher Bemühungen um Abgrenzung vom anderen an (vgl. Anzieu 1991). Die Haut symbolisiert den »Verhandlungsort« zwischen dem Eigenem der Psyche und dem Sozialem der Kommunikation. Diesbezüglich kann man zudem auch auf vielfältige eigene Erfahrungen aus der Kindheit zurückgreifen. So dürften die meisten Kinder schon sehr früh die Erfahrung machen, dass eine körperliche Unregelmäßigkeit sich ausgesprochen gut eignet, die Aufmerksamkeit der elterlichen Bezugspersonen zu fesseln und deren Fürsorge auszulösen. Das Risiko, dass dieses kommunikative Thema sich als nicht anschlussfähig erweist, ist zumeist doch eher gering. Handelt es sich zudem bei dem betreffenden Kind um ein »von Natur aus« eher ängstliches und sensibles Kind, ist nicht auszuschließen, dass dieses Thema die Kommunikation insbesondere dann dominiert, wenn die Fürsorgeperson auf dieses Thema schnell anspricht.[126] Diese reziproken Resonanzprozesse lassen das Thema »Krankheit« zu einem Fixpunkt werden, an den sich die Kommunikation halten kann, sollte sie in Schwierigkeiten geraten. Insbesondere bei einer problematischen Bindungsbeziehung

---

126 vgl. Kap. 7, S. 181

bietet sich ein solcher Körpereinsatz an (vgl. Waller u. Scheidt 2008). So lässt sich eine angespannte oder gar feindselige Kommunikation durch die Inanspruchnahme eines solchen Themas gewissermaßen neutralisieren, wird doch die Mutter ihre Erziehungsprogrammatik in diesem Fall suspendieren und sich versöhnlich zeigen. Das Kind ist doch schließlich krank.

Die Angst um die Gesundheit prägt thematisch nicht nur für die frühe Kommunikation. Hat das Kind die Erfahrung machen können, dass es vor allem Gesundheitsprobleme sind, welche die Aufmerksamkeit der Mutter auf sich ziehen, und dass die Thematisierung des nicht regelrecht funktionierenden Körpers am sichersten die Adressierung gewährleistet, wird es später den hohen kommunikativen Anschlusswert dieser Thematik auf professionelle Helfer übertragen (vgl. Craig et al. 2004). Ein übersteigertes Hilfe suchendes Verhalten kennzeichnet dann später auch die Interaktion mit den Ärzten und Ärztinnen, die zu den wichtigsten Kommunikationspartnern werden können. Insofern lassen sich die für Somatisierungsstörungen bekannten Risikofaktoren (vgl. Beck 2008) als Problemindikatoren verstehen. Nicht nur der Umgang mit dem Affekt der Angst, sondern der Umgang mit Affekten überhaupt erweist sich als problematisch.

Ein Fall

Die 56 Jahre alte Patientin erfüllt mit ihrer altmodischen Frisur und Kleidung das frühere Klischeebild einer altbackenen Lehrerin. Sie leide seit vielen Jahren vor allem unter Rückenschmerzen und Verspannungszuständen im Schulterbereich. Von einer Bandscheibenoperation vor einigen Jahren habe sie sich nicht erholen können. Immer wieder habe sie Kopfschmerzen und schlafe schlecht. Oft sei ihr schwindlig. Sie fühle sich regelrecht kraftlos. Manchmal glaube sie, sie könne nicht mehr. Auch ihr Orthopäde habe gefragt, was denn mit ihr los sei, und habe ihr Johanniskraut verschrieben. Sie wolle den Dingen aber nun auf den Grund gehen. Die Wahl des Therapeuten begründet sie mit seinem Professorenstatus.

Zu ihrer Biografie berichtet die Patientin, dass sie die ersten Jahre »in fremde Hände gegeben« worden sei. Sie sei von einem Hausmädchen versorgt worden, das allerdings sehr nett zu ihr gewesen sei. Während sie ihren Vater verachtet ob seiner Einfältigkeit, wird die Beziehung zur verstorbenen Mutter als sehr widersprüchlich geschildert. Als Kind habe sie eine Tuberkulose durchgemacht, die mittels einer Lungenoperation behandelt worden sei. Sie habe später immer viel essen müssen und sei daher sehr dick geworden. Die Patientin verbindet mit dieser Erinnerung immer noch Angst und Ekel. Überhaupt sei die Mutter, die als sehr intelligent beschrieben wird, sehr schlecht mit ihrem Körper umgegangen. Ihre Krankheiten habe sie nie beachtet. Sie sei dann auch im mittleren Alter an einem Herzinfarkt verstorben. »En passant« habe sie vom Vater erfahren, dass ihre Mutter im Zuge der Vertreibung aus dem Osten von einem russischen Soldaten vergewaltigt worden sei. Daraufhin habe sie sich zu ihrem eigenen Schutz hässlich gemacht und sich regelrecht »verkleidet«. Darüber habe ihre Mutter mit ihr aber nie gesprochen. Die Patientin berichtet, dass die Mutter sie daran gehindert habe, auch nur in Ansätzen »sexy« auszusehen.

Es besteht eine deutlich gestörte Affektregulation. Die Patientin ist sich ihrer Gefühle unsicher. Manchmal erscheine ihr alles »wie ein grauer Schleier«. Sie spricht von einem »stumpfen Gefühl«. Sie gibt an, Angst vor ihren eigenen Aggressionen zu haben. Vor allem habe sie Wut auf ihren Chef, der sich um die Belange seiner Untergegebenen einfach nicht kümmere. Er sei eben ein regelrechtes »Arschloch«. Weil sie sich aber nur ungeschickt zur Wehr setzen könne, müsse sie sich vor den Auseinandersetzungen am Arbeitsplatz immer erst stundenlang vorbereiten. Vor allem dann verspüre sie Schmerzen im Rücken. Die Patientin lokalisiert den Schmerz an einer Stelle, an die sie mit ihren Händen nicht gelangen kann. Sie hat die Sache buchstäblich »nicht im Griff«.

Konversionsstörungen

Die Unsicherheit darüber, was denn hinter den Beschwerden stecke und was eigentlich der Fall sei, ob es überhaupt ein Fall sei und, wenn ja, für wen dieser Fall ein Fall sei, zeichnet auch die sogenannten Konversionsstörungen aus. Bei ihnen handelt es sich um eine besondere Gruppe somatoformer Störungen,[127] bei denen der Patient genau

---

127 Den Konversionsstörungen, die im DSM-IV den somatoformen Störungen zugerechnet werden, wurde in der ICD-10 ein anderer nosologischer Ort zugeteilt. Dort zählen sie zu den dissoziativen Störungen (vgl. Spitzer u. Freyberger 2007).

umschriebene und nicht selten geradezu dramatische Krankheitssymptome angibt, ohne dass sie sich durch einen pathologischen Körperbefund objektivieren ließen. Diese Symptome können zum einen die Motorik betreffen. Dann sieht es so aus, als ob der Patient gelähmt sei oder nicht mehr richtig gehen könne. Zum anderen kann auch die Sensorik beeinträchtigt sein. Der Patient gibt etwa an, nichts mehr sehen, hören oder keinen Schmerz empfinden zu können. Zuletzt kann auch das Bewusstsein anfallsartig getrübt oder gar ausgeschaltet sein. Diese Zustände sind von einem epileptischen Anfall ohne Durchführung eines Elektroenzephalogramms (EEG) nur schwer oder gar nicht zu unterscheiden.

Eine solche Symptomatik erfuhr im Laufe der Zeit immer wieder neue Bezeichnungen in Abhängigkeit vom jeweiligen Krankheitsmodell. Im 19. Jahrhundert war die Rede von Hysterie, die damals durchaus als eine neurologische Krankheit angesehen wurde. Sigmund Freud führte den Begriff der Konversion ein. Nach dem orthodoxen psychoanalytischen Modell werden die Phänomene auf einen sexuellen Konflikt zurückgeführt, wobei die hierbei freiwerdende Triebenergie auf Körperteile verschoben bzw. konvertiert werde.[128] Zudem würden die bei den zumeist weiblichen Patienten unerträglichen Wünsche und Fantasien verdrängt und fänden in einer »Körpersprache« ihren symbolischen Ausdruck (vgl. Adler 2011). Nach der Vertreibung der Psychoanalyse aus dem Medizinsystem wurden neue, mehr oder weniger euphemistische Bezeichnungen gefunden, von denen ein geringerer Stigmatisierungseffekt erhofft wird, wie etwa »medizinisch nicht erklärbar«, »psychogen« oder »funktionell«. Für das künftige DSM-V[129] ist die Bezeichnung »funktionelle neurologische Symptome« vorgesehen.

Vergleicht man die Art und Weise, wie sich die Wissenschaft mit diesen Störungsbildern beschäftigt, mit der Art und Weise, wie die Patienten mit ihren Beschwerden umgehen, sind bemerkenswerte Parallelen auszumachen. Beide Male geht es um Beobachtung und um die Probleme, die bei der Beobachtung anfallen. So können Ärzte und insbesondere Neurologen »nichts« finden, was in Anbetracht

---

128 In Sigmund Freuds Abhandlung aus dem Jahre 1894 über *Die Abwehr-Neuropsychosen* heißt es: »Bei der Hysterie erfolgt die Unschädlichmachung der unverträglichen Vorstellung dadurch, dass deren Erregungssumme ins Körperliche umgesetzt wird, wofür ich den Namen der Konversion vorschlagen möchte« (Freud 2006b, S. 63).

129 Neue Schreibweise mit arabischer Ziffer.

der häufig gravierenden Symptomatik doch überraschen muss. Die Patienten laufen daher auch gar Gefahr, als Simulanten disqualifiziert zu werden, zumal wenn sich bei ihnen eine »belle indifférence« beobachten lässt, also eine erstaunliche Diskrepanz zwischen der Dramatik der Symptomatik und einer eher geringen affektiven Beteiligung. Auch das Beobachten seitens der Patienten ist auffällig. Bei den Konversionsstörungen werden körperliche Vorgänge nicht – wie bei den bereits erwähnten somatoformen Störungsbildern – nur als übertrieben gefährlich wahrgenommen, sondern es werden gänzlich »falsche« Wahrnehmungen gemacht. Allerdings lassen sich auch diese Auffälligkeiten als extreme Ausgestaltung eines durchaus vertrauten Phänomens verstehen. Schließlich entstehen Wahrnehmungen immer durch ein kompliziertes Zusammenspiel von Erwartungen und Aufmerksamkeitsprozessen (Edwards et al. 2012). Sind unsere Erwartungen allzu präzise, dann kann es dazu kommen, dass es eher diese hoch gespannten Erwartungen sind als die sensorischen Daten selbst, die darüber entscheiden, was als informativ gilt und was letztlich auch wahrgenommen wird.

Aus psychoanalytischer Perspektive hat der hysterische Modus die Funktion, einen unerträglichen Konflikt zu entschärfen durch eine gezielte Veränderung der Selbstrepräsentanz. Das wird zu erreichen versucht durch

> »eine charakteristische unbewusste Inszenierung, innerhalb deren der Betreffende, das Objekt und die Situation sowohl für die anderen, aber auch insbesondere für sich selbst anders erscheinen sollen, als sie sind« (Mentzos 2009, S. 97).

Der unzuverlässige Körper und die Psychosomatik

Auch die sogenannte psychosomatische Medizin sollte von einem antiholistischen Ansatz profitieren können. Eine differenztheoretisch verfasste Systemtheorie vermeidet explizit die Verwendung hybrider Begriffe, da ihr Bedeutungsumfang sich kaum jemals definieren lässt. Dies trifft auch auf den hybriden Begriff »Psychosomatik« zu. So steht eine einvernehmliche Definition des Gegenstandsbereichs der Psychosomatik noch aus. Darauf verweist etwa die Kontroverse, ob es sich bei ihr um ein eigenständiges Fach, um eine Psychiatrie für leichte Fälle oder um eine Subdisziplin der Psychiatrie im Sinne eines Konsultation-Liaison-Dienstes handelt, aber auch der jüngste Versuch einer Namensänderung in »Verhaltensmedizin«.[130] Streng genommen, weist der Begriff »Psychosomatik« auf die Beziehungen zwischen der Psyche und dem Körper.[131] Unter psychosomatischen Krankheiten oder Störungen ließen sich dementsprechend alle als pathologisch bezeichneten Zustände verstehen, die mit einer Störung dieser Beziehungen einhergehen. Differenzierte Aussagen über Beziehungen sind allerdings nur unter Angabe der jeweiligen Systemreferenz zu treffen. Solche Aussagen finden sich aber in der Literatur zur Psychosomatik eher selten, sodass dieses Fach Gefahr läuft, sich als Spezialdisziplin für Vages zu etablieren.[132]

Schließlich dürfte es kaum körperliche Krankheiten oder psychische Störungen geben, die sich nicht auf die Beziehungen zwischen dem biologischen System des Körpers und dem psychischen System auswirken würden. Der Gegenstandsbereich muss also sinnvollerweise begrenzt werden, wie es in der Definition des Fachgebietes »Psychosomatische Medizin und Psychotherapie« durch die Bundesärztekammer auch angestrebt wird. Demnach umfasst dieses Gebiet

»die Erkennung, psychotherapeutische Behandlung, Prävention und Rehabilitation von Krankheiten und Leidenszuständen, an deren Verursachung psychosoziale und psychosomatische Faktoren einschließlich dadurch bedingter körperlich-seelischer Wechselwirkungen maßgeblich beteiligt sind« (Bundesärztekammer 2010).

Eine solche an der Ätiologie der Störungen orientierte Definition bringt aber Probleme mit sich. Schließlich lassen sich für jeden Sach-

---

130 Die Wahl des eher unglücklichen Begriffs »Verhaltensmedizin« lässt sich historisch erklären, ging es doch um die Verdrängung der psychoanalytisch orientierten Psychotherapie durch die Verhaltenstherapie, die sich damals, d. h. vor ihrer kognitivistischen Wende, am leicht zugänglichen und beobachtbaren Verhalten orientierte und die ihm zugrunde liegenden psychologischen Prozesse programmatisch ignorierte. Derzeit wird heftig darüber gestritten, ob nicht auch der Begriff »Psychosomatik« ersetzt werden sollte durch »Verhaltensmedizin«. Der erste Versuch, die führende US-amerikanische Zeitschrift *Psychosomatic Medicine* in *Journal of Biobehavioral Medine* umzubenennen, misslang allerdings. Man einigte sich vorläufig auf eine Hinzufügung als Untertitel (vgl. Freedland et al. 2009; Fava a. Sonino 2010).

131 Zusammengesetzt aus griech. *psyché* = »Seele« und *soma* = »Körper«.

132 Auch bei den therapeutischen Angeboten findet sich kaum etwas, was es nicht gibt. Es reicht von A wie Aromatherapie, Astromedizin, Ayurveda bis zu Z wie Zen-Meditation.

verhalt immer unendlich viele Ursachen ermitteln. Es kommt daher darauf an, wie das Wort »maßgeblich« definiert wird. Diesbezüglich lässt sich allerdings eine Einigung kaum erwarten, wie die Geschichte der Psychosomatik denn auch verdeutlicht.

Lange Jahre wurde die Psychosomatik durch psychoanalytische Denkweisen dominiert.[133] Auch wenn immer schon Wechselwirkungen zwischen Psyche und Körper zugestanden wurden, wurden traditionell die psychischen Ursachen als ausschlaggebend angesehen. Den unterschiedlichen psychosomatischen Störungsbildern, den sogenannten Psychosomatosen, schrieb man dabei jeweils spezifische unbewusste Konflikte der frühen Kindheit als Ursache zu.[134] Letztlich wurde so psychosomatisch mit psychogen gleichgesetzt. Diese vom Psychoanalytiker Franz Alexander (1950) ausgearbeitete psychogenetische Spezifitätshypothese ließ sich allerdings empirisch nicht bestätigen und musste daher aufgegeben werden zugunsten eines multifaktoriellen Erklärungsmodells. Besonders hart wurde die psychoanalytisch orientierte Psychosomatik von dem Nachweis einer obligaten Anwesenheit des Bakteriums Helicobacter pylori bei Magen- oder Zwölffingerdarmgeschwüren getroffen. Auch das defensive Argument, dass die Besiedlung mit diesem Lebewesen schließlich bei vielen Menschen, von denen allerdings nur ein kleiner Teil erkrankt, zu beobachten sei, kann nicht überzeugen. Wie bei den meisten Infektionskrankheiten sind auch beim Magengeschwür psychische Probleme ätiologisch von Bedeutung (Schuster et al. 2010). Das dürfte allerdings auch für den gewöhnlichen Schnupfen zutreffen, ohne dass dieser Krankheit die nosologischen Weihen einer Psychosomatose zuteilwürden.

Im Jahre 1977 stellte der amerikanische Psychiater George Engel (1977) sein systemtheoretisch inspiriertes »biopsychosoziales« Modell vor, wonach sich jede Krankheit als Ergebnis von sich wechselseitig beeinflussenden Prozessen auf den verschiedenen hierarchisch gegliederten Ebenen verstehen ließe. Dieses in betont antireduktionistischer Absicht gegen das vorherrschende biomedizinische Krank-

---

133 Besonders nachteilig wirkte sich der Umstand aus, dass es der Psychoanalyse aufgrund ihrer besonderen Organisationsform, die vor allem auf ihre spezielle Ausbildungssituation zurückzuführen ist, nie gelang, sich im Wissenschaftssystem der Gesellschaft zu etablieren.

134 Diese Spezifitätshypothese betraf die Krankheiten, die die »Holy Chicago Seven« genannt werden (vgl. Alexander 1950): Asthma bronchiale, essenzielle Hypertonie, Neurodermitis, Hyperthyreose, chronische Polyarthritis, Ulcus Duodeni sowie Colitis Ulcerosa.

heitskonzept aufgestellte holistische[135] Modell sollte den Blick auf die psychologischen, sozialen und verhaltensmäßigen Dimensionen von Krankheit frei machen. Seitdem gehört Holismus bzw. Ganzheitlichkeit zu den Schlüsselwörtern der psychosomatischen Rhetorik.[136] Dieses Modell beanspruchte Gültigkeit für alle Krankheiten. Alles sollte bei jeder Krankheit bedacht werden, angefangen von der subatomaren Ebene über die Zelle, die Person bis hin zur Biosphäre (Engel 1980). Eine solche hypertrophe Theorie kann aber für die Praxis schwerlich taugen. Vielmehr muss immer angegeben werden, was beobachtet und welches System in Augenschein genommen werden soll. Will man alles sehen, wird man kaum etwas sehen können. Eine Beobachtung ist nur möglich, wenn Unterscheidungen getroffen werden. Der Beobachter hat sich mit seinem blinden Fleck zu arrangieren. Schließlich gibt es nur einen, der diesbezüglich unbeschränkt operieren kann, der mithin ohne blinden Fleck auskommt, insofern holistisch beobachtet und so eine vollständige Kenntnis der Welt besitzt: Gott (Luhmann 2000, S. 157 f.).[137]

Psychosomatiker reklamieren für sich denn auch häufig eine moralische Überlegenheit nicht nur gegenüber engstirnigen und bornierten Reduktionisten, sondern auch gegenüber den durch das Geld der Pharmaindustrie korrumpierten Vertretern der Psychiatrie (etwa Herrmann-Lingen 2012). Gerade die holistische Attitüde führte allerdings dazu, dass dieses Krankheitsmodell doch eher zum wohlfeilen Lippenbekenntnis verkam.[138] Insofern verwundert es auch nicht, dass

---

135 Griech. *holos* = lat. *totus* = »ganz«. Ganzheitliches Denken wird denn auch leicht totalitär (vgl. Harringgton 1995).

136 Die Vorstellungen einer Einheit von Körper und Seele, von Krankheit als »Sprache der Seele« oder von symbolischen Krankheiten sind auch heute noch für viele Menschen attraktiv (vgl. Dahlke 2008). Diese Ideen sind denn auch beruhigend. Sollte versagte Liebe auf den Magen schlagen, einem vor lauter Schreck die Luft wegbleiben, Wut einen aus der Haut fahren lassen oder Angst einem den Hals zuschnüren, dann liegt es an einem selbst, solche unliebsamen Probleme wie etwa Magengeschwüre, Asthma oder Schuppenflechte zu vermeiden.

137 Bei Luhmann (2000, S. 157) heißt es hierzu: »Im Begriff des Beobachtens ist das enthalten, wonach wir gefragt haben. Die Operation des Beobachtens ist eine asymmetrische, das heißt unumkehrbare Operation, die ausschließlich im Beobachter abläuft, aber für ihn eine Unterscheidung von Beobachter und Beobachtetem impliziert. Sie besteht in einem unterscheidenden Bezeichnen, wobei die verwendete Unterscheidung nicht identisch ist mit der Implikation, dass der Beobachter sich selbst vom Beobachteten unterscheidet. Er muss, anders gesagt, sich unterscheiden, um unterscheiden zu können. Man kann dies für den Fall Gott als Grund der Schaffung der Welt ansehen.«

138 Als psychosomatische Klinik kann denn auch eine auf die Behandlung von Suchterkrankungen spezialisierte Einrichtung firmieren. Eine wochenlange Abwesenheit von der Familie und dem Arbeitsplatz lässt sich den Kindern wie auch den Arbeitskollegen mit dem Hinweis auf einen Aufenthalt in einer psychosomatischen Klinik doch erheblich leichter vermitteln ist als mit dem auf eine Alkoholentzugsklinik.

derzeit diskutiert wird, ob und inwieweit das biopsychosoziale Modell überhaupt relevant sei (vgl. Adler 2009; Ghaemi 2009). Verstand sich die Psychosomatik schon von Anbeginn an als eine multidisziplinäre Disziplin, wurde nun die Rolle des Psychiaters weitgehend auf die Wahrnehmung von Konsiliar- und Liaisonaufgaben beschränkt, die das Ziel haben, die oftmals starken psychosozialen Belastungen, die körperliche Krankheiten nicht nur für die Patienten, sondern auch für ihre professionellen Helfer mit sich bringen, zu lindern. Trotzdem wurde das biopsychosoziale Modell wie auch die interdisziplinäre Sichtweise in der Folgezeit auch von der Verhaltensmedizin übernommen, welche die ursprünglich psychoanalytisch-tiefenpsychologisch orientierte Psychosomatik inzwischen weithin abgelöst hat. Dabei »liegt der Verhaltensmedizin als zentrale Theorie das Stresskonzept im Sinne einer psychischen Überbelastung zugrunde« (Janssen u. Ehlert 2003). Die Stressforschung selbst profitiert von den Ergebnissen der modernen neurowissenschaftlichen Forschungszweige, die als Psychoneuroendokrinologie (vgl. Stockhorst u. Klosterhalfen 2005) oder Psychoneuroimmunologie (vgl. Schubert u. Schüßler 2009) den spezifischen kausal wirksamen Beziehungen zwischen Psyche und Körper nachgehen.

Ein »objektiv« kranker Körper klärt jedenfalls die Verhältnisse und ermöglicht eine Orientierung.[139] Das betrifft das psychische System wie auch die kommunikativen Systeme. Der Arzt hat etwas zu heilen. Er soll die Krankheit bekämpfen, sie »wegmachen«. Mehr noch als ein nur als krank vorgestellter Körper (Brown et al. 2010) drängt sich der »wirklich« kranke Körper dem psychischen System geradezu auf. Der kranke Körper absorbiert die Aufmerksamkeit des psychischen Systems, vor allem dann, wenn er schmerzt. Dann lässt sich kaum an etwas anderes mehr denken. Alle Zukunftspläne werden aufgegeben. Krankheit

»bringt alle Zeitordnungen durcheinander. Selbst ihre eigenen kausalen Zeitbezüge – die Ursachen der Krankheit und die möglichen Wirkungen der Medikamente – versinken, wenn die ganze Welt sich im Körper zusammenzieht und gegen jede Unterscheidung von innen und außen nur noch der Schmerz herrscht [...] Krankheiten oder Verletzungen, die sich als Schmerzen anzeigen, haben von daher eine durchschlagende, nicht terminierte Priorität. Dies liegt nicht an einer sozialen Hierarchie

---

139 »Zwickt's mi, i man, i tram, es derf net woahr sei, wo san ma daham«, heißt es in einem Songtext von Wolfgang Ambros.

oder an einer Ordnung von Wertpräferenzen, sondern schlicht an der alarmierenden Gleichzeitigkeit des Körpers. Die elaborierte Zeitordnung kollabiert, wenn der Schmerz sich aufdrängt, und die sonst geltende Priorität des Timing der statushöheren Personen zerbricht. Der Arzt hat Vortritt, wenn der Körper aktuelle Hilfe verlangt« (Luhmann 1995, S. 189).

Krankheit ist ein unerwünschter Zustand. Daher möchte man wieder gesund werden. Um dies zu erreichen, tut man gut daran, sich zu schonen und sich und seinen Körper gut zu behandeln. Ist den Selbstheilungskräften des Körpers doch nicht gänzlich zu vertrauen, ist es ratsam, sich um professionelle Hilfe zu bemühen. Man lässt sich vom Arzt behandeln. Der Umgang mit dem kranken Körper, das sogenannte Krankheitsverhalten, die Frage, ob und wie Krankheitssymptome überhaupt wahrgenommen werden, wie sie bewertet und welche Handlungskonsequenzen aus dieser Beobachtung gezogen werden, hängt von vielen Faktoren ab, so von der generellen Einstellung zum eigenen Körper, aber auch von den mit früheren Krankheiten gemachten Erfahrungen. Menschen, die somatisierende Problemlösungsmechanismen einsetzen, zeigen im Umgang mit Krankheit charakteristische Verhaltensweisen, die vonseiten der Verhaltensmedizin als »chronisches Krankheitsverhalten« beschrieben werden (Zielke u. Sturm 1994). Ihrem Körper misstrauend, versuchen sie, ihn nach Möglichkeit zu schonen. Da sie aber bei all ihrem Tun auf ihn angewiesen sind, ihn schließlich nicht abgeben können, müssen sie ihre sozialen Interaktionen einschränken. Die Übernahme der Krankenrolle kann dann für eine ausreichende, wenn auch durchaus selektive Beteiligung an der Kommunikation nicht nur in der Familie garantieren.

Die Chancen, von einer Krankheit geheilt zu werden, können allerdings auch durch ein Krankheitsverhalten verringert werden, das sich in einem vermeintlich souveränen Übersehen jeglicher Beschwerden äußert. Solche Menschen gehen mit ihrem Körper schlecht, zumindest nicht achtsam um. Da dieses Verhalten die normativen Erwartungen der personalen Umwelt enttäuscht, lässt sich somit ein kommunikativer Anschluss durchaus sicherstellen. Das kann man beispielsweise bei Kindern mit einer Neurodermitis oder atopischen Dermatitis, bei der es sich um eine der »heiligen sieben« Psychosomatosen handelt, beobachten. Manche Kinder wehren sich gegen die ärztlicherseits verordnete und zumeist von der Mutter vorzunehmende Hautpflege, um sich gegen solche die eigene Autonomie gefährdende Übergriffe zu wehren (Schleiffer 1988a). Wenn sie sich dann noch bisweilen lustvoll ihre bereits vorgeschädigte Haut aufkratzen, werden durch solche auto- wie auch durchaus heteroaggressiven Handlungsweisen die Heilungschancen jedenfalls drastisch reduziert.

Ebenso wie bei den somatoformen Störungen spielt eine gestörte Affektregulation auch bei den sogenannten psychosomatischen Krankheiten eine zentrale Rolle. Überhaupt lässt sich das Affektgeschehen als Schaltstelle zwischen psychischer und psychosomatischer Symptomatik ansehen (Frischenschlager 2008), nämlich dann, wenn die Wahrnehmung von körperlichen Äußerungen grundlegend beeinträchtigt bzw. unterentwickelt zu sein scheint. Diese Wahrnehmungsstörung, die sich in einer Hypersensibilität wie auch in einer Hyposensibilität äußern kann (Brown et al. 2010), betrifft die Wahrnehmung der Affekte. Werden diese vom psychischen System nicht wahrgenommen, lassen sie sich nicht als Gefühle erleben. Nicht in Gefühle transformierte Affekte büßen aber die für sie vorgesehene Funktion ein. Sie sind dann nicht mehr handlungsanleitend. Das psychische System kann sich nicht mehr über seine Verfassung und insbesondere über das Bestehen einer Problemlage informieren lassen. Ein nicht als Gefühl wahrgenommener Affekt lässt sich nur schlecht regulieren, da er vom psychischen System nicht als kommunikables Zeichen verstanden, sondern lediglich als körperliches Anzeichen (vgl. Fuchs 2004a, S. 47) registriert wird. Nur Gefühle lassen sich in Worte fassen und mitteilen; geschieht dies nicht, besteht die Gefahr, dass die Affekte als rein körperliche Erscheinungen gewissermaßen ein unkontrolliertes Eigenleben führen. Schlecht regulierte Affekte schädigen dann über eine chronische übermäßige Aktivierung des autonomen Nervensystems das Immunsystem und erhöhen so die Krankheitsanfälligkeit. Zudem sind schlecht regulierte Affekte immer auch schlecht regulierende Affekte. Dies behindert die Stressverarbeitung.

Eine solche Störung der Affektregulation wird auch als Alexithymie[140] beschrieben. Darunter zu verstehen ist die

»eingeschränkte Fähigkeit, affektive Zustände/Signale bei sich (und anderen) differenziert wahrzunehmen, diese bewusstseinsnah als unterschiedliche Gefühle zu repräsentieren, mittels affektspezifischer Mikro-

---

140 Aus griech. a- = »nicht«, lexis = »Rede, Wort«, *thymós* = »Gemüt«, wörtlich also »keine Worte für Gefühle«; »Gefühlsblindheit«; Unfähigkeit, Gefühle lesen und wiedergeben zu können.

signale (Mimik, Gestik, Prosodie) emotional auszudrücken, sprachsymbolisch oder auf Fantasieebene zu kommunizieren und zur adaptiven Verhaltensmodifikation zu nutzen« (Schäfer u. Franz 2009).

Auch wenn dieses Konstrukt von Sifneos (1973) zur Charakterisierung einer vermuteten spezifischen Persönlichkeitsstruktur »psychosomatischer« Patienten eingeführt wurde, dürfte es sich bei der Alexithymie dennoch um ein dimensional verteiltes Persönlichkeitsmerkmal handeln, das bei hoher Ausprägung eine Vulnerabilität nicht nur für Somatisierungsstörungen bedingt, sondern darüber hinaus auch für weitere Störungsformen, bei denen es zur einer Beteiligung des Körpers kommt, so vor allem bei der Depression (Waller a. Scheidt 2006; Schäfer u. Franz 2009). Alexithyme Menschen zeigen einen charakteristischen kognitiven Stil, der von den Psychoanalytikern der französischen Schule (vgl. Marty u. de M'Uzan 1978) als »pensée opératoire«, als automatisch-mechanistischer Denkstil, bezeichnet wurde. Sie beschäftigen sich eher mit Sachverhalten der äußeren Realität als mit ihrem Gefühlsleben und dem ihrer Mitmenschen und imponieren daher als fantasiearm und mit einem eher geringen Einfühlungsvermögen ausgestattet. Systemtheoretisch ausgedrückt: Ihr psychisches System bevorzugt den fremdreferenziellen Anschluss. Ursächlich wird dieser alexithyme Umgang mit Affekten zumeist auf eine ungenügende Erfahrung des Kleinkindes mit feinfühligen Bezugspersonen bzw. Bindungspersonen zurückgeführt, die Vorbilder beim Umgang mit Affekten und bei ihrer Verarbeitung zu Gefühlen hätten sein können. Daher wird es später Affekte, die es zu überfordern drohen, zu vermeiden suchen. Ein solcher Umgang mit Affekten macht sich dann auch als Mentalisierungsdefizit bemerkbar (Subic-Wrana et al. 2010).[141]

Essstörungen

Nosologie

Auch für die Problemlösungsversuche, die sich klinisch als Essstörungen manifestieren, wird der Körper als Austragungsort gewählt.

---

141 Unter Mentalisierung ist zu verstehen die »Fähigkeit, das eigene Verhalten oder das Verhalten anderer Menschen durch Zuschreibung mentaler Zustände zu interpretieren« (Fonagy et al. 2002). – Aufgrund der engen Beziehungen zwischen Alexithymie und der Mentalisierungsdefizit korrelieren alexithyme Eigenschaften mit autistischen Merkmalen (Lombardo et al. 2007).

Prototypen dieser Essstörungen sind die Anorexia nervosa oder Pubertätsmagersucht sowie die Bulimia nervosa oder Essbrechsucht. Zwischen ihnen gibt es Übergangsformen. Bei den Essstörungen beträgt das Geschlechterverhältnis etwa 10 zu 1 zugunsten des weiblichen Geschlechts. Essstörungen sind moderne Krankheiten. In den westlichen Industrienationen wird die Häufigkeit der Magersucht auf etwa 0,8 % der Bevölkerung, die der Bulimie auf bis zu 3 % geschätzt. Die Häufigkeit der Magersucht scheint in den letzten Jahren zuzunehmen (Halmi 2009). Im Gegensatz zur Bulimie ist die Magersucht recht einfach zu diagnostizieren. Infolge der willentlich eingeschränkten Nahrungszufuhr kommt es zu einer Gewichtsabnahme, die bis zum Tode führen kann. Die Magersucht weist denn auch mit einer Letalität von etwa 5 % eine für psychiatrische Störungen ausgesprochen hohe Mortalitätsrate auf (Steinhausen 2009).

Bei der Magersucht lassen sich zwei Formen unterscheiden. Bei der restriktiven Form wird das Gewicht vor allem durch eine Nahrungseinschränkung sowie durch Kalorien verbrauchende körperliche Aktivitäten wie etwa Joggen oder Fahrradfahren reduziert und kontrolliert. Beim »Binge-Eating-Purging«-Typ, der zweiten Form, wird Nahrung immer wieder gierig verschlungen, gefolgt von Versuchen, diese Nahrung dann durch die Einnahme von Abführmitteln und Appetitzüglern oder durch selbst herbeigeführtes Erbrechen wieder aus dem Körper zu entfernen. Dieser Typ der Magersucht nimmt eine Zwischenposition ein zur Bulimie, bei der sich Heißhungerattacken mit dem »Purging«-Verhalten abwechseln. Bulimikerinnen sind daher bemüht, ihre Verhaltensauffälligkeiten zu verheimlichen, was ihnen auch oft lange Zeit gelingt, da sie mit den erwähnten Maßnahmen ihr Gewicht konstant halten können. Im Störungsverlauf, so auch unter dem Einfluss von therapeutischen Interventionen, kann es zu Übergängen von anorektischen hin zum bulimischen Modus kommen, sollten sich die betreffenden jungen Frauen trauen, ihre eingefahrenen Essgewohnheiten partiell zu lockern.

Schon die oberflächliche Beobachtung des jeweiligen symptomatischen Verhaltens lässt deutlich Unterschiede zwischen Magersucht und Bulimie erkennen, die auch Rückschlüsse auf Unterschiede in der Persönlichkeitsstruktur erlauben. Magersüchtige Mädchen insbesondere vom restriktiven Typ müssen über ein hohes Maß an Willensstärke verfügen, um überhaupt dieses rigide Nahrungsregime durchführen zu können. Auch nutzen sie die ihnen zumeist zur Verfügung stehenden hohen intellektuellen Fähigkeiten, um sich eine fundierte ernährungswissenschaftliche Expertise vor allem über den kalorischen Wert der Nahrung anzueignen. Sie neigen zu einem rationalistischen kognitiven Stil. Gefühlen, deren Wahrnehmung allerdings nicht gestört zu sein scheint (Joos et al. 2009), messen sie hingegen eher wenig Bedeutung bei. Auch Körpersignale erfahren von ihnen nur eine geringe Aufmerksamkeit. Das gilt insbesondere für Hunger- und Durstgefühle (Herbert a. Pollatos 2012). Dagegen sind Mädchen und Frauen mit einer Bulimie oder einer Essstörung vom »Binge-Eating-Purging«-Typ eher wenig zwanghaft, neigen zu starken Stimmungsschwankungen und zu Impulsdurchbrüchen (Müller u. de Zwaan 2011). Bei ihnen lässt sich auch häufiger eine Persönlichkeitsstörung diagnostizieren (Bottin et al. 2010). Im Vergleich zu magersüchtigen Mädchen und Frauen zeigen sie ein stärkeres Interesse daran, anderen zu gefallen. Das betrifft auch das andere Geschlecht. So verfügen sie auch bereits eher über sexuelle Erfahrungen.

Problemlösung

Das Denken der essgestörten Mädchen und Frauen kreist unablässig um das Thema Nahrung, Gewicht und Figur. Markantes Symptom bei der Magersucht ist die sogenannte Körperschemastörung. Magersüchtige Patienten nehmen ihren Körper ganz eigenwillig wahr. Sie überschätzen ihren Körperumfang und halten sich noch für zu dick, auch wenn bereits ein lebensbedrohliches Untergewicht besteht. Ihre Kontrollbemühungen äußern sich bisweilen in der Vorliebe, für andere Nahrung zuzubereiten, ohne sich jedoch hernach an der Mahlzeit zu beteiligen. Überhaupt vermeiden sie oft gemeinsame Mahlzeiten, um nicht aufzufallen. Auch wenn insbesondere die Magersucht auf den ersten Blick als eine stereotype Problemlösungsstrategie imponiert, finden sich doch auch ganz unterschiedliche Interaktionsmuster, denen die Funktion einer Angstbewältigung gemeinsam ist. So beschreiben Marcus und Wiener (1989) sechs »transaktionale« Muster oder Themen, mit denen magersüchtige Mädchen und Frauen ihre familiäre Kommunikation zu bestimmen versuchen. Beim negativistischen Muster wird die Machtfrage gestellt. Die sonst eher braven Mädchen sind ungehorsam, wenn es um das Essen geht, das sie verweigern. Geht es vorrangig darum, die Aufmerksamkeit für sich zu erreichen, wird jede Mahlzeit zu einem zeitintensiven Unternehmen. Das Mädchen spielt geradezu mit dem Essen und muss sich Vorwürfe

vonseiten der Mutter gefallen lassen. Bei einem weiteren Interaktionsmuster ist das kindlich und hilflos anmutende Verhalten Ausdruck
eines großen Sicherheitsbedürfnisses. Um das Thema der Attraktivität
geht es, wenn die dauernde Sorge um ein gutes Aussehen auf ein zu
bewältigendes narzisstisches Problem hindeutet. Zwanghaftes Fasten
sowie eine extreme Neigung zur Askese verweisen auf Selbstbestra-
fungstendenzen. Die magersüchtige Inszenierung als eine »schlechte
Esserin« kann auch der Ablenkung von elterlichen Problemen dienen
im Sinne der von Minuchin et al. (1981) beschriebenen Triangulation
bzw. Konfliktumleitung. Das betreffende Mädchen sorgt so für Sorgen.
Die Eltern haben dann so ein

> »gemeinsames Problem, das sie näher zusammenrücken und den
> eigenen Konflikt in den Hintergrund treten lässt« (Simon u. Stierlin
> 1984, S. 195).

Ein Fall
Für ein elfjähriges Mädchen wurde vonseiten der Klinik ein kin-
derpsychiatrisches Konzil erbeten. Das Mädchen hatte seit mehreren Wochen nur noch wenig zu sich genommen, was zu einem
durchaus bedrohlichen Gewichtsverlust führte. Schon von der Sta-
tionsschwester wurde auf gravierende Eheprobleme zwischen den
Eltern, beide Arzt von Beruf, aufmerksam gemacht. Im Gespräch
wurde deutlich, dass die Patientin sich große Sorgen machte um
den Fortbestand der elterlichen Ehe. Der Kinderpsychiater schlug
ein Abkommen vor. Er versprach, sich um die Eheprobleme zu
kümmern, wobei er deutlich machte, dass ein Erfolg seiner Bemühungen keineswegs gesichert sei. Im Gegenzug versprach das
Mädchen, wieder zu essen. Dies tat sie denn auch. In den anschließenden paartherapeutischen Gesprächen zeigte sich, dass die
Ehe einfach nicht mehr zu retten war. Das Mädchen, inzwischen
normalgewichtig, wurde in ein Internat verbracht.

Nicht für alle Menschen bieten sich Essstörungen als Problemlösungs-
option an. Magersüchtiges Handeln setzt bestimmte Persönlichkeitsmerkmale voraus. Das rigide Nahrungsregime ist ganz sicher nicht
»jederfraus« Sache. Durchaus zu Recht können sich magersüchtige
Frauen den meisten ihrer Altersgenossinnen in Sachen Gewichts-
kontrolle überlegen fühlen. Zumindest anfänglich mag das magersüchtiges Verhalten Anerkennung und Bewunderung hervorrufen.

Konkurrenzdenken und Rivalitätsgefühle animieren zur Nachahmung.[142] Zumindest bei der Nahrungsaufnahme erreichen die essgestörten Mädchen und Frauen ein hohes Maß an Handlungskontrolle. Hierfür setzen sie kognitive Strategien ein, die sich auch bei anderen Störungsformen wie vor allem Zwangsstörungen, aber auch Depressionen beobachten lassen (Egan et al. 2011). Sie machen sich unentwegt Sorgen um die richtigen, d. h. vor allem fettarmen Nahrungsmittel. Ließ es sich nicht vermeiden, eine nicht kalorienreduzierte Speise zu sich zu nehmen, dann wähnen sie sich voller Schuldgefühle bereits unförmig verunstaltet (vgl. Coelho et al. 2012). Magersüchtige Patientinnen zeigen in der Regel einen ausgeprägten Hang zu Zwanghaftigkeit, Perfektionismus und Ordnungsliebe (Bardone-Cone et al. 2007). Diese Persönlichkeitseigenschaften dürften auch mit der Grund dafür sein, dass es sich bei den magersüchtigen Patientinnen fast ausnahmslos um leistungsmotivierte Personen handelt, die das Gymnasium mit gutem Erfolg besuchen und distinguierten Hobbys in ihrer Freizeit nachgehen. Essstörungen sind typisch gutbürgerliche Störungen. Hilde Bruch nannte in dem Standardwerk *Der goldene Käfig* die Anorexie ein »Leiden, das mit Vorliebe junge, reiche und schöne Menschen befällt« und das »die Töchter wohlhabender, gebildeter und erfolgreicher Familien« heimsuche (Bruch 1980, S. 13). Die Prävalenzrate der Anorexie lässt sich daher geradezu als Wohlstandsbarometer einer Gesellschaft verwenden. Askese und Fasten als Problemlösungsversuche ergeben schließlich nur Sinn, wenn die Sicherstellung der materiellen Ressourcen unproblematisch ist. Nur dann lässt sich der phobische Modus der Verschiebung zum Problemlösungsversuch sinnvoll einsetzen. Die Diagnose »Magersucht« garantiert zudem auch eine gute Adressierung im Gesundheitssystem. Die Prominenz dieser Krankheit auch in den Massenmedien dürfte sich nicht zuletzt dem Umstand verdanken, dass diese Krankheit gewissermaßen von »unseren« Kindern gewählt wird, d. h. von Kindern der meinungsbildenden und kulturprägenden Schicht. Nur wenn es genug zu essen gibt, gibt es eine Motivation, sich mit dem herrschenden Schönheitsideal auseinanderzusetzen.

Diese Problemlösung erweist sich mithin auch als kommunikativ ausgesprochen anschlussfähig. Verstärkungsprozesse bleiben so nicht

---

142 Auch das Internet stellt eine Gefahr dar. Sogenannte Pro-Essstörungs-Websites, die ein extremes Schlankheitsideal vertreten, propagieren das anorektische Nahrungsregime (Eichenberg u. Brähler 2007; Theis et al. 2012).

aus. Bei diesem »soziosomatischen« (Gugutzer 2005) Störungsbild soll mithilfe eines selbstschädigenden Handelns ein Identitätsproblem gelöst werden. Das magersüchtige Mädchen nutzt den Körper als »gestaltbare Identititätskomponente« (Pöhlmann u. Joraschky 2006), wenn es seinen mageren Körper präsentiert und so das Thema der Kommunikation vorgibt, wohl wissend, dass die anderen ihn als eindeutig zu dünn und zumeist auch als hässlich ansehen. Insofern diese Mädchen betont souverän die normativen Erwartungen sowohl ihrer Familienangehörigen als auch ihrer professionellen Helferinnen und Helfer enttäuschen und sich dem herrschenden Schönheitsideal, es grotesk übertreibend, widersetzen, kommt dem anorektischen Modus durchaus auch eine dissoziale und aggressive Qualität zu (s. Kap. 2). Da an normativen Erwartungen im Enttäuschungsfalle festgehalten wird, erscheinen die Adressierung und Thematisierung hinlänglich sichergestellt. Die Attribuierung dieses Verhaltens als krank mag dann noch zusätzlich diese Wirkungen verstärken. Einerseits wird das betreffende Mädchen als Patientin zur Adresse im Medizinsystem. Andererseits impliziert eine professionelle Interpretation dieses Verhaltens als krank eine zumindest teilweise Entbindung von der Verantwortung für die körperliche Verfassung. Auch in der Familie bewahrt eine solche Attribuierung dieses Verhaltens als krank vor möglichen Sanktionen seitens der Eltern. Sie kann sich aber durchaus auch als nachteilig erweisen. Sollte der Patientin kein funktionales äquivalentes Handlungsmuster zur Verfügung stehen und das Problem ungelöst bleiben, droht eine auch iatrogene Chronifizierung dieses besonderen Umgangs mit dem Körper.

Das Problem

Auch bei den Essstörungen geht es um Ängste bzw. den Umgang mit ihnen (Sternheim et al. 2012). Es besteht eine große Unzufriedenheit mit dem Körper. Zwanghaft wird vermieden, Nahrung zu sich zu nehmen im Sinne eines Unterlassungszwangs. Für Magersucht wird denn auch der Begriff »Gewichtsphobie« verwendet. Das Problem mit der Angst wird am und mit dem Körper zu bewältigen versucht, auf dessen Verfassung sich daher oftmals die gesamte Aufmerksamkeit richtet und der zum beherrschenden Thema der familiären Kommunikation wird. Für die Subsumption der Essstörungen unter das weite Spektrum der Angststörungen (Waller 2008) spricht zum einen die hohe Komorbidität von Essstörungen und Angststörungen im engeren Sinne und zum anderen auch die ausgeprägte Komorbidität mit Zwangsstörungen. Offensichtlich gibt es für all diese Störungen gemeinsame Bedingungsfaktoren. Zudem lässt sich die Magersucht durchaus auch mit der körperdysmorphen Störung vergleichen, bei der ebenfalls eine Körperschemastörung besteht. Allerdings macht sich hier die radikal negative Einschätzung und Bewertung des Körpers eher fest an Körperteilen, die hässlich und entstellt werden, denn am Körpergewicht.

Die Tatsache, dass Essstörungen in der Regel in der Pubertät und Adoleszenz beginnen, worauf schon der Begriff »Pubertätsmagersucht« verweist, lässt vermuten, dass es um in diesem Lebensabschnitt anstehende Entwicklungsaufgaben geht, deren Lösung nicht gelingt. Als zentrale Entwicklungsaufgabe der Adoleszenz gilt die Individuation und Loslösung von den primären Bezugspersonen und das Erreichen von Autonomie und eigenständiger Identität. Diese Aufgaben scheinen die essgestörten Jugendlichen vor allzu große Probleme zu stellen, müssen sie doch erleben, dass die von ihnen nicht ohne Weiteres beeinflussbaren körperlichen Reifungsvorgänge ihre Bemühungen sabotieren. Hilde Bruch beschrieb Magersüchtige als Personen,

> »für die das Essen die missbräuchliche Funktion hat, Probleme, die ansonsten unlösbar erscheinen, auf diese Art zu bewältigen« (Bruch 1991, S. 13).

Demnach sei das selbst gewählte Hungern als eine verdeckte Form des Protests zu verstehen und als ein Versuch, die eigene Autonomie zu sichern und sich eigene Stärke zu beweisen angesichts einer übermäßig kontrollierenden, überfürsorglichen und intrusiven Familienumwelt, die es kaum gestatte, eigene Wege und Vorstellungen auszuprobieren. Als Folge einer nicht erfolgreichen Bewältigung dieser Entwicklungsaufgabe verbleiben starke Trennungsängste, verbunden mit einem Gefühl der Unzulänglichkeit und eines geringen Selbstwertes (Halvorsen a. Heyerdahl 2006). Dementsprechend werden die Bindungskonzepte essgestörter Frauen als zumeist unsicher-verstrickt beschrieben, wobei den Themen Trennung und Verlust große Bedeutung zukommt (Steins et al. 2002). Auch die Bindungskonzepte der Mütter der essgestörten jungen Frauen verweisen auf eine überdauernde und übermäßige Beschäftigung mit diesen Themen, was dazu führt, dass die Mütter ihren Töchtern bei der Bewältigung der altersentsprechenden Lebensaufgabe nicht hilfreich sind, sondern im Gegenteil dazu neigen, ihre Probleme zu denen ihrer Töchter zu machen (Ringer a. Crittenden 2007).

Angesichts der Bedeutung der Bindungsqualität für eine flexible Affektregulation überrascht es nicht, dass auch bei Essstörungen Probleme mit der Affektregulation zu erwarten sind (Svaldi et al. 2012). In der Tat zeigen Patientinnen mit einer Bulimie ein hohes Ausmaß an offener wie auch versteckter Aggression (Huemer et al. 2011). Auch besteht bei Essstörungen ein brisanter Schamkonflikt. Während allerdings magersüchtige Mädchen und Frauen ihre Beschämung anlässlich einer als Versagen erlebten Nahrungsaufnahme doch durch ein anschließendes Hungern »wiedergutmachen« können, gelingt dies bulimischen Patientinnen nicht. Schließlich sind beide bulimischen Verhaltensweisen, das »Fressen« wie das »Kotzen«, ausgesprochen beschämend.

Die Problemkonstellation bei Essstörungen zeichnet sich durch zwei Besonderheiten aus. Zum einen wird ein psychisches Problem zum Problem mit dem Körper bzw. mit seinen Veränderungen gemacht. Zum anderen wird der Körper zur Problembewältigung eingesetzt. All die oben genannten Probleme werden auf den Körper und auf die für seine Reproduktion notwendige Nahrungsaufnahme projiziert. Für eine solche Problemsubstitution eignen sich die Themen Körper, Gewicht und Nahrung ausgesprochen gut, weil sich vor allem die augenscheinlichen körperlichen Veränderungen der Pubertätsphase als strukturanalog zu den psychischen Problemen beobachten lassen. Einerseits führt der Körper ein Eigenleben. Der Ablauf der biologischen Prozesse ist weithin nicht zu kontrollieren. Nicht über den eigenen Körper verfügen zu können kann als beschämend erlebt werden. Diese Tatsache wird insbesondere in der Pubertät augenscheinlich und unübersehbar. Daher geraten die in dieser Zeit anstehenden körperlichen Reifungsvorgänge der Menarche, Pubarche und Brustentwicklung für essgestörte Mädchen immer wieder zu einem Schreckensgeschehen, das Gefühle von Ohnmacht und Hilflosigkeit hervorruft.[143] Andererseits lässt sich der Körper aber auch manipulieren. Schließlich gehört er einem selbst. Der Körper sichert die für die Identität zentral bedeutsame Handlungskompetenz. Das

---

143 Es ist imponierend zu beobachten, wie es magersüchtige Mädchen schaffen, auch ihren Hormonstatus wieder auf ein präpubertäres Niveau zu transformieren.

Thema der Nahrungsaufnahme bietet sich auch insofern zur thematischen Substitution an, als

>>Essen von Geburt an immer eng mit emotionalen und zwischenmenschlichen Erfahrungen verbunden ist; physiologische und psychologische Aspekte der Nahrungsaufnahme können nicht streng voneinander getrennt werden<< (Bruch 1991, S. 13).

Das Hungergefühl lässt einen unabweisbar Abhängigkeit spüren. Anlässlich der Füttersituation lernt das psychische System des Säuglings, dass es von einer funktionierenden strukturellen Kopplung sowohl von der sozialen als auch von der physischen Umwelt fundamental abhängig ist. Ein diesbezüglich nicht erfolgreich gelöster Ambivalenzkonflikt wird dann später auf den Körper verschoben, der zwar oftmals ausgesprochen schlecht behandelt wird, aber dennoch die ungeteilte Aufmerksamkeit erhält. Essgestörte Menschen sorgen sich um ihren Körper. Auch regulieren sie ihr Selbstwertgefühl über die Nahrungseinschränkung bzw. über die Bewahrung eines niedrigen, von ihnen aber als optimal betrachteten Körpergewichts. Es verwundert daher auch nicht, dass sie therapeutische Bemühungen als bedrohlich ansehen und ihnen nicht selten erbitterten Widerstand entgegenbringen. Magersüchtige Jugendliche befinden sich in einem Dilemma. Kommen sie der Aufforderung ihrer Eltern oder ihrer professionellen Helfer nach und nehmen Nahrung zu sich, verraten sie gewissermaßen sich selbst; verweigern sie die Nahrungsaufnahme, dann riskieren sie den offenen Konflikt. Durch die thematische Substitution schaffen sie es, dass die kommunikative Interaktion mit ihren Bezugspersonen zumindest lange Zeit konfliktfrei ablaufen kann. Die Selbstbeschreibung eines angepassten und eben nicht aggressiven Jugendlichen bleibt weiterhin möglich. Die Nahrungsverweigerung ist oft die einzige, wenn auch folgenreiche oppositionelle Verhaltensweise. Allerdings lehnen die betreffenden Jugendlichen es ab, sich mit den Augen der anderen zu beobachten, wenn sie auf der Gültigkeit ihres eigenen privatistischen Schönheitsideals und ihres privaten und von außen als gestört zu beobachtenden Körperschemas beharren.

Ein Fall

Beim 18-jährigen Michael besteht seit mindestens vier Jahren eine Magersucht vom restriktiven Typ, die bereits mehrere stationäre

Aufenthalte, sowohl in jugendpsychiatrischen als auch internistischen Kliniken, haben notwendig werden lassen. Nachträglich erfüllt es ihn immer noch mit Stolz, dass er seinen Body-Mass-Index auf unter 12 zu reduzieren vermochte. Michaels Mutter war in ihrer Adoleszenz ebenfalls magersüchtig gewesen. Die Normalisierung von Essverhalten und Gewicht waren ihr damals ohne professionelle Unterstützung gelungen; immer noch ist für sie Essen allerdings keine normale, selbstverständliche Angelegenheit. Michael ließ sich nur durch die Androhung familiengerichtlicher Maßnahmen bewegen, einer stationären Therapie in einer Spezialklinik für Essgestörte zuzustimmen, die sich allerdings nur passager als erfolgreich erwies.

Bei Michael handelt es sich um einen hochintelligenten jungen Mann aus einer Akademikerfamilie. Als Erfolg der ambulanten Psychotherapie ist zu werten, dass er inzwischen mit Selbstironie gesteht, dass es ihn doch ärgere, in gar zwei Fächern lediglich 14 Punkte erreicht zu haben. Wegen seiner überragenden mathematischen Begabung wurde es ihm gestattet, bereits Mathematikvorlesungen an der Universität zu besuchen zur Vorbereitung des von ihm angestrebten Mathematikstudiums.

Lange Zeit bestritt Michael, dass er irgendwie krank sein könne. In der Tat waren es seine Eltern, die er leiden machte, vor allem durch seine außergewöhnlichen komplexen Zwangshandlungen. Er hatte sich angewöhnt, sich in Stresssituationen Erleichterung zu verschaffen, indem er Nahrungsmittel aus dem Kühlschrank »entwendete« und sie hernach zerkleinerte, um sie dann in der Toilette zu entsorgen. Fühlte er sich einmal genötigt, über die von ihm festgesetzte Menge hinaus Nahrung zu sich zu nehmen, etwa um weiteren Ärger mit den Eltern zu vermeiden oder aber auch aus Angst vor einer Störung seiner akademischen Pläne durch einen weiteren Klinikaufenthalt, musste er im Nachgang gewissermaßen zur Wiedergutmachung Nahrungsmittel in entsprechendem Umfang vernichten.

In den therapeutischen Gesprächen ließ sich die Funktion der Symptome bestimmen. Das Erleben, das Gewicht selbst kontrollieren zu können, erfüllte Michael mit großer Genugtuung. Er hatte dann das Gefühl, dass es richtig ist. Ein solches Gefühl erlebte er auch bei der Durchführung komplizierter Rechenvorgänge und bei der Ableitung korrekter und dabei auch möglichst knapper,

»schlanker« mathematischer Beweise. Die »Essensvernichtungs-zwänge« ließen sich verstehen als der Versuch, die Prozesse der Nahrungsverwertung und der Verdauung, die zu kontrollieren auch ihm verständlicherweise nicht gelingen konnte, im externen Milieu nachzustellen, vom Kühlschrank bis hin zur Toilette. Gewissermaßen zur Entschuldigung für dieses Unvermögen fühlte er sich gezwungen, die inneren und für ihn unheimlichen, weil unkontrollierbaren Verdauungsprozesse zu reinszenieren, um sie so buchstäblich handhaben und in den Griff bekommen zu können. Als ähnlich unkontrollierbar schätzte er auch Gefühle ein, deren Äußerung er lange Zeit strikt vermied.

Tics und Gilles-de-la-Tourette-Syndrom

Nosologie

Unter Tics sind zu verstehen plötzliche, schnelle, wiederholt auftretende, stereotype Bewegungen oder Lautäußerungen, bei denen kein offensichtlicher Zweck zu erkennen ist. Bei diesen Bewegungsmustern handelt es sich um unwillkürliche, schnelle Aktionen der Willkürmuskulatur. Diese motorischen Bewegungsmuster können ganz unterschiedliche funktionell umschriebene Muskelgruppen betreffen, zumeist Muskeln der mimischen Gesichtsmuskulatur, auch der Arme, seltener der Beine. Es kommt dann etwa zum Augenzwinkern oder Blinzeln, zum Kopfschütteln oder Schulterzucken. Motorische Tics treten zumeist an sichtbaren Körperteilen auf, wobei sie Ausdrucksbewegungen imitieren. Vokale oder phonische Tics äußern sich vor allem als Räuspern, Hüsteln, Pfeifen und Zischen. Neben diesen einfachen finden sich auch komplexe Tics. Komplexe motorische Tics stellen Handlungsfragmente dar, die leicht zu imitieren sind. Beispiele sind Hüpfen, Stampfen oder Schlagen, aber auch die Echopraxie, das stereotype Wiederholen von Bewegungen. Zu den komplexen vokalen Tics gehören die Palilalie und Echolalie, bei denen Lautfolgen oder auch ganze Wörter wiederholt werden.

Selbst wenn die Tics grundsätzlich als nicht beeinflussbar erlebt werden, können sie doch eine gewisse Zeit lang willentlich unterdrückt werden. Auch kommt es bei fast allen Betroffenen zu einem unangenehmen sensomotorischen Vorgefühl unmittelbar vor dem Tic-Ereignis. Dieses Vorgefühl wird als Kribbeln, Kitzeln, als Druckgefühl, Kälte- oder Wärmeempfindung oder als Verspannung beschrieben. Bisweilen stören diese Tic-Vorboten mehr als die eigentliche Tic-Bewegung (vgl. Banaschewski et al. 2003), die dann durchaus als Entspannung erlebt werden kann. Insofern ist die Kontrolle der Muskelaktivität doch nicht völlig aufgehoben. Das führt denn auch in der Kommunikation zu Attributionskonflikten. Eltern fühlen sich gestört, wenn ihr Sohn beim gemeinsamen Fernsehabend zuckt oder sich räuspert, lässt sich doch der »Tatort« nicht mehr unbeschwert genießen. Da es ihrem Kind durchaus gelingt, den Tic eine Zeit lang zu unterdrücken, werden sie diese motorische Aktion als kontingente und sinnhafte Handlung verstehen, die mithin auch zu unterlassen sei. Wenn sich der Tic dann doch wieder und gar noch verstärkt durchsetzt, ist der Ärger vorprogrammiert. Dieser Attributionsdissens erhöht das Affektniveau und führt zu Stress, der wiederum die Tic-Häufigkeit erhöht. Ein Teufelskreis kommt in Gang.

Die Tic-Störungen werden klassifiziert entlang einem kontinuierlichen Spektrum von einfachen hin zu schweren und von passageren hin zu chronischen Formen. Die meisten Tic-Erscheinungen sind nur vorübergehender Natur. Bei den chronischen Tic-Störungen sind zu unterscheiden motorische von vokalen Tics. Treten beide Tic-Formen über einen längeren Zeitraum gemeinsam auf, spricht man von einem Gilles-de-la-Tourette-Syndrom. Für gewöhnlich breiten sich die Tics in kraniokaudaler Richtung aus, d. h. von oben nach unten, vom Gesicht zu den Extremitäten, womit ihr Ausdruckscharakter in der Regel noch zunimmt. Komplexe Tics lassen sich mit Begriffen beschreiben, die man für Willkürbewegungen verwendet. Ein Tic der Gesichtsmuskulatur gerät so zur Grimasse, ein Tic im Armbereich zur Geste, ein vokaler oder lautlicher Tic zu einem Wort.

Am Ende des Tic-Kontinuums steht das Gilles-de-la-Tourette-Syndrom, von Charcot so benannt nach dem französischen Neurologen Georges Gilles de la Tourette, der im Jahre 1885 erstmals dieses Krankheitsbild bei einer Gruppe von acht Patienten beschrieb (Robertson 2012).[144] Diese Krankheit wurde früher als eine seltene Krankheit angesehen und fand wohl hauptsächlich wegen der markanten Symptomatik wissenschaftliche Aufmerksamkeit. Mit dem gestiegenen Einfluss der Massenmedien und insbesondere des Internets wurde aber deutlich, dass diese Krankheit doch häufiger als angenommen vorkommt. Ihre Prävalenz wird heute mit etwa 1 % angegeben, wobei

---

144 Zur Person von Georges Gilles de la Tourette: Walusinski und Duncan (2010).

Jungen drei- bis viermal so häufig betroffen sind als Mädchen. Der Beginn des Tourette-Syndroms liegt im Durchschnitt im Alter von sieben Jahren. Zu ersten phonischen oder vokalen Tics kommt es dann durchschnittlich mit elf Jahren, zur Koprolalie, wenn überhaupt, im Alter von 15 Jahren. Auch wenn diese Störung chronisch mit einem typischen Auf und Ab der Symptomatik verläuft, ist doch mit der Adoleszenz eine Besserung zu erhoffen.

Besondere wissenschaftliche Aufmerksamkeit wurde dem Gilles-de-la-Tourette-Syndrom zuteil, weil sich in etwa 10 % der Fälle die komplexen motorischen und vokalen Tics in Koprophänomenen, d. h. in anstößigen, obszönen Verlautbarungen oder Handlungen manifestieren. Zu diesen offenbar kulturinvariant auftretenden Koprophänomenen zählt die Koprolalie, das Aussprechen obszöner Wörter oder Flüche, im angloamerikanischen Sprachraum vor allem die sogenannten Four-Letter-Words wie *fuck* oder *shit*, die Kopropraxie, das Zeigen obszöner und sexualisierter Gesten wie etwa das Zeigen des »Stinkefingers« oder auch das Ausspucken. Werden schon einfache vokale Tics zumeist als störend empfunden, vor allem in einer Umgebung, in der Ruhe erwartet wird wie im Kino oder in der Oper, sind bei einer Koprolalie soziale Konflikte verständlicherweise vorprogrammiert. Fast alle Patienten mit einem Tourette-Syndrom sind über die Tics hinaus noch psychopathologisch auffällig. Jenseits der Kindheit wird die Lebensqualität sogar mehr durch die komorbiden Störungen als durch die Bewegungsstörung selbst beeinträchtigt. Vor allem besteht eine auffallend hohe Komorbidität mit Zwangsstörungen wie auch mit dem Aufmerksamkeitsdefizitsyndrom. Bei ungefähr jedem zweiten Patienten mit einem Tourette-Syndrom (Lewin et al. 2010) lässt sich eine Zwangsstörung diagnostizieren, wobei sich die Zwangserscheinungen typisch erst im Verlauf der Tic-Störung manifestieren. Häufig sind die exekutiven Funktionen beeinträchtigt (Eddy et al. 2012) mit Auswirkungen auf die Konzentrationsfähigkeit. Allerdings erscheint es auch plausibel, dass zur Kontrolle der störenden Tics ein zu großer Teil der Aufmerksamkeitsressourcen aufgewendet werden muss, der dann anderen Aufgaben nicht mehr zur Verfügung stehen kann (Bernard et al. 2009). Zudem kommt es immer wieder zu selbstverletzenden Aktionen, die nur selten auf eine versehentliche, unkontrollierte motorische Aktion zurückgeführt werden können (vgl. Hirschmüller u. Bartels 1982).

Das Problem

Der Tic ist Ausdruck einer Störung der strukturellen Kopplung zwischen dem biologischen System des Körpers und dem psychischen System. Insofern lässt er sich tatsächlich als eine psychosomatische Störung begreifen. Teile der Willkürmuskulatur erweisen sich als psychisch nicht kontrollierbar. Die Psyche muss beobachten, dass Muskeln, die sonst selbstverständlich willentlich zu steuern sind, unwillkürlich in Aktion treten. Eine solche Beobachtung muss Probleme bereiten, zumal es auch nicht gelingt, das Problem genau zu lokalisieren. Anders als etwa im Fall einer schmerzhaften Wunde, bei der das psychische System den lädierten Körper als einen in seiner Umwelt befindlichen Sachverhalt beobachtet, wird das psychische System im Falle eines Tics mit seinem eigenen Versagen konfrontiert. Schließlich werden die Aktionen der Willkürmotorik doch als vom Selbst intendiert und generiert wahrgenommen, wobei das Selbst immer einen Abgleich zwischen den geplanten und den tatsächlich eintreffenden sensomotorischen Rückmeldungen vornimmt. Auch wenn sich die meisten körperlichen Vorgänge der willentlichen Kontrolle entziehen, so liegen die Dinge doch gerade bei der Willkürmuskulatur anders. Wenn sich, wie es beim Tic geschieht, ein Muskel »einfach so« bewegt, obwohl er, weil aus quer gestreifter Muskulatur bestehend, der willentlichen Kontrolle unterworfen sein sollte, muss es zu Zurechnungsproblemen im Sinne einer »somato-kognitiven« Inkongruenz kommen (Olbrich 1986).

Ein Tic lässt sich nicht als Handlung beobachten. Schließlich hat man ja keine Wahl getroffen und sich für diese Alternative entschieden. Man hat es nicht gewollt.[145] Streng genommen, lässt sich der Tic daher nicht als Handeln, sondern nur als bloßes Verhalten auffassen, dessen Ursache im Modus des Erlebens der Umwelt zuzuschreiben ist. Allerdings lässt sich für diese Muskelbewegung auch keine externe Verursachung ausmachen im Unterschied etwa zur muskulären Aktion, zu der es bei der neurologischen Untersuchung des Patellarsehnenreflexes kommt. Auch wenn einem Laien die physiologischen Mechanismen dieses Reflexgeschehens verborgen bleiben, gibt er sich

---

145 In seinen letzten Arbeiten ersetzt Luhmann »den Begriffs der Handlung als Letztbegriff durch den Begriff der Beobachtung«, wonach »jedes psychische Erleben, das sein Wahrnehmen und sein Denken fokussieren muss, Beobachten« sei (Luhmann 2000, S. 126). Auch »Entscheidungen sind Beobachtungen. Sie beobachten mithilfe von Unterscheidungen, die wir Alternativen genannt hatten. Die Form ›Alternative‹ ist also diejenige Form, die eine Beobachtung zu einer Entscheidung macht« (ebd., S. 132).

doch damit zufrieden, dass sein Arzt als Verursacher dieser Bewegung diesbezüglich über Wissen verfügt. Auch werden die geläufigen Einschlafmyoklonien, zu denen es in der Einschlafphase kommt, kaum jemals Attributionsprobleme provozieren, höchstens dann, wenn sich der Partner im gemeinsamen Schlaflager attackiert fühlen sollte oder wenn die Umgebung physiologisch durchaus korrekt von einer solchen überraschenden motorischen Aktion auf eine Dösigkeit und damit auf ein Desinteresse an einer Fortsetzung der gemeinsamen Interaktion schließen sollte. Einschlafmyoklonien wird man sich daher für gewöhnlich ohne Selbstwerteinbuße gestatten.

Die Wahrnehmung von Tics kann dagegen das psychische System nur überraschen oder gar verwirren, lassen sich doch die gewohnten Interpretationsmechanismen für Körperbewegungen nicht mehr anwenden. Ein solches Versagen der Körperkontrolle ist peinlich, insbesondere dann, wenn man beobachtet wird. Nicht umsonst ist die Aussage »Der hat einen Tic« eindeutig negativ konnotiert. Vor allem Kinder laufen Gefahr, gehänselt zu werden ob ihrer unpassenden Bewegungen. Die Sinnkontinuität ist unterbrochen, weil die Ursache für dieses motorische Ereignis nicht sich selbst als handelndem Akteur, sondern nur der körperlichen Umwelt zuzurechnen ist. Der Tic wird nicht als selbstbeabsichtigte und induzierte körperliche Aktivität definiert, sondern als Widerfahrnis erlebt. Es passiert einem. Gerade der souveräne Einsatz der Willkürmuskulatur überzeugt uns davon, dass wir über einen freien Willen und Handlungskompetenz verfügen, auch wenn die neurowissenschaftliche Forschung an einer solchen Schlussfolgerung Zweifel anmeldet (vgl. Haggard 2008). Die funktionelle Autonomie des Körpers wird infrage gestellt, wenn sich einzelne Glieder selbstständig machen. Tics lassen den Körper fremd erscheinen. Bestimmte Muskelgruppen und Körperteile werden dann als Fremdkörper erlebt. Von einem »Selbst im Belagerungszustand« ist gar die Rede (Leckman et al. 2006). Die Tic-Bewegung verletzt daher die operative Geschlossenheit des psychischen Systems, ist diese doch

> »nur eine andere Formulierung für die Aussage, dass ein autopoietisches System die Operationen, die es benötigt, um Operationen zu erzeugen, durch das Netzwerk der eigenen Operationen erzeugt« (Luhmann 2002, S. 110).

Beim Tic liegt insofern ein Interpenetrationsproblem vor, als psychisches und biologisches System anlässlich ihrer strukturellen Kopplung die jeweils eigene Komplexität nicht mehr uneingeschränkt zum Aufbau und zur Stabilität des anderen Systems zur Verfügung stellen. Daher handelt es sich beim Tourette-Syndrom um eine paradigmatische neuropsychiatrische, aber auch psychosomatische Störung.

Typisch treten Tics häufiger auf in Zuständen der affektiven Erregung, bei denen man auf funktionierende Hemmmechanismen zur Verhaltenskontrolle gerade angewiesen ist. In der Literatur wird gemeinhin ein Versagen von Hemmmechanismen für die Tic-Störung verantwortlich gemacht, das sich augenscheinlich und offenkundig beim Tourette-Syndrom bemerkbar macht (vgl. Freeman et al. 2009). So weisen insbesondere komplexe Tics durchaus Ähnlichkeit auf mit Impulsdurchbrüchen. Auch wird diskutiert, ob das dem Tic zugrunde liegende inhibitorische Defizit nicht nur die Motorik betrifft, sondern sich darüber hinaus auch im affektiven und kognitiven Bereich bemerkbar macht (Stern et al. 2008). Dagegen verringert sich die Häufigkeit der Tics, wenn man sich in einer vertrauten Umgebung aufgehoben fühlen kann oder wenn man sich entspannt lediglich auf eine Aufgabe zu konzentrieren braucht (Conelea a. Woods 2009). So treten Tics denn auch bei sportlichen Aktivitäten oder aber auch beim Musizieren seltener auf. Hierbei weiß das psychische System, wie es weitergeht, und erlebt seine autopoietische Reproduktion nicht als gefährdet.

Problemlösung

Während einfache Tics wie etwa ein Augenblinzeln oder ein Hüsteln den Beobachter, sei es das Selbst oder eine andere Person, nicht allzu sehr verunsichern sollten, wird es im Falle komplexer Tics wie etwa beim Hüpfen, bei dem mehrere Muskelgruppen in Aktion treten, und erst recht bei vokalen Tics schwerer fallen, eine konsistente Beobachtung vorzunehmen. Dann kommt es darauf an, wie die betreffende Person mit diesem Attributionsproblem umgeht, welches ihre Handlungskompetenz und damit ihr Selbstkonzept beeinträchtigen muss. Tics bedeuten eine narzisstische Kränkung, vielleicht eher für Jungen, die mehr noch als Mädchen für die Regulation ihres Selbstwertes auf eine intakte psychomotorische Kompetenz angewiesen sein dürften und für die bisweilen der motorische Handlungsbereich das bevorzugte Feld ist, auf dem sie ihr Selbstwertgefühl demonstrieren. Eine Möglichkeit, die gefährdete Handlungskompetenz wiederherzustellen, besteht darin, dem Tic zusätzlichen Ausdruckscharakter zu verleihen, wodurch der Tic handlungsähnlicher wird. Zischlaute etwa werden dann zu verständlichen Koprolalien oder Flüchen, Tics im Gesichtsbereich zu Grimassen, Zuckungen in den oberen Extremitäten geraten zu Gesten. So ließe sich die Entwicklung des Gilles-de-la-Tourette-Syndroms rekonstruieren. Typisch unklar bleibt immer wieder, inwieweit die komplexen Tics absichtlich oder doch zumindest teilweise mit Absicht ausgeführt werden. Dies betrifft die bereits erwähnten sensorischen Tic-Vorboten. So berichten Patienten, haben sie denn genügend Vertrauen zu ihrem Therapeuten, dass sie das unangenehme Spannungsgefühl durchaus lustvoll etwa durch das Aussprechen eines Fäkalwortes abführen können, und bestreiten keineswegs, dass sie dies durchaus auch mit einer gewissen Absicht tun (Bliss a. Cohen 1980). Auch wenn dieses Phänomen, das als eine Art zweiter Wille bezeichnet wurde (Hassler 1980), noch Rätsel aufgibt (vgl. Ganos et al. 2012; Moretto et al. 2011), verweist es doch auf eine durch die Tic-Störung beeinträchtigte Handlungskompetenz.

Den vokalen Tics und insbesondere den Koprophänomenen ist das Anstößige und Verbotene gemeinsam. Die betreffende Person weiß bei solchen Aktionen, dass »man« so etwas nicht tut und dass moralische Sanktionen zu erwarten sind zumindest für den Fall, dass man sich absichtsvoll so verhalten haben sollte. Eine Erklärung für diese spektakulären Symptome steht noch aus. Aus systemtheoretischer Perspektive lässt sich – durchaus spekulativ – vermuten, dass sich das durch das Tic-Erleben gefährdete psychische System durch solche Aktionen Anschlussfähigkeit verschafft, die für Handlungen konstitutiv ist. Die Tic-Bewegung erhält Sinn, dessen Funktion ja gerade darin liegt, Anschlussfähigkeit zu prozessieren. Insbesondere bei vokalen Tics besteht eine hohe Wahrscheinlichkeit, dass das ausgestoßene Wort als mitgeteilte Äußerung verstanden wird. Schließlich kommt man kaum umhin, anlässlich einer sprachlichen Verlautbarung auf eine Mitteilungsabsicht aufseiten des Produzenten dieser Lautäußerung zu schließen. Die widersprüchlichen und verwirrenden Verhältnisse anlässlich einer unwillkürlichen Bewegung von Willkürmuskulatur müssen jedenfalls den Wunsch nach eindeutiger

Zurechnung von Kausalität wecken.[146] Die Zuschreibung von Absicht als Kausalfaktor für den verunsichernden Sachverhalt des Tics soll dann dieses Problem lösen. Auch an diesem Beispiel zeigt sich, dass Absichten als Unterstellungen immer Konstruktionen sind (Luhmann 2000, S. 26).

Das Grimassieren und mehr noch die Koprolalien und Koprolaxien signalisieren dem Interaktionspartner einen partiellen Ausfall der Schamgefühle und lösen bei ihm aufgrund der Verletzung der Intimitätsschranken Gefühle des Ekels und Abscheus aus (vgl. Krause 1987). Mithilfe einer zur Geste umgeformten Körperbewegung, die bei der Umgebung Abwehr und sanktionierende Reaktionen hervorruft, lässt sich das körperliche Problem sozialisieren. Die Bezugspersonen werden zur Anwendung des binären Schematismus von Ablehnung und Akzeptanz, des Schemas der Moral (Luhmann 1984, S. 317 f.), provoziert. In der Hoffnung auf eine verbesserte Kontrollmöglichkeit mag etwa ein jugendlicher Patient dabei auch auf Unterstützung seitens seines intrapsychisch repräsentierten Schemas der Moral, psychoanalytisch ausgedrückt: seines Über-Ichs, hoffen. Mittels dieser Sinngenerierung (Schleiffer 1988b) lässt sich die Handlungskompetenz dadurch rehabilitieren, dass man sich sowohl der Hilfe der eigenen Gewissensinstanz als auch der Hilfe der sanktionierenden Bezugspersonen zu versichern versucht. Das Kind formt eine besondere Körperbewegung, von der es erwarten kann, dass es bei seinen Interaktionspartnern als kommunikativer Beitrag verstanden wird und die dann entsprechende Reaktionen hervorruft. Mittels seiner Koprolalie zwingt der Betreffende den Hörer, die Äußerungen nicht einfach als Gegenstand einer bloßen Wahrnehmung zu behandeln, sondern sie als mitgeteilte Informationen zu verstehen. Gerade in dieser Provokation zur Ablehnung, die die Kommunikation in Gang setzt und erhält, liegt das Gemeinsame der motorischen und vokalen Tics, da Ablehnung nun einmal leichter und voraussetzungsfreier herzustellen ist als Akzeptanz. Um sich vor diesem anstößigen, schamverletzenden Verhalten zu schützen, wird der Beobachter bzw. Hörer solche

---

146 Diese funktionale Analyse wird gestützt durch die Ergebnisse linguistischer Analysen der vokalen Tics (Martindale 1977; Ludlov et al. 1982), wonach ihre syntaktische Komplexität größer sein soll als ihre semantische Komplexität. Zu vermuten ist, dass die syntaktische Sprachstruktur für die Aufrechterhaltung des psychischen Systems von größerer interpenetrativer Bedeutung ist als ihr jeweiliger Bedeutungsinhalt. Schließlich prozessiert die Syntax gerade die Anschlussfähigkeit der Sprache, die auf die Sequenzialität des psychischen Systems abgestimmt ist (Luhmann 1995).

Äußerungen als Geste oder Sprechakt interpretieren, wodurch ein Kommunikationssystem konstituiert wird. Die personale Umgebung rechnet dieses Verhalten der Person ursächlich zu. Diese Attribution lässt sich übernehmen. Man hat also gehandelt. Die Kongruenz von Sensorik und Motorik ist wiedergewonnen (vgl. Sato 2009). Die dadurch ermöglichte Kontrollüberzeugung ist selbstbestätigend. Gerade Ungehöriges, wie etwa Flüche oder andere Obszönitäten, lassen sich so als zum eigenen Selbst gehörend beobachten. Allerdings tun sich doch Folgeprobleme auf. Hat man gehandelt, muss man sich schließlich die Frage nach der Absicht und der Motivation gefallen lassen. Schuldgefühle mögen aber billigend in Kauf genommen werden, wenn es darum geht, eine solche prekäre Situation aufzulösen. Ist man selbst schuld, ist man also selbst Ursache, wird man die Ablehnung dann doch auch als Selbstbestätigung ansehen können. Die Konstruktion von Absichtlichkeit bringt insofern Erleichterung. Je anstößiger, je skandalöser sich das Verhalten ausnimmt, desto sicherer sind eine Zuschreibung als Handlung und damit ein kommunikativer Anschluss zu erwarten. Absichtlichkeit lässt sich bei Obszönitäten kaum bestreiten. Die Koprolalie bringt narzisstischen Gewinn vergleichbar mit einer exhibitionistischen Handlung, mit der ein prekärer Selbstwert zu regulieren versucht wird (Schorch et al. 1985). Auch ist die Bedeutung der Fäkalsprache bei der Auflehnung gegen Verbote und für das Abschütteln von Zwängen bekannt (Janzarik 1982). Es besteht dann Gefahr, dass die Frequenz dieser Koprophänomene infolge der negativen Verstärkung zunimmt (vgl. Himle et al. 2007).

Der zeitliche Verlauf des Tourette-Syndroms lässt sich plausibel als Resultat von Anpassungs- bzw. Problemlösungsversuchen sehen. Auch weitere Verhaltensweisen, die bei Personen mit einer chronischen Tic-Störung immer wieder zu beobachten sind und dann als komorbide Symptomatik beschrieben werden, sind als funktional äquivalente Kompensationsversuche angesichts einer durch Tics bedrohten Handlungskompetenz aufzufassen. Als ein Versuch, sich der Kontrolle über seinen unzuverlässigen Körper zu versichern, kann auch die Produktion von Zwangshandlungen oder Zwangsgedanken angesehen werden. Ein solcher Mechanismus könnte den Gemeinsamkeiten zwischen Tic- und Zwangsstörungen zugrunde liegen, zumal die Zwänge zumeist den Tics zeitlich folgen. In ähnlicher Weise wie etwa Zwangsrituale zur Angstkontrolle eingesetzt werden, führen auch Tics zu einer Spannungsabfuhr. Auch wenn es sich bei Zwangshandlungen letztlich um beabsichtigte, willentlich ausgeführte Verhaltensweisen handelt, gibt es doch fließende Übergänge zu Tics. So berichten Patienten nach einem Tic von dem Gefühl, den Tic »nicht richtig« ausgeführt zu haben. Dann fühlen sie sich gezwungen, diese Handlung noch einmal zu wiederholen im Sinne eines Just-right-Zwanges (Döpfner u. Rothenberger 2007). Für den Beobachter, welcher der Betroffene selbst sein kann, ist in einem solchen Fall die Abgrenzung zwischen Denken und Handlung erschwert. Überdies erscheint die Nähe von Zwang und Tic schon aus entwicklungspsychologischer Sicht heraus unmittelbar einleuchtend, besteht die Entwicklungsaufgabe der sogenannten analen Phase doch darin, dem Kind eine kontrollierte Handlungsfähigkeit zu ermöglichen (vgl. Quint 1974). Daher ist es auch kein Zufall, dass gerade das Sauberkeitstraining, das sich auf das komplizierte Wechselspiel willkürlicher und reflexhaft-unwillkürlicher Muskelaktionen bei der Defäkation bezieht, zum analen Paradigma geriet.

Auch die bekannte Imitationsneigung vieler Menschen mit einer Tic-Störung lässt sich als Versuch verstehen, sich der eigenen Handlungskompetenz zu versichern. Schließlich bestätigt das absichtsvolle Nachahmen von Ausdrucksbewegungen anderer die eigene Individualität und Autonomie. Eine ähnliche Funktion dürfte auch den bisweilen beim Tourette-Syndrom vorkommenden selbstverletzenden Verhaltensweisen zukommen. Hier können der Schreck und das Entsetzen der anderen identitätssichernd sein. Auch dabei zeigt sich, dass ein von der Norm abweichendes Handeln die Autonomie besonders nachdrücklich unterstreicht.

Überhaupt dürfte sich in Familien, die ihre Kinder vorzugsweise entlang einer rigiden Dimension von Ablehnung und Akzeptanz sozialisieren, dieser Mechanismus einer Sanktionen provozierenden Sinngenerierung als Selbsthilfeversuch anbieten. Die Ressourcen des jeweiligen sozialen Kontextes entscheiden immer mit darüber, ob und inwieweit die gewählten Kompensationsbemühungen die Tics, in denen sich ein neurobiologisches Defizit manifestiert, letztlich mildern oder eher noch verstärken (vgl. etwa Cohen et al. 2008). Dies gilt auch für den sozialen Kontext Psychotherapie. Ziel der therapeutischen Bemühungen sollte es sein, die prekäre Sinngenerierung zu verhindern, welche erst die auffälligen und bisweilen unüberhörbaren Symptome mit sich bringt. Sicherlich lassen sich manche Tic-Symptome auch als Ausdruck unbewusster aggressiver Interaktionswünsche verstehen, wenn man allerdings Aggressivität nicht dogmatisch als Trieb auffasst, sondern der Aggression die Funktion der Durchsetzung behinderter Selbstbedürfnisse beimisst (vgl. Mentzos 1982, S. 26). Ein »tiefenpsychologisches« Verstehen, das wie jedes Verstehen von der Differenz von Mitteilung und Information ausgeht, versteht die Tic-Bewegung als sinnförmige Mitteilung. Dadurch wird der Tic erst zum kommunikativen Ereignis. Der Selbsthilfemechanismus einer Sinngenerierung hat Erfolg. Eine Chronifizierung der Symptomatik ist dann zu befürchten.

10 Epilog

In den vorangegangenen Kapiteln ging es nicht direkt um Interventionen. Auch die im letzten Kapitel gemachten Anmerkungen zur Praxis bei der Tic-Störung verstanden sich weniger als Anleitung zu einer guten denn als Warnung vor einer schlechten Praxis. Dennoch sollte die hier vorgelegte systemtheoretische Psychologie abweichenden Verhaltens durchaus praxisrelevant sein. Ausgehend von den aktuellen Ergebnissen der klinischen Forschung, wurde mittels der für die Systemtheorie zentralen Methode der funktionalen Analyse jeweils das Problem konstruiert, für das ganz unterschiedliche Verhaltensauffälligkeiten und Verhaltensstörungen als Problemlösungsversuch anzusehen sind. Diese Methode

> »analysiert Systembezüge im Hinblick auf äquivalente andere Möglichkeiten, also auch auf Möglichkeiten der Veränderung, des Austausches und Ersatzes und ihre Rückwirkungen im System« (Luhmann 1970, S. 16).

Eine überzeugende Problemkonstruktion kann mithin den Blick öffnen für funktional äquivalente Problemlösemöglichkeiten, die allerdings mit weniger Nachteilen verbunden sein sollten für die Patienten oder Klienten wie auch für ihre Mitmenschen.

Auch wenn die Autorenschaft für den häufig zitierten Satz »Vor die Therapie haben die Götter die Diagnose gesetzt« nicht eindeutig geklärt ist (vgl. Keck 2006), so ist ihm doch zuzustimmen. Eine Diagnose sollte jedoch auch die Rekonstruktion der jeweiligen Problem- bzw. Problemlösungskonstellation umfassen. Bevor einem auffälligen und als symptomatisch definierten Verhalten »ein neuer Sinn zugeschrieben« wird, ist es – wie es sich gerade in der systemischen Praxis bewährt hat (Simon 2012, S. 233) – angezeigt, sich um ein Verständnis zu bemühen, welchen Sinn der Klient bzw. Patient seinem störenden Verhalten bislang zugeschrieben hat. Ein gemeinsames Nachdenken sollte helfen und auch nützen. Zumindest bei den in diesem Band diskutierten Störungen dürfte sich der Therapeut oder Pädagoge auch kaum jemals in Zeitnot befinden. Schließlich finden seine Interventionen so gut wie nie in einem Emergency Room statt. Überhaupt ist das Argument »Das bringt mir nichts!« doch häufig Ausdruck einer

Reflexions- und Lernverweigerung (vgl. Kap. 2) anlässlich der als Zumutung empfundenen Aufgabe, eine vielleicht suboptimale Praxis ändern zu sollen.

Der systemtheoretische Ansatz, insbesondere seine zentrale Methode der funktionalen Analyse, ist ätiologisch neutral. Da bei so gut wie allen auch in diesem Buch untersuchten Störungsbildern eine Vielzahl von sogenannten Risikofaktoren empirisch nachgewiesen ist, sind Aussagen zur Kausalität immer nur probabilistisch (vgl. Schleiffer 2012, Kap. 1). Zudem impliziert

»jede Kausalfeststellung [...] in verschiedene Richtungen Verweisungen ins Unendliche: Jede Wirkung hat unendlich viele Ursachen, jede Ursache unendlich viele Wirkungen« (Luhmann 1970, S. 16).

Zum einen lässt sich ein Problem auf unterschiedliche Weise lösen. Beobachtet man sich etwa als schlecht adressiert, dann kann dissoziales und aggressives Handeln eine Adressierung provozieren. Aber auch eine selbst vorgenommene Deadressierung mag das Problem lösen. Zum anderen erweist sich eine mehr oder weniger definierte Strategie auch bei unterschiedlichen Problemlagen als problemlösetauglich. Beispiel hierfür wäre das zwanghafte Erleben und Handeln. Probleme wie auch Problemlösungsversuche sind immer kontingent. Auch wenn als Bezugspunkt für eine funktionale Analyse letztlich immer ein bestimmtes, ausgezeichnetes Problem oder eine bestimmte, ausgezeichnete Problemlösungskonstellation dient, erschien es im Vorangegangenen schon aus pragmatischen Gründen doch ratsam, Probleme und Problemlösungen nach Möglichkeit getrennt zu betrachten.

Eine systemtheoretische Psychopathologie interessiert sich weniger für Diagnosen der psychiatrischen Klassifikationsschemata wie der ICD-10 oder des DSM-IV, sondern versteht sich als transdiagnostisch. Dennoch ließen sich einige charakteristische und wiedererkennbare Probleme bzw. Problemlösungskonstellationen herausarbeiten, die sich den drei von Luhmann (1984, S. 111 ff.) vorgeschlagenen Sinndimensionen zuordnen lassen, mit denen sich auch psychisches Geschehen beobachten lässt (Schleiffer 2012, Kap. 1). In der Sozialdimension geht es um Adressen und Adressierungsprobleme. In der Sachdimension erweisen sich besondere Themen wie etwa der Körper als anschlussfähig. Und in der Zeitdimension geht es um den Umgang mit Angst und der Unsicherheit, wie es weitergehen kann.

Theorie sollte der Praxis nutzen. Auch sollte umgekehrt die Theorie von der Praxis profitieren können. Allerdings besteht durchaus die Möglichkeit, dass die Praxis die Entwicklung der Theorie behindert. Dies lässt sich am Fall der Psychopathologie beobachten, die ihre Stellung als Grundwissenschaft und Reflexionsdisziplin der Psychiatrie just zu dem Zeitpunkt einbüßte, als die Entdeckung der Psychopharmaka zum ersten Mal in ihrer Geschichte eine effiziente Praxis ermöglichte. Die praktischen Erfolge machten offenbar psychopathologische Überlegungen weitgehend überflüssig. Der gegenwärtigen psychiatrischen Praxis kann jedenfalls ein Reflexionsdefizit attestiert werden (vgl. Schleiffer 2012, Kap. 7). Ähnliche Prozesse lassen sich aber auch im Verhältnis von Systemtheorie und systemischer Therapiepraxis beobachten. Es dürfte wohl an den praktischen Erfolgen der systemischen »Bewegung«, die sich in ihren Anfängen als Kritik am beschränkten psychiatrischen und psychotherapeutischen Methodenarsenal verstand, gelegen haben, dass sich lange Zeit das systemtheoretische Denken fast ausschließlich mit sozialen Systemen beschäftigte. Systemtherapie bedeutete weithin Familientherapie (Schweitzer et al. 2007). Demnach war die Erklärung von abweichendem und

> »psychopathologisch auffälligem Verhalten eines Menschen [...] in dem Maße systemisch, wie versucht wird, sein/ihr Verhalten nicht primär aus seinen/ihren individuellen Eigenschaften, sondern vielmehr aus den Beziehungen zwischen den Elementen seines/ihres sozialen Systems (z. B. Partner/in, Kind, Nachbarn, Hausarzt, sozialpsychiatrischer Dienst) zu verstehen« (von Sydow et al. 2007, 30 f.).

Die differenztheoretische Fassung der Systemtheorie kann ein solches Reflexionsdefizit verhindern. Eine systemtheoretische Psychopathologie, wie sie hier vorgestellt wurde, ist nicht nur ätiologisch neutral, sondern legt sich auch in Bezug auf abzuleitende Interventionen nicht fest. Eine differenztheoretische Systemtheorie, die strikt zwischen den verschiedenen Systemen unterscheidet, eignet sich als Grundlage für eine Psychopathologie. Schließlich handelt es sich bei der Psychiatrie um eine »hybride« Disziplin (Marková a. Berrios 2012), die es sowohl mit biologischen als auch mit sinnhaften Systemprozessen zu tun hat. Indem sie die operative Geschlossenheit der jeweils beteiligten Systeme betont, vermag eine systemtheoretische Psychopathologie den gegenwärtig vorherrschenden biomedizinischen Reduktionismus ebenso zu vermeiden wie das verschwommene biopsychosoziale Modell, ohne allerdings die kausale Bedeutung gerade biologischer Prozesse zu übersehen.

Eine differenztheoretische Systemtheorie vermag auch Anregungen zu geben für weiteres Nachdenken und Fragen. Zumindest von theoretischem Interesse wäre eine Beschäftigung mit sogenannten hirnorganischen Störungsbildern bzw. Krankheiten, bei denen definitionsgemäß biologischen Prozessen die entscheidende kausale Bedeutung zukommt. Gerade an diesen Krankheitsbildern lässt sich die These der operativen Geschlossenheit von Sinnsystemen veranschaulichen, gelingt es dem psychischen System doch, trotz beschränkter biologischer Ressourcen seine autopoietische Reproduktion sicherzustellen. So kommt es bei demenziellen Syndromen wie etwa dem Alzheimer-Syndrom oder dem Korsakow-Syndrom, das bei chronischen Alkoholikern auftreten kann, zu sogenannten Konfabulationen, d. h. zum Ausfüllen von Gedächtnislücken mit aktuell produzierten, objektiv unhaltbaren Vorstellungen und Behauptungen, die aber als Erinnerungen vorgegeben werden. Diesen Konfabulationen kommt die Funktion zu, die Konsistenz des psychischen Systems zu sichern. Diese Konsistenz ist bedroht, weil das psychische System nicht mehr ausreichend auf Erinnerungen zurückgreifen kann, wodurch Wissenslücken entstehen. Mithilfe von Konfabulationen konstruiert sich das System selbst eine kohärente, Orientierung bietende Systemgeschichte (vgl. Baecker 1991). Von Interesse wäre in diesem Zusammenhang auch ein Vergleich zwischen diesen Konfabulationen und Wahnformen, wie sie bei Psychosen typisch auftreten.

Weiterer Klärung bedarf, wie genau die Problemlösestrategien ihre Wirkung entfalten, die gewissermaßen nach dem Pars-pro-Toto-Prinzip funktionieren. Beispiele wären die Produktion eines Wahns, mit der es einer sich ihrer Grenzen nicht mehr sicheren Psyche wieder gelingt, sich zu stabilisieren. Außerhalb der speziellen Wahnthematik sind die betreffenden Kranken dann durchaus wieder in der Lage, strukturiert zu beobachten (Schleiffer 2012, Kap. 5). Ähnliches gilt auch für die große Gruppe der Angststörungen. Bei ihnen wird die Angst gewissermaßen kondensiert, damit sie besser bewältigt werden können (s. Kap. 7). Bei den somatoformen Störungen wird die Angst auf den Körper projiziert (s. Kap. 9). Auch beim selbstverletzenden Handeln lässt sich als Strategie beschreiben, einen Körperteil zu opfern, »um das Ganze zu retten« (Hirsch 2010, S. 36).

Wie bereits mehrfach erwähnt, lässt sich ein Problem auf ganz unterschiedliche Weise lösen. Diese funktionale Äquivalenz liegt der immer wieder zu beobachtenden Komorbidität zugrunde. Hier eröffnen sich Vergleichsmöglichkeiten. Eine systemtheoretisch angeleitete Beobachtung könnte etwa die Frage beantworten, welche Strategie eine »bessere« Problemlösung erwarten lässt. Wäre Komorbidität Ausdruck eines Unvermögens, mittels einer eindeutigen Strategie die Problemlösung zu erreichen, dann wäre die Situation der betreffenden Person als »schlechter« einzuschätzen. Allerdings ist auch denkbar, dass der Einsatz unterschiedlicher Strategien das Funktionsniveau und die Lebensqualität des Patienten insgesamt doch weniger beschädigt, weil in einem solchen Fall die unterschiedlichen Lebensbereiche vielleicht doch weniger beeinträchtigt wären. Dann wäre Komorbidität eine »bessere« Lösung.

Auch wenn sich die systemtheoretische Psychopathologie als transdiagnostisch versteht und sich somit weniger an Diagnosen orientiert, wurde doch im Vorangegangenen immer wieder Bezug genommen auf die diagnostischen Formulierungen der psychiatrischen Klassifikationsschemata. Dieses Vorgehen lässt sich rechtfertigen. Zum einen wird dieser Diagnosenkatalog, der ursprünglich den Austausch zwischen therapeutischer Praxis und Wissenschaft verbessern sollte, inzwischen auch von den Angehörigen aller Berufsgruppen, die sich mit Verhaltensstörungen beschäftigen, verwendet. Zum anderen lassen sich die dort verfassten genauen Beschreibungen der Störungsbilder durchaus nutzen, verfolgen doch die modernen Klassifikationsschemata einen weitgehend atheoretischen, deskriptiven Ansatz. Dennoch sollten diese Diagnosen durchaus auch kritisch gesehen werden. Die Geschichte der Psychiatrie lässt unschwer erkennen, dass es sich bei diesen dort aufgeführten Störungs-»Mustern« immer auch um historische Artefakte handelt. So lassen sich die Magersucht wie auch die Depression durchaus als moderne Krankheit oder gar als »Volkskrankheit« ansehen. Nur noch von historischem Interesse sind solche heute doch bizarr anmutenden Krankheiten wie die Poriomanie und Drapetomanie. Mit dieser Diagnose eines krankhaften Wandertriebs wurden im 19. Jahrhundert Sklaven, Fahnenflüchtige oder auch Heimzöglinge bedacht, wenn ihre Mobilität zu sehr störte. Im 20. Jahrhundert war es die Diagnose Homosexualität, die ein ähnliches Schicksal ereilte. Aber auch das 21. Jahrhundert scheint nicht gegen nosografische Auswüchse gefeit. So ist etwa im neuen DSM-V für Kinder, die zu allzu heftigen Stimmungsschwankungen neigen, die Diagnose »Temper Dysregulation with Dysphoria« (TDD) vorgesehen. Diese Diagnose soll der inflationären Verwendung der Diagnose einer bipolaren Störung entgegenwirken.

Der Umstand, dass der funktionale Ansatz auch in Bezug auf mögliche Interventionen neutral ist, muss auch Zuständigkeitsfragen aufwerfen. Welche Berufsgruppe sollte die Aufgabe übernehmen, Personen, die ein störendes und abweichendes, d. h. deviantes Verhalten als Problemlösungsstrategie gewählt haben, wieder zur Rückkehr auf den rechten, zumindest auf den normkonformen Weg zu verhelfen? Während bei den im vorausgegangenen Band (Schleiffer 2012) diskutierten Störungen aus dem Psychosespektrum Ärzten wegen ihrer psychopharmakologischen Kompetenz eine Vorrangstellung eingeräumt wird, liegt die psychotherapeutische wie auch sozialpädagogische Behandlung der im vorliegenden Band besprochenen Störungsbilder eher in den Händen klinischer Psychologen, Psychotherapeuten und Pädagogen. Mit unterschiedlichen Problemdefinitionen ist daher zu rechnen. Das jeweilige Problem wird dementsprechend auch in unterschiedlichen Funktionssystemen bearbeitet werden, etwa im Gesundheitssystem, das seine Kommunikationen an der Unterscheidung »krank/gesund« ausrichtet, oder auch im Erziehungssystem. Kooperationsprobleme sind kaum zu vermeiden, zumal es keinen interdisziplinären Kooperationszwang und keine Instanz gibt, an die diese Aufgabe, Kooperation herzustellen, zu delegieren wäre. Eine funktionale Analyse der Klientenprobleme vermag dieses Problem nicht zu lösen. Allerdings kann ein Wissen über die System- und Professionsgrenzen und über die Unterschiede zwischen Therapie und Erziehung die notwendige rationale Basis für eine Kooperation bereitstellen und den allfälligen »Narzissmus der kleinen Differenzen« (Freud 2006a), der den beruflichen Alltag nur allzu oft beeinträchtigt, doch in Grenzen halten.

Ein Letztes: Eine funktionale Analyse, die von einer grundsätzlichen Normalität sowohl bei den Problemen als auch bei den jeweils eingesetzten Problemlösungsstrategien ausgeht, muss begründen, weshalb manche Probleme und Problemlösungskonstellationen in der gesellschaftlichen Kommunikation als gestört oder krank beobachtet und bewertet werden. Auch wenn »Krankheit als Erklärung eines Verhaltens« außerhalb des Medizinsystems eine »exkommunizierende Wirkung« hat (Simon 2012, S. 233), so muss sich doch die

Frage stellen, wie die Gesellschaft auf eine solche denosologisierende »Normalisierung« von der Norm abweichenden Handelns reagiert. Wird sie diesen Selbsthilfeanstrengungen Achtung entgegenbringen? Eine funktionale Analyse hält jedenfalls die jeweils eingesetzten Problemlösungsversuche für kontingent, d. h. für auch anders möglich. Und ohne das Etikett »krank« verbleibt die Verantwortlichkeit für das gestörte und störende Handeln bei einem selbst. Nicht auszuschließen ist, dass eine solche Sicht der Dinge die Toleranz überfordert, denn wer »kontingent setzt, formuliert eine Zumutung« (Baecker 2012). Wie dem auch sei: Der von Heinz von Foerster (1993, S. 49) formulierte »ethische Imperativ« systemischen Denkens sollte auch für wissenschaftliches Handeln Geltung beanspruchen dürfen: »Handle stets so, dass die Anzahl der Möglichkeiten wächst!«

Literatur

A

Aardema, F., K. P. O'Connor, M. C. Pelissier a. M. Lavoie (2009): The quantification of doubt in obsessive-compulsive disorder. *International Journal of Cognitive Therapy* 2 (2): 188–205.

Abramowitz, J. S, B. J. Deacon, C. M. Woods a. D. F. Tolin (2004): Association between Protestant religiosity and obsessive-compulsive symptoms and cognitions. *Depression and Anxiety* 20 (2): 70–76.

Abramson, L. Y., F. I. Metalsky a. L. B. Alloy (1989): Hopelessness depression: A theory based subtype of depression. *Psychological Review* 96 (2): 358–372.

Abrines, N., N. Barcons, D. Marre, C. Brun, A. Fornieles a. V. Fumadó (2012): ADHD-like symptoms and attachment in internationally adopted children. *Attachment & Human Development* 14 (4): 405–423.

Adler, R. H. (2009): Engel's biopsychosocial model is still relevant today. *Journal of Psychosomatic Research* 67 (6): 607–611.

Adler, R. H. (2011): Konversionsstörungen. In: R. H. Adler, W. Herzog, P. Joraschky, K. Köhle, W. Langewitz, W. Söllner u. W. Wesiack (Hrsg.): Psychosomatische Medizin. München (Elsevier), 7. Aufl., S. 691–698.

Adolphs, R. (2009). The social brain: Neural basis of social knowledge. *Annual Review of Psychology* 60: 693–716.

AFET – Bundesverband für Erziehungshilfe e. V. (2009): Position des AFET zur aktuellen Debatte um die Fürsorgeerziehung der Jahre 1950 bis ca. 1970 in der alten Bundesrepublik. Verfügbar unter: http://www.afet-ev.de/veroeffentlichungen/ Stellungnahmen/2009_50er-60er.pdf [6.12.2012].

Ahrbeck, B. u. B. Stadler (2000): Geschlossene Unterbringung und verbindlicher Aufenthalt. *Zeitschrift für Heilpädagogik* 21 (1): 21–26.

Ainsworth, M., M. Blehar a. S. Wall (1978): Patterns of attachment. A psychological study of the strange situation. Hillsdale, NJ (Erlbaum).

Alexander, F. (1950): Psychosomatic medicine. Its principles and applications. New York (Norton).

Alloy, L. B., L. Y. Abramson, P. D. Walshaw, J. Keyser a. R. K. Gerstein (2006): A cognitive vulnerability-stress perspective on bipolar disorder spectrum disorders in a normative adolescent brain, cognitive, and emotional development context. *Development and Psychopathology* 18 (4): 1055–1103.

Amir, N., M. Freshman, B. Ramsey, E. Neary a. B. Brigidi (2001): Thought-action fusion in individuals with OCD symptoms. *Behaviour Research and Therapy* 39 (7): 765–776.

Andrews, G., R. Poulton a. I. Skoog (2005): Lifetime risk for depression: Restricted to a minority or waiting for most? *British Journal of Psychiatry* 187: 495–496.

Andrews, G., T. M. Anderson, T. Slade a. M. Sunderland (2008): Classification of anxiety and depressive disorders: Problems and solutions. *Depression and Anxiety* 25 (4): 274–281.

Andrews, P. W. a. J. A. Thomson (2009): The bright side of being blue: Depression as an adaptation for analyzing complex problems. *Psychological Review* 116 (3): 620–654.

Angell, M. (2009): Drug companies & doctors: A Story of corruption. *New York Review of Books*, 15.1.2009.

Anlauf, M. u. A. Kordon (2010): Zwangsspektrumerkrankungen. *Psychiatrie Psychotherapie Up2date* 4 (3): 161–176.

Anzieu, D. (1991): Das Haut-Ich. Frankfurt a. M. (Suhrkamp).

APA – American Psychiatric Association (1994): Diagnostic and statistical manual of mental disorders (DSM-IV). Washington, DC (APA), 4. ed.

Argent, S. E. (2006): If psychiatric illnesses are so awful, why haven't they died out through a process of natural selection? Illustrate your answer with reference to either schizophrenia or depression. Verfügbar unter: http://www.rcpsych.ac.uk/pdf/SarahArgentpsychcompessay1a[2].pdf [6.12.2012].

Armstrong, T., S. Sarawgi a. B. O. Olatunji (2012): Attentional bias toward threat in contamination fear: Overt components and behavioral correlates. *Journal of Abnormal Psychology* 121 (1): 232–237.

Asher R. (1951): Munchausen's syndrome. *Lancet* 1 (6650): 339–341.

Asherson, P., M. Adamou, B. Bolea, U. Muller, S. D. Morua, M. Pitts, J. Thome a. S. Young (2010): Is ADHD a valid diagnosis in adults? Yes. *British Medical Journal* 340: c549.

Aslund, C., K. W. Nilsson, B. Starrin a. R. L. Sjöberg (2007): Shaming experiences and the association between adolescent depression and psychosocial risk factors. *European Child Adolescent Psychiatry* 16 (5): 298–304.

B

Baecker, D. (1988): Die Ökologie der Angst. *Verhaltenstherapie und psychologische Praxis* 3: 301–313.

Baecker, D. (1991): Überlegungen zur Form des Gedächtnisses. In: S. J. Schmidt (Hrsg.): Gedächtnis, Probleme und Perspektiven der interdisziplinären Gedächtnisforschung, Frankfurt a. M. (Suhrkamp), S. 337–359.

Baecker, D. (1994): Soziale Hilfe als Funktionssystem der Gesellschaft. *Zeitschrift für Soziologie* 23 (2): 93–110.

Baecker, D. (1996): Gewalt im System. *Soziale Welt* 47 (1): 92–109.

Baecker, D. (2010): Die Texte der Systemtheorie. Verfügbar unter: www.dirkbaecker.com/Texte.pdf [6.12.2012].

Baecker, D. (2012): Die Texte der Systemtheorie. In: M. Ochs u. J. Schweitzer (Hrsg.): Handbuch Forschung für Systemiker. Göttingen (Vandenhoeck & Ruprecht), S. 153–186. Auch verfügbar unter: www.dirkbaecker.com/Texte.pdf [6.12.2012].

Balint, M: (2009): Angstlust und Regression. Stuttgart (Klett-Cotta), 6. Aufl.

Banaschewski, T. et al. (2009): Forschungsleistung der deutschen Kinder- und Jugendpsychiatrie, Psychosomatik und Psychotherapie 2003–2008. *Zeitschrift für Kinder- und Jugendpsychiatrie und Psychotherapie* 37 (4): 250–265.

Banaschewski, T., W. Woerner a. A. Rothenberger (2003): Premonitory sensory phenomena and suppressibility of tics in Tourette syndrome: Developmental aspects in children and adolescents. *Developmental Medicine & Child Neurology* 45 (10): 700–703.

Baptista, T., E. Aldana, F. Angeles a. S. Beaulieu (2008): Evolution theory: An overview of its application in psychiatry. *Psychopathology* 41 (1): 17–27.

Bar, M. (2009): A cognitive neuroscience hypothesis of mood and depression. *Trends in Cognitive Sciences* 13 (11): 456–463.

Bardone-Cone, A. M, S. A.Wonderlich, R. O. Frost, C. M. Bulik, J. E. Mitchell, S. Uppala a. H. Simonich (2007): Perfectionism and eating disorders: Current status and future directions. *Clinical Psychology Review* 27 (3): 384–405.

Bauermeister, J. J., R. A. Barkley, J. A. Bauermeister, J. V. Martínez a. K. McBurnett (2012): Validity of the sluggish cognitive tempo, inattention, and hyperactivity symptom dimensions: Neuropsychological and psychosocial correlates. *Journal of Abnormal Child Psychology* 40 (5): 683–697.

Baumeister, R. F., L. Smart a. J. M. Boden (1996): Relation of threatened egotism to violence and aggression: The dark side of high self-esteem. *Psychological Review* 103 (1): 5–33.

Baune, B. T., R. Miller, J. McAfoose, M. Johnson, F. Quirk a. D. Mitchell (2010): The role of cognitive impairment in general functioning in major depression. *Psychiatry Research* 176 (2–3): 183–189.

Bayertz, K., M. Gerhard u. W. Jaeschke (Hrsg.) (2007): Weltanschauung, Philosophie und Naturwissenschaft im 19. Jahrhundert. Bd. 3: Der Ignorabimus-Streit. Hamburg (Meiner).

Beautrais, A. L. (2006): Women and suicidal behavior. *Crisis: The Journal of Crisis Intervention and Suicide Prevention* 27 (4): 153–156.

Beck, A. T. (2008): The evolution of the cognitive model of depression and its neurobiological correlates. *American Journal of Psychiatry* 165 (8): 969–977.

Beebe, B., J. Jaffe, S. Markese, K. Buck, H. Chen, P. Cohen, L. Bahrick, H. Andrews a. S. Feldstein (2010): The origins of 12-month attachment: A microanalysis of 4-month mother-infant interaction. *Attachment & Human Development* 12 (1–2): 3–141.

Beesdo, K., S. Knappe a. D. S. Pine, D.S. (2009): Anxiety and anxiety disorders in children and adolescents: Developmental issues and implications for DSM-V. *Psychiatric Clinics of North America* 32 (3): 483–525.

Behar, E., I. D. DiMarco, E. B. Hekler, J. Mohlman a. A. M. Staples (2009): Current theoretical models of generalized anxiety disorder (GAD): Conceptual review and treatment implications. *Journal of Anxiety Disorders* 23 (8): 1011–1023.

Behar, E., S. K. McGowan, K. A. McLaughlin, T. D. Borkovec, M. Goldwin a. O. Bjorkquist (2012): Concreteness of positive, negative, and neutral repetitive thinking about the future. *Behavior Therapy* 43 (2): 300–12.

Benkmann, R. (2003). Diagnose der Bedingungen: Sozialisation bei Lernbeeinträchtigungen. In: G. Ricken, A. Fritz u. C. Hofmann (Hrsg.): Diagnose: Sonderpädagogischer Förderbedarf. Lengerich (Pabst), S. 163–173.

Berger, A., O. Kofman, U. Livneh a. A. Henik (2007): Multidisciplinary perspectives on attention and the development of self-regulation. *Progress in Neurobiology* 82 (5): 256–286.

Berghaus, M. (2004): Luhmann leicht gemacht. Eine Einführung in die Systemtheorie. Köln (Böhlau), 2. Aufl.

Bernard, B. A, G. T. Stebbins, S. Siegel, T. M. Schultz, C. Hays, M. J. Morrissey, S. Leurgans a. C. G. Goetz (2009): Determinants of quality of life in children with Gilles de la Tourette syndrome. *Movement Disorders* 24 (7): 1070–1073.

Berridge, K. C., T. E. Robinson a. J. W. Aldridge (2009): Dissecting components of reward: »Liking«, »wanting«, and learning. *Current Opinion in Pharmacology* 9 (1): S. 65–73. Bette, K.-H. (2005): Risikokörper und Abenteuersport. In: M. Schroer (Hrsg.): Soziologie des Körpers. Frankfurt a. M. (Suhrkamp), S. 295–322.

Bettge, S., N. Wille, C. Barkmann, M. Schulte-Markwort, U. Ravens-Sieberer a. BEL-LA study group (2008): Depressive symptoms of children and adolescents in a German representative sample: Results of the BELLA study. *European Child and Adolescent Psychiatry* 17 (Suppl. 1): 71–81.

Bhar, S. a. M. Kyrios (2007): An investigation of self-ambivalence in obsessive-compulsive disorder. *Behaviour Research and Therapy* 45 (8): 1845–1857.

Bienvenu, O. J., J. F. Samuels, L. A. Wuyek et al. (2012): Is obsessive-compulsive disorder an anxiety disorder, and what, if any, are spectrum conditions? A family study perspective. *Psychological Medicine* 42 (1): 1–13.

Bieri, P. (2001): Das Handwerk der Freiheit. Über die Entdeckung des eigenen Willens. München (Hanser).

Birbaumer, N. u. R. F. Schmidt (2003): Biologische Psychologie. Berlin (Springer).

Bischof, N. (1985): Das Rätsel Ödipus. München (Piper).

Blanke, O., T. Landis, L. Spinelli a. M. Seeck (2004): Out-of-body experience and autoscopy of neurological origin. *Brain* 127 (2): 243–258.

Blatt, S. J. a. P. Luyten (2009): A structural-developmental psychodynamic approach to psychopathology: Two polarities of experience across the life span. *Development and Psychopathology* 21 (3): 793–814.

Blatt, S. J., P. Luyten u. J. Corveleyn (2005): Zur Entwicklung eines dynamischen Interaktionsmodells der Depression und ihrer Behandlung. *Psyche* 59 (9–10): 864–891.

Bliss, J. a. D. J. Cohen (1980): Sensory experiences of Gilles de la Tourette syndrom. *Archives of General Psychiatry* 37 (12): 1343–1347.

Blom, R. M., M. Koeter, W. van den Brink, R. de Graaf, M. Ten Have a. D. Denys (2011): Co-occurrence of obsessive-compulsive disorder and substance use disorder in the general population. *Addiction* 106 (12): 2178–2785.

Boelen, P.A., I. Vrinssen a. F. van Tulder (2010): Intolerance of uncertainty in adolescents. *Journal of Nervous and Mental Disease* 198 (3): 194–200.

Bögels, S. M. a. V. Phares (2008): Fathers' role in the etiology, prevention, and treatment of child anxiety: A review and new model. *Clinical Psychology Review* 28 (4): 539–558.

Bohlin, G, L. Eninger, K. C. Brocki a. L. B. Thorell (2012): Disorganized attachment and inhibitory capacity: Predicting externalizing problem behaviors. *Journal of Abnormal Child Psychology* 40 (3): 449–458.

Bohne, A. (2009): Trichotillomanie. Göttingen (Hogrefe).

Böker, H. (2006): Melancholie, Depression und affektive Störungen. In: H. Böker (Hrsg.): Psychoanalyse und Psychiatrie. Berlin (Springer), S. 115–157.

Boland, E. M., R. E. Bender, L. B. Alloy, B. T. Conner, D. R.Labelle a. L. Y. Abramson (2012): Life events and social rhythms in bipolar spectrum disorders: An examination of social rhythm sensitivity. *Journal of Affective Disorders* 139 (3): 264–273.

Borkovec, T. D. a. J. Inz (1990): The nature of worry in generalized anxiety disorder. *Behaviour Research and Therapy* 28 (2): 153–158.

Borkovec, T. D., W. J. Ray a. J. Stöber (1998): Worry: A cognitive phenomenon intimately linked to affective, physiological, and interpersonal behavioral processes. *Cognitive Therapy Research* 22 (6): 561–576.

Bottin, J., H. Salbach-Andrae, N. Schneider, E. Pfeiffer, K. Lenz u. U. Lehmkuhl (2010): Persönlichkeitsstörungen bei jugendlichen Patientinnen mit Anorexia und Bulimia nervosa. *Zeitschrift für Kinder- und Jugendpsychiatrie und Psychotherapie* 38 (5): 341–350.

Bowlby, J. (1982): Das Glück und die Trauer. Herstellung und Lösung affektiver Bindungen. Stuttgart (Klett-Cotta).

Bowlby, J. (1983): Verlust, Trauer und Depression. Frankfurt a. M. (Fischer).

Boyer, P. a. B. Bergstrom (2011): Threat-detection in child development: An evolutionary perspective. *Neuroscience and Biobehavioral Reviews* 35 (4): 1034–1041.

Boylan, K., K. Georgides a. P. Szatmari (2010): The longitudinal association between oppositional and depressive symptoms across childhood. *Journal of the American Academy of Child and Adolescent Psychiatry* 49 (2): 152–161.

Bramness, J. G. a. F. Walby (2009): Ecological studies and the big puzzle of falling suicide rates. *Acta Psychiatrica Scandinavica* 119 (3): 169–170.

Brendgen, M., F. Vitaro, M. Boivin, A. Girard, W. M. Bukowski, G. Dionne, R. E. Tremblay a. D. Pérusse (2009): Gene-environment interplay between peer rejection and depressive behavior in children. *Journal of Child Psychology and Psychiatry* 50 (8): 1009–1017.

Brent, D. A. (2009): Medicalize depression, not sadness. *Journal of the American Academy of Child and Adolescent Psychiatry* 48 (7): 681–682.

Brent, D. A., J. A. Perper, C. E. Goldstein, D. J. Kolko, M. J. Allan, C. J. Allman a. J. P. Zelenak (1988): Risk factors for adolescent suicide. *Archives of General Psychiatry* 45 (6): 581–588.

Broman-Fulks, J. J., B. J. Deacon, B. O. Olatunji, C. L. Bondy, J. S. Abramowitz a. D. F. Tolin (2010): Categorical or dimensional: A reanalysis of the anxiety sensitivity construct. *Behavior Therapy* 41 (2): 154–171.

Brown, R. J., A. N. Danquah, E. Milesa, E. Holmes a. E. Poliakoff (2010): Attention to the body in nonclinical somatoform dissociation depends on emotional state. *Journal of Psychosomatic Research* 69 (3): 249–257.

Bruch, H. (1980): Der goldene Käfig. Frankfurt a. M. (Fischer).

Bruch, H. (1991): Eßstörungen. Zur Psychologie und Therapie von Übergewicht und Magersucht. Frankfurt a. M. (Fischer).

Bruchmüller, K. u. S. Schneider (2012): Fehldiagnose Aufmerksamkeitsdefizit- und Hyperaktivitätssyndrom? Empirische Befunde zur Frage der Überdiagnostizierung. *Psychotherapeut* 57 (1): 77–89.

Brüne, M. (2006): The evolutionary psychology of obsesssive-compulsive disorder. *Perspectives in Biology and Medicine* 49 (3): 317–329.

Brüne, M. u. H. Ribbert (2002): Grundsätzliches zur Konzeption einer evolutionären Psychiatrie. *Schweizer Archiv für Neurologie und Psychiatrie* 153 (1): 4–11.

Buchner, U. G. u. N. Wodarz (2010): Pathologisches Glücksspielen – Aktueller Stand des Wissens. *Psychotherapie, Psychosomatik, Medizinische Psychologie* 61 (8): 341–346.

Bui, E., R. Rodgers, L. Cailhol, P. Birmes, H. Chabrol a. L. Schmitt (2010): Body piercing and psychopathology: A review of the literature. *Psychotherapy and Psychosomatics* 79 (2): 125–129.

Bukowski, W. M. a. R. Adams (2005): Peer relationships and psychopathology: markers, moderators, mediators, mechanisms, and meanings. *Journal of Clinical Child and Adolescent Psychology* 34 (1): 3–10.

Bundesärztekammer (2005): Stellungnahme zur Aufmerksamkeitsdefizit-/Hyperaktivitätsstörung (ADHS) vom 26.8.2005. Verfügbar unter: http://www.bundesaerztekammer.de/downloads/ADHSLang.pdf [7.12.2012].

Bundesärztekammer (2010): (Muster-)Weiterbildungsordnung 2003 in der Fassung vom 25.06.2010. Verfügbar unter: http://www.bundesaerztekammer.de/downloads/MWBO_07122011.pdf [6.1.2013].

Bundeszentrale für gesundheitliche Aufklärung (2012): Die Drogenaffinität Jugendlicher in der Bundesrepublik Deutschland 2011. Der Konsum von Alkohol, Tabak und illegalen Drogen: Aktuelle Verbreitung und Trends. Köln (Bundeszentrale für gesundheitliche Aufklärung).

Bürgy, M. (2010): Zur Hermeneutik depressiver Verzweiflung. *Nervenarzt* 81 (3): 315–322.

Buschman, T. J. a. E. K. Miller (2007): Top-down versus bottom-up control of attention in the prefrontal and posterior parietal cortices. *Science* 315 (5820): 1860–1862.

Bush, G. (2010): Attention-deficit/hyperactivity disorder and attention networks. *Neuropsychopharmacology Reviews* 35 (1): 278- 300.

Butollo, W. u. M. Maragkos (2005): Angststörungen: Grundlagen und ein integrativer Ansatz. *Psychotherapie im Dialog* 6 (4): 353–361.

Button, K. S., M. Browning, M. R. Munafò a. Lewis (2012): Social inference and social anxiety: Evidence of a fear-congruent self-referential learning bias. *Journal of Behavior Therapy and Experimental Psychiatry* 43 (4): 1082–1087.

Bzdok, D., L. Schilbach, K. Vogeley, K. Schneider, A. R. Laird, R. Langner a. S. B. Eickhoff (2012): Parsing the neural correlates of moral cognition: ALE meta-analysis on morality, theory of mind, and empathy. *Brain Structure and Function.* 217 (4): 783–796.

C

Capaldi, D. M., K. C. Pears, G. R. Patterson a. L. D. Owen (2003): Continuity of parenting practices across generations in an at-risk sample: A prospective comparison of direct and mediated associations. *Journal of Abnormal Child Psychology* 31 (2): 127–142.

Carson, R. C., S. D. Hollon a. R. C. Shelton (2010): Depressive realism and clinical depression. *Behaviour Research and Therapy* 48 (4): 257–265.

Carter, A. S., R. J. Wagmiller, S. A. Gray, K. J. McCarthy, S. M. Horwitz a. M. J.Briggs-Gowan (2010): Prevalence of DSM-IV disorder in a representative, healthy birth cohort at school entry: Sociodemographic risks and social adaptation. *Journal of the American Academy of Child & Adolescent Psychiatry* 49 (7): 686–698.

Cassidy, J., J. Lichtenstein-Phelps, N. J. Sibrava, C. L. Thomas a. T. D. Borkovec (2009): Generalized anxiety disorder: Connections with self-reported attachment. *Behavior Therapy* 40 (1): 23–38.

Cavanagh, J. T., A. J. Carson, M. Sharpe a. S. M. Lawrie (2003): Psychological autopsy studies of suicide: A systematic review. *Psychological Medicine* 33 (3): 395–405

Cerullo, M. A. (2006): Cosmetic psychopharmacology and the President's Council on Bioethics. *Perspectives in Biology and Medicine* 49 (4): 515–523.

Cheetham, A., N. B. Allen, M. Yücel a. D. I. Lubman (2010): The role of affective dysregulation in drug addiction. *Clinical Psychology Review* 30 (6): 621–634.

Chen, J., Y. Fang, D. E. Kemp, J. R. Calabrese a. K. Gao (2010): Switching to hypomania and mania: Differential neurochemical, neuropsychological, and pharmacologic triggers and their mechanisms. *Current Psychiatry Reports* 12 (6): 512–521.

Choquet, M. a. H. Menke (1989): Suicidal thoughts during early adolescence: Prevalence, associated troubles and help-seeking behavior. *Acta Psychiatrica Scandinavica* 81 (2): 170 – 177.

Cicchetti, D. a. S. L. Toth (2009): The past achievements and future promises of developmental psychopathology: The coming of age of a discipline. *Journal of Child Psychology and Psychiatry* 50 (1): 16–25.

Cisler, J. M. a. E. H. W. Koster (2010): Mechanisms of attentional biases towards threat in anxiety disorders: An integrative review. *Clinical Psychology Review* 30 (2): 203- 216.

Cisler, J. M. a. B. O. Olatunji (2012): Emotion regulation and anxiety disorders. *Current Psychiatry Reports* 14 (3): 182–187.

Cisler, J. M., R. Brady, B. Olatunji a. J. Lohr (2010): Disgust and obsessive beliefs in contamination-related OCD. *Cognitive Therapy and Research* 34 (5): 439–448.

Claes, L., A. Houben, W. Vandereycken, P. Bijttebier a. J. Muehlenkamp (2010): Brief report: The association between non-suicidal self-injury, self-concept, and acquaintance with self-injurious peers in a sample of adolescents. *Journal of Adolescence* 33 (5): 775–778.

Clark, L. A. a. D. Watson (2006): Distress and fear disorders: An alternative empiri-cally based taxonomy of the »mood« and »anxiety« disorders. *British Journal of Psychiatry* 189: 481–483.

Cloninger, C. R. (1994): Temperament and personality. *Current Opinion in Neurobio-logy* 4 (2): 266–273.

Coelho, J. S., C. Baeyens, C. Purdon, A. Pitet a. M. Bouvard (2012): Cognitive dis-tortions and eating pathology: Specificity of thought-shape fusion. *Behaviour Research and Therapy* 50 (7–8): 449–456.

Coffino B. (2009): The role of childhood parent figure loss in the etiology of adult depression: Findings from a prospective longitudinal study. *Attachment & Human Development* 11: 445–470.

Cohen, E., M. Sade, F. Benarroch, Y. Pollak a. V. Gross-Tsur (2008) Locus of control, perceived parenting style, and symptoms of anxiety and depression in child-ren with Tourette's syndrome. *European Child and Adolescent Psychiatry* 17 (5): 299–305

Colder, C. R. a. L. Chassin (1999): The psychosocial characteristics of alcohol users versus problem users: Data from a study of adolescents at risk. *Development and Psychopathology* 11 (2): 321–348.

Conelea, C. A. a. D. W. Woods (2008): The influence of contextual factors on tic expression in Tourette's syndrome: A review. *Journal of Psychosomatic Research* 65 (5): 487–496.

Confer, J. C., J. A. Easton, D. S. Fleischman, C. D. Goetz, D. M. G. Lewis, C. Peril-loux a. D. M. Buss (2010): Evolutionary psychology. Controversies, questions, prospects, and limitations. *American Psychologist* 65 (2): 110–126.

Conner, K. R., A. L. Beautrais, D. A. Brent, Y. Conwell, M. R. Phillips a. B. Schneider (2011): The next generation of psychological autopsy studies. Part I. Interview content. *Suicide & Life-Threatening Behavior* 41 (6): 594–613.

Conner, K. R., A. L. Beautrais, D. A. Brent, Y. Conwell, M. R. Phillips a. B. Schneider (2012): The next generation of psychological autopsy studies. Part 2. Interview procedures. *Suicide & Life-Threatening Behavior* 42 (1): 86–103.

Connor, D. F., J. Steeber a. K. McBurnett (2010): A review of attention-deficit/hyper-activity disorder complicated by symptoms. *Journal of Developmental Behavioral Pediatrics* 31 (5): 427–440.

Cosmides, L. a. J. Tooby (1994): Beyond intuition and instinct blindness: The case for an evolutionarily rigorous cognitive science. *Cognition* 50 (1–3): 41–77.

Costello, E. J., A. Erkanli, W. Copeland a. A. Angold (2010): Association of family income supplements in adolescence with development of psychiatric and subs-tance use disorders in adulthood among an American Indian population. *Journal of the American Medical Association* 303 (19): 1954–1960.

Costello, E. J., A. Angold, A., B. J. Burns, A. Erkanli, D. K. Stangl a. D. L. Tweed (1996): The Great Smoky Mountains Study of Youth. Functional impairment and serious emotional disturbance. *Archives of General Psychiatry* 53 (12): 1137–1143.

Craig, T. K., I. Bialas, S. Hodson a. A. D. Cox (2004): Intergenerational transmission of somatization behaviour: 2. Observations of joint attention and bids for attention. *Psychological Medicine* 34 (2): 199–209.

Cranford, J. A, R. A. Zucker, J. M. Jester, L. I. Puttler a. H. E. Fitzgerald (2010): Parental alcohol involvement and adolescent alcohol expectancies predict alcohol involvement in male adolescents. *Psychology of Addictive Behaviors* 24 (3): 386–396.

Creed, F. (2009): New research on medically unexplained symptoms – Much remains to be done before DSM V and ICD-10 can provide a satisfactory new classification. *Journal of Psychosomatic Research* 66 (5): 359–361.

Cunill, R., X. Castells a. D. Simeon (2009): Relationships between obsessive-compulsive symptomatology and severity of psychosis in schizophrenia: A systematic review and meta-analysis. *Journal of Clinical Psychiatry* 70 (1): 70–82.

D

Dahlke, R. (2008): Krankheit als Sprache der Seele. München (Goldmann).

Dahmen, B., V. Pütz, B. Herpertz-Dahlmann a. K. Konrad (2012): Early pathogenic care and the development of ADHD-like symptoms. *Journal of Neural Transmission.* 119 (9): 1023–1036.

Dalley, J. W., B. J. Everitt a. T. W. Robbins (2011): Impulsivity, compulsivity, and top-down cognitive control. *Neuron* 69 (4): 680–694.

Damásio, A. (1995): Descartes' Irrtum. München (List).

Damisch, L., B. Stoberock a. T. Mussweiler (2010): Keep your fingers crossed! How superstition mproves performance. *Psychological Science* 21 (7): 1014–1020.

Danckaerts, M., E. J. Sonuga-Barke a. T. Banaschewski (2010): The quality of life of children with attention deficit/hyperactivity disorder: A systematic review. *European Child Adolescent Psychiatry* 19 (2): 83–105.

De Munck, S., G. Portzky a. K. Van Heeringen (2009): Epidemiological trends in attempted suicide in adolescents and young adults between 1996 and 2004. *Crisis: The Journal of Crisis Intervention and Suicide Prevention* 30 (3): 115–119.

De Pauw, S. S. a. I. Mervielde (2011): The role of temperament and personality in problem behaviors of children with ADHD. *Journal of Abnormal Child Psychology* 39 (2): 277–291.

De Rubeis, S. a. T. Hollenstein (2009): Individual differences in shame and depressive symptoms during early adolescence. *Personality and Individual Differences* 46 (4): 477–482.

Degnan, K. A., A. N. Almas a. N. A. Fox (2010): Temperament and the environment in the etiology of childhood anxiety. *Journal of Child Psychology and Psychiatry* 51 (4): 497–517.

DeLoache, J. S. a. V. LoBue (2009): The narrow fellow in the grass: Human infants associate snakes and fear. *Developmental Science* 12 (1): 201–207.

Deonna, J. A. a. F. Teroni (2009): The self of shame. In: M. Salmela a. V. Mayer (eds.): Emotions, ethics, and authenticity. Amsterdam (Benjamins), pp. 33–50.

Diamond, A. (2005): ADD (ADHD without hyperactivity), a neurobiologically and behaviorally distinct disorder from ADHD (with hyperactivity). *Development and Psychopathology* 17 (3): 807–825.

Dieckmann, J. (2005): Einführung in die Systemtheorie. München (Fink).

Dishion, T. J. a. G. R. Patterson (2006): The development and ecology of antisocial behavior in children and adolescents. In: D. Cicchetti a. D. J. Cohen (eds.): Developmental psychopathology. Vol. 3: Risk, disorder, and adaptation. New York (Wiley), 2. ed., pp 503–541.

Dodge, K. A. (1993): Social-cognitive mechanisms in the development of conduct disorders and depression. *Annual Review of Psychology* 44: 559–584.

Dodge, K. A., P. S. Malone, J. E. Lansford, S. Miller, G. S. Pettit a. J. E. Bates (2009): A dynamic cascade model of the development of substance-use onset. *Monographs of the Society for Research in Child Development* 74 (3): vii-119.

Donnellan, M. B., K. H. Trzesniewski, R. W. Robins, T. E. Moffitt a. A. Caspi (2005): Low self-esteem is related to aggression, antisocial behavior, and delinquency. *Psychological Science* 16 (4): 328–335.

Döpfner, M. u. A. Rothenberger (2007): Tic- und Zwangsstörungen. *Kindheit und Entwicklung* 16 (2): 75–95.

Döpfner, M., T. Banaschewski, J. Krause u. K. Skrodzki (2010): Versorgung von Kindern, Jugendlichen und Erwachsenen mit Aufmerksamkeitsdefizit-/Hyperaktivitätsstörung (ADHS) in Deutschland. *Zeitschrift für Kinder- und Jugendpsychiatrie und Psychotherapie* 38 (2): 131–136.

Dornes, M. (2000): Die emotionale Welt des Säuglings. Frankfurt a. M. (Fischer).

Doron, G., D. Sar-El a. M. Mikulincer (2012a): The relationship between anxiety sensitivity and obsessive-compulsive symptom dimensions. *Journal of Behavior Therapy and Experimental Psychiatry* 43 (3): 884–890.

Doron, G., R. Moulding, M. Nedeljkovic, M. Kyrios, M. Mikulincer a. D. Sar-El (2012b): Adult attachment insecurities are associated with obsessive compulsive disorder. *Psychology and Psychotherapy: Theory, Research, and Practice* 85 (2): 163–178.

Driesch, G., M. Burgmer u. G. Heuft (2004): Körperdysmorphe Störung. *Nervenarzt* 75 (9): 917–931.

Dubi, K., R. M. Rapee, J. L. Emerton a. C. A. Schniering (2008): Maternal modeling and the acquisition of fear and avoidance in toddlers: Influence of stimulusppreparedness and child temperament. *Journal of Abnormal Child Psychology* 36: 499–512.

Dudenredaktion (Hrsg.): Das Herkunftswörterbuch. Etymologie der deutschen Sprache. (Duden Bd. 7.) Mannheim/Zürich (Dudenverlag), 4., neu bearb. Aufl.

Dugas, M. J., N. Laugesen a. W. M. Bukowski (2012): Intolerance of uncertainty, fear of Anxiety, and adolescent worry. *Journal of Abnormal Child Psychology* 40 (6): 863–870.

Dunn, E. C., M. Uddin, S. V. Subramanian, J. W. Smoller, S. Galea a. K. C. Koenen (2011): Research review: Gene-environment interaction research in youth depression – A systematic review with recommendations for future research. *Journal of Child Psychology and Psychiatry* 52 (12): 1223–1238.

E

Eaton, N. R., K. M. Keyes, R. F. Krueger, S. Balsis, A. E. Skodol, K. E. Markon, B. F. Grant a. D. S. Hasin (2012): An invariant dimensional liability model of gender differences in mental disorder prevalence: Evidence from a national sample. *Journal of Abnormal Psychology* 121 (1): 282–288.

Ebi, A. (2000): Der ungeliebte Suchtpatient. Überlegungen zur Gegenübertragung und ihren Auswirkungen in der Behandlung Alkoholsüchtiger. *Psyche* 54 (6): 521–543.

Ecker, W. a. S. Gönner (2006): Incompleteness and harm avoidance in OCD symptom dimensions. *Behaviour Research and Therapy* 46 (8): 895–904.

Ecker, W., S. Gönner u. K. Wilm (2011): Die Messung von Motivdimensionen der Zwangsstörung: Unvollständigkeitserleben und Schadensvermeidung. *Psychotherapie, Psychosomatik, Medizinische Psychologie* 61 (2): 62–69.

Eddy, C. M., H. E. Rickards a. A. E. Cavanna (2012): Executive functions in uncomplicated Tourette syndrome. *Psychiatry Research* 200 (1): 46–48.

Eder, L. (2003): Der systemische Ansatz in der Therapie sozialer Ängste. *Psychotherapie im Dialog* 4 (1): 17–24.

Eder, L. (2007): Psyche, Soma und Familie. Stuttgart (Kohlhammer).

Edwards, M. J., R. A. Adams, H. Brown, I. Pareés a. K. J. Friston (2012): A Bayesian account of »hysteria«. *Brain* 135 (11): 3495–3512.

Egan, S. J., T. D. Wade a. R. Shafran (2011) Perfectionism as a transdiagnostic process: A clinical review. *Clinical Psychology Review* 31 (2): 203–212.

Ehrenberg, A. (2004): Das erschöpfte Selbst. Depression und Gesellschaft in der Gegenwart. Frankfurt a. M. (Campus).

Ehrensaft, M. K. (2005): Interpersonal relationships and sex differences in the development of conduct problems. *Clinical Child and Family Psychology Review* 8 (1): 39–63.

Ehrlich, S., E. Pfeiffer, H. Salbach, K. Lenz a. U. Lehmkuhl (2008): Factitious disorder in children and adolescents: A retrospective study. *Psychosomatics* 49 (5): 392–398.

Eichenberg, C. u. E. Brähler (2007):»Nothing tastes as good as thin feels ...« – Einschätzungen zur Pro-Anorexia-Bewegung im Internet. *Psychotherapie, Psychosomatik, Medizinische Psychologie* 57 (7): 269–270.

Eisenwort, B., A. Berzlanovich, M. Heinrich, A. Schuster, P. Chocholous, S. Lindorfer, G. Eisenwort, U. Willinger u. G. Sonneck (2007): Suizidologie: Abschiedsbriefe und ihre Themen. *Nervenarzt* 78 (6): 672–678.

Eley T. C., A. M. Gregory, J. Y. Lau, P. McGuffin, M. Napolitano, F. V. Rijsdijk a. D. M. Clark (2008): In the face of uncertainty: A twin study of ambiguous information, anxiety, and depression in children. *Journal of Abnormal Child Psychology* 36 (1): 55–65.

El-Guebaly, N., T. Mudry, J. Zohar, H. Tavares a. M. N. Potenza (2012): Compulsive features in behavioural addictions: The case of pathological gambling. *Addiction* 107 (10): 1726–1734.

Elias, S. (2009): Väter lesen vor. Soziokulturelle und bindungstheoretische Aspekte der frühen familialen Lesesozialisation. Weinheim (Juventa)

Emrich, H. M. (2007): Identität als Prozeß. Würzburg (Königshausen & Neumann).

Engel, G. L. (1977): The need for a new medical model: A challenge for biomedicine. *Science* 196 (4286): 129–136.

Engel, G. L. (1980): The clinical application of the biopsychosocial model. *American Journal of Psychiatry* 137 (5): 535–544.

Erdheim, M. (1982): Die gesellschaftliche Produktion von Unbewußtheit. Eine Einführung in den ethnopsychoanalytischen Prozeß. Frankfurt a. M. (Suhrkamp).

Ernesti, J. A. (1987): Verbotsantrag der Theologischen Fakultät. [1775.] In: K. Richter et al. (Hrsg.): Johann Wolfgang Goethe: Sämtliche Werke nach Epochen seines Schaffens. Bd. 1.2 (hrsg. v. G. Sauder): Der junge Goethe. 1757–1775. München/ Wien (Hanser), S. 786.

Eshel, N. a. J. P. Roiser (2010): Reward and punishment processing in depression. *Biological Psychiatry* 68 (2): 118–124.

Esposito, E. (2007): Die Fiktion der wahrscheinlichen Realität. Frankfurt a. M. (Suhrkamp).

Esser, G. u. M. H. Schmidt (1987): Minimale cerebrale Dysfunktion – Leerformel oder Syndrom? Stuttgart (Enke).

Evangelista, N. M., J. S. Owens, C. M. Golden a. W. E. Pelham (2008): The positive illusory bias: Do inflated self-perceptions in children with ADHD generalize to perceptions of others? *Journal of Abnormal Child Psychology* 36 (5):779–791.

Evans, D. W., C. Hersperger a. P. A. Capaldi (2011): Thought-action fusion in child-hood: Measurement, development, and association with anxiety, rituals, and other compulsive-like behaviors. *Child Psychiatry & Human Development* 42 (1): 12–23.

Evans, J. S. B. T. (2008): Dual-processing accounts of reasoning, judgment, and social cognition. *Annual Review of Psychology* 59: 255–278.

F

Faraone, S. V. a. K. M. Antshel (2008): Diagnosing and treating attention-deficit/hyperactivity disorder in adults. *World Psychiatry* 7 (3): 131–136.

Farberow, N. a. E. Sheidman (1961): The cry for help. London (McGraw-Hill).

Fava, A. A. a. N. Sonino (2010): Psychosomatic medicine: A name to keep. *Psychotherapy and Psychosomatics* 79 (19): 1–3.

Fava, G. A. (2009): The decline of pharmaceutical psychiatry and the increasing role of psychological medicine. *Psychotherapy and Psychosomatics* 78 (4): 220–227.

Fearon, R. P., M. J. Bakermans-Kranenburg, M. H. van Ijzendoorn, A. M. Lapsley a. G. I. Roisman (2010): The significance of insecure attachment and disorganization in the development of children's externalizing behavior: A meta-analytic study. *Child Development* 81 (2): 435–456.

Fegert, J. M. u. C. Schrapper (2004): Kinder- und Jugendpsychiatrie und Kinder- und Jugendhilfe zwischen Kooperation und Konkurrenz. In: J. M. Fegert u. C. Schrapper (Hrsg.): Handbuch Jugendhilfe – Jugendpsychiatrie. Interdisziplinäre Kooperation. Weinheim (Juventa), S. 15–25.

Feltz-Cornelis, C. M. van der a. A. J. van Balkom (2009): The concept of comorbidity in somatoform disorder—A DSM-V alternative for the DSM-IV classification of somatoform disorder. *Journal of Psychosomatic Research* 68 (1): 97–99.

Fenichel, O: (1982): Hysterien und Zwangsneurosen. Psychoanalytische spezielle Neurosenlehre. [1931.] Darmstadt (Wissenschaftliche Buchgesellschaft).

Fergus, T. A. a. K. D. Wu (2010): Is worry a thought control strategy relevant to obsessive-compulsive disorder? *Journal of Anxiety Disorders* 24 (2): 269–27.

Fergus, T.A, D. P. Valentiner, P. B. McGrath a. S. Jencius (2010): Shame- and guilt-proneness: Relationships with anxiety disorder symptoms in a clinical sample. *Journal of Anxiety Disorders* 24 (8): 811–815.

Fialko, L., D. Bolton a. S. Perrin (2012): Applicability of a cognitive model of worry to children and adolescents. *Behaviour Research and Therapy* 50 (5): 341–349.

Field, A. P., S. Cartwright-Hatton, S. Reynolds a. C. Creswell (2008): Future directions for child anxiety theory and treatment. *Cognition and Emotion* 22 (3): 385–394.

Fisher, P. L. (2009): Obsessive compulsive disorder: A comparison of CBT and the metacognitive approach. *International Journal of Cognitive Therapy* 2 (2): 107–122.

Fite, P. J., L. Stoppelbein, L. Greening a. T. M. Preddy (2011): Associations between relational aggression, depression, and suicidal ideation in a child psychiatric inpatient sample. *Child Psychiatry and Human Development* 42 (6): 666–678.

Flores, P. J. (2004): Addiction as an attachment disorder. Northvale, NJ (Aronson).

Foerster, H. von (1987): Entdecken oder Erfinden – Wie läßt sich Verstehen verstehen? In: W. Rotthaus (Hrsg.): Erziehung und Therapie in systemischer Sicht. Dortmund (Modernes Leben), S. 22–58.

Foerster, H. von (1993): Wissen und Gewissen. Versuch einer Brücke. Frankfurt a. M. (Suhrkamp).

Fonagy, P., G. Gergely, E. Jurist u. M. Target (2002): Affektregulierung, Mentalisierung und die Entwicklung des Selbst. Stuttgart (Klett-Cotta).

Fontaine, N. M., F. V. Rijsdijk, E. J. McCrory a. E. Viding (2010): Etiology of different developmental trajectories of callous-unemotional traits. *Journal of the American Academy of Child & Adolescent Psychiatry* 49 (7): 656–664.

Forkmann, T., E. Brähler, S. Gauggel a. H. Glaesmer (2012): Prevalence of suicidal ideation and related risk factors in the German general population. *Journal of Nervous and Mental Disease* 200 (5): 401–405.

Förstl, H. (2009): Neuro-Enhancement. Gehirndoping. *Nervenarzt* 80 (7): 840–846.

Foster, K. R. a. H. Kokko (2009): The evolution of superstitious and superstition-like behaviour. *Proceedings of the Royal Society B (Biological Sciences)* 276 (1654): 31–37.

Franck, E., R. De Raedt, M. Dereu a. D. van den Abbeele (2007): Implicit and explicit self-esteem in currently depressed individuals with and without suicidal ideation. *Journal of Behavior Therapy and Experimental Psychiatry* 38 (1): 75–85.

Frank, S. u. H. Weiß (Hrsg.) (2007): Projektive Identifizierung. Ein Schlüsselkonzept der psychoanalytischen Therapie. Stuttgart (Klett-Cotta).

Franke, A. G. u. K. Lieb (2010): Pharmakologisches Neuroenhancement und »Hirndoping«. *Bundesgesundheitsblatt – Gesundheitsforschung – Gesundheitsschutz* 53 (8): 853–860.

Freedland, K. E. et al. (2009): What's in a name? Psychosomatic medicine and biobehavioral medicine. *Psychosomatic Medicine* 71 (1): 1–4.

Freeman, R. D. et al. (2009): Coprophenomena in Tourette syndrome. *Developmental Medicine & Child Neurology* 51 (3): 218-227.

Freud, S. (1975): Trauer und Melancholie. [1917.] Studienausgabe III. Frankfurt a. M. (Fischer), S. 193–212.

Freud, S. (1999): Briefe an Wilhelm Fließ, 1887–1904. Frankfurt a. M. (S. Fischer), 2. Aufl.

Freud, S. (2006a): Das Unbehagen in der Kultur. [1930.] Gesammelte Werke. Bd. XIV. Frankfurt a. M. (Fischer), 7. Aufl., S. 3–12.

Freud, S. (2006b): Die Abwehr-Neuropsychosen. [1894.] In: Gesammelte Werke. Bd. I. Frankfurt a. M. (Fischer), 7. Aufl., S. 57–74.

Freud, S. (2006c): Eine Schwierigkeit der Psychoanalyse. [1917.] Gesammelte Werke. Bd. XII. Frankfurt a. M. (Fischer), 7. Aufl., S. 3–12.

Frevert, U. (1995): Ehrenmänner: Das Duell in der bürgerlichen Gesellschaft. München (DTV).

Frick, P. J. (2009): Extending the construct of psychopathy to youth: Implications for understanding, diagnosing, and treating antisocial children and adolescents. *Canadian Journal of Psychiatry* 54 (12): 803–812.

Frick, P. J. a. E. Viding (2009): Antisocial behavior from a developmental psychopathology perspective. *Development and Psychopathology* 21 (4): 1095–1109.

Frieling, H., K. G. Kahl, T. Hillemacher u. S. Bleich (2012): Epigenetische Veränderungen bei affektiven Störungen. *Nervenheilkunde* 20 (5): 321–324.

Frischenschlager, O. (2008): Das Affektgeschehen als Schaltstelle zwischen psychischer und psychosomatischer Symptomatik. *Psychotherapie Forum* 16 (1): 31–38.

Fuchs, P. (1995): Die Umschrift. Zwei kommunikationstheoretische Studien: »Japanische Kommunikation« und »Autismus«. Frankfurt a. M. (Suhrkamp).

Fuchs, P. (1997): Adressabilität als Grundbegriff der soziologischen Systemtheorie. *Soziale Systeme* 3 (1): 57–79.

Fuchs, P. (1999): Liebe, Sex und solche Sachen. Konstanz (Universitätsverlag Konstanz).

Fuchs, P. (2004a): Der Sinn der Beobachtung. Weilerswist (Velbrück).

Fuchs, P. (2004b): Die konditionierte Koproduktion von Kommunikation und Bewußtsein. In: M.-C. Fuchs (Hrsg.): Theorie als Lehrgedicht. Systemtheoretische Essays. Bielefeld (Transcript), S. 95–119.

Fuchs, P. (2005): Die Form des Körpers. In: M. Schroer (Hrsg.): Soziologie des Körpers. Frankfurt a. M. (Suhrkamp), S. 48–72.

Fuchs, P. (2008): Prävention – Zur Mythologie und Realität einer paradoxen Zuvorkommenheit. In: W. Vogd u. I. Saake (Hrsg.): Moderne Mythen der Medizin. Studien zur organisierten Krankenbehandlung. Wiesbaden (Verlag für Sozialwissenschaften), S. 363–378.

Fuchs, P. (2010): Das System SELBST: Eine Studie zur Frage: Wer liebt wen, wenn jemand sagt: »Ich liebe Dich!«? Weilerswist (Velbrück).

Fuchs, P. (2012): Gefühl. In: J. V. Wirth u. H. Kleve (Hrsg.): Lexikon des systemischen Arbeitens. Grundbegriffe der sytemischen Praxis, Methodik und Theorie. Heidelberg (Carl-Auer), S. 128–132.

Fullana, M. A., D. Mataix-Cols, A. Caspi, H. Harrington, J. R. Grisham, T. E. Moffitt a. R. Poulton (2009): Obsessions and compulsions in the community: Prevalence, interference, help-Seeking, developmental stability, and co-occurring psychiatric conditions. *American Journal of Psychiatry* 166 (3): 329–336.

Futh, A., L. M. Simonds a. N. Micalic (2012): Obsessive-compulsive disorder in children and adolescents: Parental understanding, accommodation, coping, and distress. *Journal of Anxiety Disorders* 26 (5): 624–632.

G

Galert, T., J. C. Bublitz et al. (2009): Das optimierte Gehirn. Ein Memorandum zu Chancen und Risiken des Neuroenhancements. *Gehirn & Geist* 11: 40–48.

Gangemi, A., F. Mancini a. M. van den Hout (2012): Behavior as information: »If I avoid, then there must be a danger.« *Journal of Behavior Therapy and Experimental Psychiatry* 43 (4): 1032–1038.

Ganos, C., U. Kahl, O. Schunke, S. Kühn, P. Haggard, C. Gerloff, V. Roessner, G. Thomalla a. A. Münchau (2012): Are premonitory urges a prerequisite of tic inhibition in Gilles de la Tourette syndrome? *Journal of Neurology, Neurosurgery, and Psychiatry* 83 (10): 975–978.

Gathje, R. A., L. J. Lewandowski a. M. Gordon (2008): The role of impairment in the diagnosis of ADHD. *Journal of Attention Disorders* 11 (5): 529–537.

Gatti, U., R. E. Tremblay a. F. Vitaro (2009): Iatrogenic effect of juvenile justice. *Journal of Child Psychology and Psychiatry* 50 (8): 991–998.

Gerber, J. a. L. Wheeler (2009): On being rejected: A meta-analysis of experimental research on rejection. *Perspectives on Psychological Science* 4 (5): 468–488.

Gere, M. K., M. A. Villabøa, S. Torgersena a. P. C. Kendall (2012): Overprotective parenting and child anxiety: The role of co-occurring child behavior problems. *Journal of Anxiety Disorders* 26 (6): 642–649.

Ghaemi, S. N. (2009): The rise and fall of biopsychosocial model. *British Journal of Psychiatry* 195 (1): 3–4.

Giele, C. L., M. A. van den Hout, I. M. Engelhard, E. C. Dek a. F. K. Hofmeijer (2011): Obsessive-compulsive-like reasoning makes an unlikely catastrophe more credible. *Journal of Behavior Therapy and Experimental Psychiatry* 42 (3): 293–297.

Gilbert, P. (2006): Evolution and depression: Issues and implications. *Psychological Medicine* 36 (3): 287–297.

Glatzel, J. (1990): Melancholie und Wahnsinn. Darmstadt (Wissenschaftliche Buchgesellschaft).

Goethe, J. W. von (1973): Die Leiden des jungen Werther. Frankfurt a. M. (Insel).

Goethe, J. W. von (1982): Dichtung und Wahrheit. (Hamburger Ausgabe, Bd. 9 u. 10.) München (DTV).

Goethe, J. W. von (2006): Egmont. Ein Trauerspiel in fünf Aufzügen. München (DTV).

Goldstein, R. Z, A. D. Craig, A. Bechara. H. Garavan, A. R. Childress, M. P. Paulus a. N. D. Volkow (2009): The neurocircuitry of impaired insight in drug addiction. *Trends in Cognitive Sciences* 13 (9): 372–380.

Goltz, C. von der u. F. Kiefer(2008): Bedeutung von Lernen und Gedächtnis in der Pathogenese von Suchterkrankungen. *Nervenarzt* 79 (9): 1006–1016.

Gontard, A. von (2011): Elimination disorders: A critical comment on DSM-5 proposals. *European Child and Adolescent Psychiatry* 20 (2): 83–88.

Gotlib, I. H. a. J. Joormann (2010): Cognition and depression: Current status and future directions. *Annual Review of Clinical Psychology* 6: 285–312.

Gould, M. S., T. Greenberg, D. M. Velting a. D. Shaffer (2003): Youth suicide risk and preventive interventions: A review of the past 10 years. *Journal of the American Academy of Child and Adolescent Psychiatry* 42 (4): 386–405.

Grandin, L. D., L. B. Alloa a. L. Y. Abramson (2006): The social zeitgeber theory, circadian rhythms, and mood disorders: Review and evaluation. *Clinical Psychology Review* 26 (6): 689–694.

Grant, J. E., B. L. Odlaug a. S. W. Kim (2010): A clinical comparison of pathologic skin picking and obsessive-compulsive disorder. *Comprehensive Psychiatry* 51 (4): 347–352.

Gray, J. A. (1990): Brain systems that mediate both emotion and cognition. *Cognition and Emotion* 4 (3): 269–288.

Greenough, W. T. (1984): Structural correlates of information storage in the mammalian brain. *Trends in Neuroscience* 7 (7): 229–233.

Greenslit, N. P. a. T. J. Kaptchuk (2012): Antidepressants and advertising: Psychopharmaceuticals in crisis. *Yale Journal of Biology & Medicine* 85 (1): 153–158.

Grisham, J. R., M. A. Fullana, D. Mataix-Cols, T. E. Moffitt, A. Caspi a. R. Poulton (2011): Risk factors prospectively associated with adult obsessive-compulsive symptom dimensions and obsessive-compulsive disorder. *Psychological Medicine* 41 (12): 2495–2506.

Grossmann, K. E. u. K. Grossmann (2003): Bindung und menschliche Entwicklung. John Bowlby, Mary Ainsworth und die Grundlagen der Bindungstheorie. Stuttgart (Klett-Cotta).

Grossmann, K. E., K. Grossmann a. P. Zimmermann (1999): A wider view of attachment and exploration: Stability and change during the years of immaturity. In: J. Cassidy a. P. R. Shaver (eds.): Handbook of attachment. Theory, research, and clinical applications. New York (Guilford), pp. 760–786.

Grupe, D. W. a. J. B. Nitschke (2011): Uncertainty is associated with biased expectancies and heightened responses to aversion. *Emotion* 11 (2): 413–424.

Gugutzer, R. (2005): Der Körper als Identitätsmedium. In: M. Schroer (Hrsg.): Soziologie des Körpers. Frankfurt a. M. (Suhrkamp), S. 323–355.

Guidano, V. F. a. G. Liotti (1983): Cognitive processes and emotional disorders: A structural approach to psychotherapy. New York (Guilford).

H

Habermas, T. (1996): In defense of weight phobia as the central organizing motive in anorexia nervosa: Historical and cultural arguments for a culture-sensitive psychological conception. *International Journal of Eating Disorders* 19 (4): 317–334.

Hafen, M. (2006): Was unterscheidet Prävention von Gesundheitsförderung? In: J. Bauch (Hrsg.): Gesundheit als System. Konstanz (Hartung-Gorre), S. 129–137.

Hagen, E. H. a. J. A. Thomson (2004): Social navigation hypothesis of depression revisited. *Journal of Affect Disorders* 83 (2–3): 285–286.

Hagendorf, H., J. Krummenbacher, H.-J. Müller u. T. Schubert (2011): Wahrnehmung und Aufmerksamkeit. Berlin (Springer).

Haggard, P. (2008): Human volition: Towards a neuroscience of will. *Nature Reviews Neuroscience* 9 (12): 934–946.

Hahn, A. (2001): Aufmerksamkeit. In: A. Assmann u. J. Assmann (Hrsg.): Aufmerksamkeiten. Archäologie der literarischen Kommunikation VII. München (Fink), S. 25–56.

Hahnemann, D. S. (1796): Versuch über ein neues Prinzip zur Auffindung der Heilkräfte der Arzneisubstanzen, nebst einigen Blicken auf die bisherigen. *Hufelands Journal*, II. Band, Drittes Stück: S. 391–439.

Halmi, K. A. (2009): Anorexia nervosa: An increasing problem in children and adolescents. *Dialogues in Clinical Neuroscience* 11 (1): 100–103.

Halvorsen, I. a. S. Heyerdahl (2006): Girls with anorexia nervosa as young adults: Personality, self-esteem, and life satisfaction. *International Journal of Eating Disorders* 39 (4): 285–293.

Hampel, P., F. Petermann u. C. Desman (2009): Exekutive Funktionen bei Jungen mit Aufmerksamkeitsdefizit-/Hyperaktivitätsstörung im Kindesalter. *Kindheit und Entwicklung* 18 (3): 144–152.

Hanania, R. a. L. Smith (2010): Selective attention and attention switching: Towards a unified developmental approach. *Developmental Science* 13 (4): 622–635.

Happé, F. a. U. Frith (1996): Theory of mind and social impairment in children with conduct disorder. *British Journal of Developmental Psychology* 14 (4): 385–398.

Hare, R. D. (1985): Comparison of procedures for the assessment of psychopathy. *Journal of Consulting and Clinical Psychology* 53 (1): 7–16.

Harlow, H. (1958): The nature of love. *American Psychologist* 13 (12): 573–673.

Harrington, A. (1995): Metaphoric connections: Holistic science in the shadow of the Third Reich. *Social Research* 62 (2): 357–385.

Harrison, J. P. a. M. E. Franklin (2012): Pediatric trichotillomania. *Current Psychiatry Reports* 14 (3): 188–196.

Hart, D. a. N. R. Marmorstein (2009): Neighborhoods and genes and everything in between: Understanding adolescent aggression in social and biological contexts. *Development and Psychopathology* 21 (3): 961–973.

Hassler, R. (1980): Brain mechanisms of intention and attention with introductory remarks on other volitional processes. *Progress in Brain Research* 54: 585–614.

Hayes, S. a. C. R. Hirsch (2007): Information processing biases in generalized anxiety disorder. *Psychiatry* 6 (5): 176–182.

Hegerl, U., P. Schonknecht a. R. Mergl (2012): Are antidepressants useful in the treatment of minor depression? A critical update of the current literature. *Current Opinion in Psychiatry* 25 (1): 1–6.

Hell, D. (2004): Welchen Sinn macht Depression? Reinbek bei Hamburg (Rowohlt), 10. Aufl.

Henseler, H. (2000): Narzisstische Krisen: Zur Psychodynamik des Selbstmords. Wiesbaden (Westdeutscher Verlag), 4., akt. Aufl.

Herbert, B. M. a. O. Pollatos (2012): The body in the mind: On the relationshipbetween interoception and embodiment. *Topics in Cognitive Science.* 4 (4): 692–704.

Hermans, D., U. Engelen, L. Grouwels L, E. Joos, J. Lemmens a. G. Pieters (2008): Cognitive confidence in obsessive-compulsive disorder: Distrusting perception, attention, and memory. *Behaviour Research and Therapy* 46 (1): 98–113.

Herrmann-Lingen, C. (2012): Was die Psychosomatische Medizin im Innersten zusammenhält. *Psychotherapie – Psychosomatik – Medizinische Psychologie* 58 (2): 126–141.

Herzog, G. H. (Hrsg) (1995): Heinrich Hoffmann. Leben und Werk in Texten und Bildern. Frankfurt a. M. (Insel).

Hiller, W. (2005): Somatisierung – Konversion – Dissoziation: Verhaltenstherapeutische Therapiestrategien. *Zeitschrift für Psychosomatische Medizin und Psychotherapie* 51 (1): 4–22.

Himle, M. B., D. W. Woods, C. A. Conelea, C. C. Bauer a. K. A. Rice (2007): Investigating the effects of tic suppression on premonitory urge ratings in children and adolescents with Tourette's syndrome. *Behaviour Research and Therapy* 45 (12): 2964–2976.

Hirsch, M. (2010): »Mmein Körper gehört mir ... und ich kann mit ihm machen, was ich will!« Gießen (Psychosozial-Verlag)

Hirschmüller, A. u. M. Bartels (1982): Ein Fall von Gilles de la Tourette-Syndrom mit starken Mutilationstendenzen. *Nervenarzt* 53 (11): 670–673.

Hoeve, M., J. S. Dubas, V. I. Eichelsheim, P. H. van der Laan, W. Smeenk a. J. R. Gerris (2009): The relationship between parenting and delinquency: A meta-analysis. *Journal of Abnormal Child Psychology* 37 (6): 749–775.

Hollander E, J. H. Kwon, D. J. Stein, J. Broatch, C. T. Rowland a. C. A. Himelein (1996): Obsessive-compulsive and spectrum disorders: Overview and quality of life issues. *Journal of Clinical Psychiatry* 53 (1): 3–6.

Homer (2004): Ilias. (Übersetzung v. H. Voß.) 2. Gesang, Vers 211 ff. München (DTV).

Hooge, I. E. de, M. Zeelenberg a. S. M. Breugelmans (2010): Restore and protect motivations following shame. *Cognition and Emotion* 24 (1): 111–127.

Horatius Flaccus, Qu. (2002): Oden und Epoden. (Hrsg. u. übers. v. G. Fink.) Düsseldorf (Artemis & Winkler).

Horwitz, A. V. a. J. C. Wakefield (2007): The loss of sadness. Oxford (Oxford University Press).

Houck, G., J. Kendall, A. Miller, P. Morrell a. G. Wiebe (2011): Self-concept in children and adolescents with attention deficit hyperactivity disorder. *Journal of Pediatric Nursing* 26 (3): 239–247.

Howell, A. N., T. M. Leyro, J. Hogan, J. D. Buckner a. M. J. Zvolensky (2010): Anxiety sensitivity, distress tolerance, and discomfort intolerance in relation to coping and conformity motives for alcohol use and alcohol use problems among young adult drinkers. *Addictive Behaviors* 35 (12): 1144–1147.

Howland, R. H. P. J. Schettler, M. H. Rapaport, D. Mischoulon, T. Schneider, A. Fasiczka, K. Delrahiem, R. Maddux, M. Lightfoot a. A. A. Nierenberg (2008): Clinical features and functioning of patients with minor depression. *Psychotherapy and Psychosomatics* 77 (6): 384–389.

Hoyer, J. u. S. Heidrich (2009): Wann sind Sorgen pathologisch? *Verhaltenstherapie* 19 (1): 33–39.

Hoyt, S. a. D. G. Scherer (1998): Female juvenile delinquency: Misunderstood by the juvenile justice system, neglected by social science. *Law and Human Behavior* 22 (1): 81–107.

Hubbard, J. A., M. D. McAuliffe, M. T. Morrow a. L. J. Romano (2010): Reactive and proactive aggression in childhood and adolescence: Precursors, outcomes, processes, experiences, and measurement. *Journal of Personality* 78 (1): 95–118.

Huemer, J., A. Sagar, K. Alquero, K. Denny, R. J. Shaw u. H. Steiner (2011): Overt and covert aggression in college women with bulimia nervosa. *Zeitschrift für Kinder- und Jugendpsychiatrie und Psychotherapie* 39 (6): 409–415.

Hurtig, T., H. Ebeling, A. Taanila, J. Miettunen, S. L. Smalley, J. J. McGough, S. K. Loo, M. R. Järvelin a. I. K. Moilanen (2007): ADHD symptoms and subtypes: Relationship between childhood and adolescent symptoms. *Journal of the American Academy of Child and Adolescent Psychiatry* 46 (12): 1605–1613.

Hussong, A. M. (2011): The contributions of developmental science to the study of substance use and disorder: Introduction. *Child Development Perspectives* 5 (4): 219–222.

J

Jacobi, C., U. Völker, M. T. Trockel a. C. B. Taylor (2012): Effects of an internet-based intervention for subthreshold eating disorders: A randomized controlled trial. *Behaviour Research and Therapy* 50 (2): 93–99.

James, W. (1890): The principles of psychology. New York (Dover).

Janowsky, D. S., M. Leff a. R. S. Epstein (1970): Playing the manic game. Interpersonal maneuvers of the acutely manic patient. *Archives of General Psychiatry* 22 (3): 252–261.

Jans, T., S. Keiker u. A. Warnke (2008): Multimodale Therapie der Aufmerksamkeitsdefizit/Hyperaktivitätsstörung im Kindesalter. *Nervenarzt* 76 (7): 791–800.

Janssen, P. L. u. U. Ehlert (2003): Vom Verhältnis zwischen Psychosomatik und Verhaltensmedizin. *Psychotherapeut* 48 (5): 301–302.

Jantzer, V., J. Haffner, P. Parzer u. F. Resch (2012): Opfer von Bullying in der Schule. *Kindheit und Entwicklung* 21 (1): 40–46.

Janzarik, W. (1982: Skatophile Phantasien in der Vorpubertät und die Lehre von den Stadien der sexuellen Entwicklung. *Nervenarzt* 53 (1): 25–32.

Javdani, S., N. Sadeh a. E. Verona (2011): Expanding our lens: Female pathways to antisocial behavior in adolescence and adulthood. *Clinical Psychology Review* 31 (8): 1324–1348.

Johnson, S. L., R. Morriss, J. Scott, E. Paykel, P. Kinderman, R. Kolamunnage-Dona a. R. P. Bentall (2011): Depressive and manic symptoms are not opposite poles in bipolar disorder. *Acta Psychiatrica Scandinavica* 123 (3): 206–210.

Joiner, T. E. a. J. Katz (1999): Contagion of depressive symptoms and mood: Meta-analytic review and explanations from cognitive, behavioral, and interpersonal viewpoints. *Clinical Psychology: Science and Practice* 6 (2): 149–164.

Joiner, T. E., J. S. Brown a. L. R. Wingate (2005): The psychology and neurobiology of suicidal behavior. *Annual Review of Psychology* 56: 287–314.

Joormann, J., B. A. Teachman a. I. H. Gotlib (2009): Sadder and less accurate? False memory for negative material in depression. *Journal of Abnormal Psychology* 118 (2): 412–417.

Joos, A. A., E. Cabrillac, A. Hartmann, M. Wirsching u. A. Zeeck (2009): Emotional perception in eating disorders. *International Journal of Eating Disorders* 42 (4): 318–325.

Jouen, F., C. Sann a. M. Molina (2012): Haptic processing in newborns of depressed and nondepressed mothers. *Developmental Psychobiology* 54 (4): 451–459.

K

Kade, J. (1997). Vermittelbar/nicht-vermittelbar: Vermitteln: Aneignen. Im Prozeß der Systembildung des Pädagogischen. In: D. Lenzen u. N. Luhmann (Hrsg.): Bildung und Weiterbildung im Erziehungssystem. Frankfurt a. M. (Suhrkamp), S. 30–70.

Kade, J. (2004): Erziehung als pädagogische Kommunikation. In: D. Lenzen (Hrsg.): Irritationen des Erziehungssystems. Frankfurt a. M. (Suhrkamp), S. 199–232.

Kaempfe, C. K. et al. (2012): Experiential avoidance and anxiety sensitivity in patients with panic disorder and agoraphobia: Do both constructs measure the same? *International Journal of Clinical and Health Psychology* 12 (1): 5–22.

Kaess, M., P. Parzer, J. Haffner, R. Steen, J. Roos, M. Klett, R. Brunner a. F. Resch (2011): Explaining gender differences in non-fatal suicidal behaviour among adolescents: A population-based study. *BMC Public Health* 11: 597.

Kahneman, D. (2012): Schnelles Denken, langsames Denken. München (Siedler).

Kanter, J. W., A. M. Busch, C. E. Weeks a. S. J. Landes (2008): The nature of clinical depression: Symptoms, syndromes, and behavior analysis. *Behavior Analyst* 31 (1): 1–22.

Kapfhammer, H. P. (2001): Somatisierung – somatoforme Störungen – ätiopathogenetische Modelle. *Fortschritte der Neurologie – Psychiatrie* 69 (2): 58 – 77.

Kapusta, N. D., T. Niederkrotenthaler, E. Etzersdorfer, M. Voracek, K. Dervic, E. Jandl-Jager a. G. Sonneck (2009): Influence of psychotherapist density and antidepressant sales on suicide rates. *Acta Psychiatrica Scandinavica* 119 (3): 236–242.

Karagülle, D., C. Donath, E. Gräßel, S. Bleich u. T. Hillemacher (2010): Rauschtrinken bei Jugendlichen und jungen Erwachsenen. *Fortschritte der Neurologie – Psychiatrie* 78 (4): 196–202.

Karim, R. a. P. Chaudhri (2012): Behavioral addictions: An overview. *Journal of Psychoactive Drugs* 44 (1): 5–17.

Kashyap, H., L. F. Fontenelle, E. C. Miguel, Y. A. Ferrão, A. R. Torres, R. G. Shavitt, R. Ferreira-Garcia, M. C. do Rosário a. M. Yücel (2012): »Impulsive compulsivity« in obsessive-compulsive disorder: A phenotypic marker of patients with poor clinical outcome. *Journal of Psychiatric Research* 46 (9): 1146–1152.

Keck, F. S. (2006): Wer hat vor die Therapie die Diagnose gesetzt? *Hessisches Ärzteblatt* 7: 499.

Keller, M. C. a. R. M. Nesse (2005): Is low mood an adaptation? Evidence for subtypes with symptoms that match precipitants. *Journal of Affective Disorders* 86 (1): 27–35.

Keller, P. a. M. El-Sheikh (2010): Children's emotional security and sleep: longitudinal relations and directions of effects. *Journal of Child Psychology and Psychiatry* 52 (1): 64–71.

Kempke, S. a. P. Luyten (2007): Psychodynamic and cognitive-behavioral approaches of obsessive-compulsive disorder: Is it time to work through our ambivalence? *Bulletin of the Menninger Clinic* 71 (4): 291–311.

Kendall, P. C., S. N. Compton, J. T. Walkup, B. Birmaher, A. M. Albano, J. Sherrill, G. Ginsburg, M. Rynn, J. McCracken, E. Gosch, C. Keeton, L. Bergman, D. Sakolsky, C. Suveg, S. Iyengar, J. March a. J. Piacentini (2010): Clinical characteristics of anxiety disordered youth. *Journal of Anxiety Disorders* 24 (3): 360–365.

Kendler, K. S., K. Sundquist, H. Ohlsson, K. Palmér, H. Maes, M. A. Winkleby a. J. Sundquist (2012): Genetic and familial environmental influences on the risk for drug abuse. *Archives of General Psychiatry* 69 (7): 609–697.

Khantzian, E. J. (1997): The self-medication hypothesis of substance use disorders: A reconsideration and recent application. *Harvard Review of Psychiatry* 4 (5): 231–244.

Kirmayer, L. J. a. A. Young (1998): Culture and somatization: Clinical, epidemiological, and ethnographic perspectives. *Psychosomatic Medicine* 60 (4): 420–430.

Klein, G. u. T. Korte (2005): Differentialdiagnose Synkope. *Intensivmedizin* 42 (3): 290–298.

Kloft, L., E. Kischkel, N. Kathmann a. B. Reuter (2011): Evidence for a deficit in volitional action generation in patients with obsessive-compulsive disorder. *Psychophysiology* 48 (6): 755–761.

Klonsky, E. D. (2007): The functions of deliberate self-injury: A review of the evidence. *Clinical Psychology Review* 27 (2): 226–239.

Kneer, G. u. A. Nassehi (2000): Niklas Luhmanns Theorie sozialer Systeme. Eine Einführung. München (Fink), 4. Aufl.

Koch, J. L. A. (1891–1893): Die psychopathischen Minderwertigkeiten. Ravensburg (Maier).

Kochanska, G., R. A. Barry, S. A. Stellern a. J. J. O'Bleness (2009): Early attachment organization moderates the parent-child mutually coercive pathway to children's antisocial conduct. *Child Development* 80 (4): 1288–1300.

Kohn, J. u. G. Esser (2008): ADHS im Jugend- und Erwachsenenalter. *Monatsschrift für Kinderheilkunde* 156 (8): 748–756.

Koivumaa-Honkanen, H. R. Honkanen, M. Koskenvuo a. J. Kaprio (2003): Self-reported happiness in life and suicide in ensuing 20 years. *Social Psychiatry and Psychiatric Epidemiology* 38 (5): 244–248.

Kokkevi, A., C. Richardson, D. Olszewski, J. Matias, K. Monshouwer a. T. Bjarnason (2012): Multiple substance use and self-reported suicide attempts by adolescents in 16 European countries. *European Child and Adolescent Psychiatry* 21 (8):443–450.

Koob, G. F. a. M. J. Kreek (2007): Stress, dysregulation of drug reward pathways, and the transition to drug dependence. *American Journal of Psychiatry* 164 (8): 1149–1159.

Koob, G. F. a. N. D. Volkow (2010): Neurocircuitry of addiction. *Neuropsychopharmacology* 35 (1): 217–238.

Koster, E. H. W. E. de Lissnyder, N. Derakshan a. R. de Raedt (2011): Understanding depressive rumination from a cognitive science perspective: The impaired disengagement hypothesis. *Clinical Psychology Review* 31 (1): 138–145.

Köttgen, C. u. D. Kretzer (1989): »Grenzfälle« – Psychiatrie – Heime. In: U. Gintzel u. R. Schone (Hrsg.): Jugendhilfe und Jugendpsychiatrie – Zwischen Konkurrenz und Kooperation. Münster (Votum), S. 92–118.

Kraus, A. (2007): Der Typus melancholicus als Normopath. In: H. Lang, H. Faller u. M. Schowalter (Hrsg.): Struktur, Persönlichkeit, Persönlichkeitsstörung. Würzburg (Königshausen & Neumann), S. 193–209.

Krause, D. (2005): Luhmann-Lexikon. Eine Einführung in das Gesamtwerk von Niklas Luhmann. Stuttgart (UTB), 4. Aufl.

Krause, R. (1987): Emotionsstörungen. In: K. U. Scherer (Hrsg.): Psychologie der Emotion. Band C/IV/3. (Enzyklopädie der Psychologie.) Göttingen (Hogrefe).

Krause, R., B. Ullrich u. E. Steimer-Krause (1992): Anwendung der Affektforschung auf die psychoanalytisch-psychotherapeutische Praxis. *Forum der Psychoanalyse* 8 (3): 238–253.

Kreitman, N. (1977): Parasuicide. New York (Wiley).

Kristjansson, K. (2009): Medicalised pupils: The case of ADD/ADHD. *Oxford Review of Education* 35 (1): 111–127.

Krohne, H. W. (2010): Psychologie der Angst. Stuttgart (Kohlhammer).

Krueger, R. F. a. K. E. Markon (2006): Understanding psychopathology. *Current Directions in Psychological Science* 15 (3): 113–117.

Krueger, R. F., K. E. Markon, C. J. Patrick, S. D. Benning a. M. D. Kramer (2007): Linking antisocial behavior, substance use, and personality: An integrative quantitative model of the adult externalizing spectrum. *Journal of Abnormal Psychology* 116 (4): 645–666.

Küfner, H. (2010): Epidemiologie des Substanzkonsums und der Suchterkrankungen in Deutschland. *Bundesgesundheitsblatt – Gesundheitsforschung – Gesundheitsschutz* 53 (4): 271–283.

Kuhl, J. (1996): Wille und Freiheitserleben: Formen der Selbststeuerung. In: J. Kuhl u. H. Heckhausen (Hrsg.): Motivation, Volition und Handlung. (Enzyklopädie der Psychologie: Themenbereich C, Bd. 3: Theorie und Forschung.)Göttingen (Hogrefe), S. 665–765.

Kullik, A. u. F. Petermann (2012): Die Rolle der Emotionsdysregulation für die Genese von Angststörungen im Kindes- und Jugendalter. *Zeitschrift für Psychiatrie, Psychologie und Psychotherapie* 60 (3): 165–175.

Kupke, C. (2009): Der Begriff Zeit in der Psychopathologie. Berlin (Parodos).

Kuramoto, S. J., D. A. Brent a. H. C. Wilcox (2009): The impact of parental suicide on child and adolescent offspring. *Suicide and Life-Threatening Behavior* 39 (2): 137–151.

L

Lahey, B. B. a. I.. D. Waldman (2003): A developmental propensity model of the origins of conduct problems during childhood and adolescence. In: B. B. Lahey, T. E. Moffitt a. A. Caspi (eds.): Causes of conduct disorder and serious delinquency. New York (Guilford), pp. 76–117.

Lahey, B. B. a. I. D. Waldman (2012): Annual Research Review: Phenotypic and causal structure of conduct disorder in the broader context of prevalent forms of psychopathology. *Journal of Child Psychology and Psychiatry* 53 (5): 536–557.

Lahmann, C., P. Henningsen, M. Noll-Hussong u. A. Dinkel (2010): Somatoforme Störungen. *Psychotherapie, Psychosomatik, Medizinische Psychologie* 60 (6): 227–236.

Langlitz, N. (2010): Das Gehirn ist kein Muskel. *Frankfurter Allgemeine Zeitung,* 11.1.2010.

Lansky, M. R. (2008): Beobachtungen zur Dynamik der Einschüchterung: Spaltung und projektive Identifizierung als Abwehrmanöver gegen Scham. *Psyche* 62 (9): 929–961.

Laposa, J. M. a. N. A. Rector (2009): Cognitive bias to symptom and obsessive belief threat cues in obsessive-compulsive disorder. *Journal of Nervous and Mental Disease* 197 (8): 599–605.

Larsson, H., R. Dilshad, P. Lichtenstein a. E. D. Barker (2011): Developmental trajectories of DSM-IV symptoms of attention-deficit/hyperactivity disorder: Genetic effects, family risk, and associated psychopathology. *Journal of Child Psychology and Psychiatry* 52 (9): 954–963.

Lauter, H. (1962): Die anankastische Depression. *Archiv für Psychiatrie und Zeitschrift für die gesamte Neurologie* 203 (4): 433–451.

Le Moal, M. (2009): Drug abuse: Vulnerability and transition to addiction. *Pharmacopsychiatry* 42 (Suppl. 1): 42–55.

Leckman, J. F., M. B. Bloch, L. Scahill a. R. A. King (2006): Tourette syndrome: The self under siege. *Journal of Child Neurology* 21 (8): 642–649.

Lehmkuhl, G. (2006): Entwicklung von Persönlichkeitsmerkmalen und Persönlichkeitsstörungen im Kindes- und Jugendalter. In: A. Remmel, O. F. Kernberg, W. Vollmoeller u. B. Strauss (Hrsg.): Handbuch Körper und Persönlichkeit. Stuttgart (Schattauer), S. 91–101.

Lewin, A. B., S. Chang, J. McCracken, M. McQueen a. J. Piacentini (2010): Comparison of clinical features among youth with tic disorders, obsessive-compulsive disorder (OCD), and both conditions. *Psychiatry Research* 178 (2): 317–322.

Lewin, K. (1951): Problems in social psychology. In: D. Cartwright (ed.): Field theory in social science: Selected theoretical papers by Kurt Lewin. New York (Harper & Row).

Lewis, S. P., N. J. Heath a. J. M. Duggan (2012): Non-suicidal self-injury, youth, and the Internet: What mental health professionals need to know. *Child and Adolescent Psychiatry and Mental Health* 6 (1): 13.

Lipton, M. G., C. R. Brewin, S. Linke a. J. Halperin (2010): Distinguishing features of intrusive images in obsessive-compulsive disorder. *Journal of Anxiety Disorders* 24 (8): 816–822.

Lloyd-Richardson, E. E., N. Perrine, L. Dierker a. M. L. Kelley (2007): Characteristics and functions of non-suicidal self-injury in a community sample of adolescents. *Psychological Medicine* 37 (8): 1183–1192.

Loeber, R., D. P. Farrington, M. Stouthamer-Loeber, M. a. W. B. van Kammen (1998): Antisocial behavior and mental health problems. Mahwah, NJ (Erlbaum).

Lombardo, M. V., J. L. Barnes, S. J. Wheelwright a. S. Baron-Cohen (2007): Self-referential cognition and empathy in autism. *PLoS ONE* 2 (9): e883.

Lorenz, K. (1965): Über tierisches und menschliches Verhalten. Aus dem Werdegang der Verhaltenslehre. München (Piper).

Luby, J., A. Belden, J. Sullivan, R. Hayen, A. McCadney a. E. Spitznagel (2009): Shame and guilt in preschool depression: Evidence for elevations in self-conscious emotions in depression as early as age 3. *Journal of Child Psychology and Psychiatry* 50 (9): 1156–1166.

Ludewig, K. (1991): Unruhige Kinder. Eine Übung in epistemischer Konfusion. *Praxis der Kinderpsychologie und Kinderpsychiatrie* 40 (5): 158–166.

Ludlov, C. L., R. J. Polinski, E. D. Caine, C. J. Bassich a. M. H. Ebert (1982): Language and speech abnormalities in Tourette syndrome. In: A. J. Fiedhoff a. T. N. Chase (eds.): Gilles de la Tourette syndrome. New York (Raven), pp. 351–361.

Luhmann, N. (1970): Funktion und Kausalität. In: N. Luhmann: Soziologische Aufklärung 1. Opladen (Westdeutscher Verlag), S. 9–30.
Luhmann, N. (1973): Vertrauen. Stuttgart (Enke), 2. Aufl.
Luhmann, N. (1984): Soziale Systeme. Frankfurt a. M. (Suhrkamp).
Luhmann, N. (1986): Ökologische Kommunikation. Opladen (Westdeutscher Verlag).
Luhmann, N. (1990a): Der medizinische Code. In: N. Luhmann: Soziologische Aufklärung 5: Konstruktivistische Perspektiven. Opladen (Westdeutscher Verlag), S. 183–195.
Luhmann, N. (1990b): Risiko und Gefahr. Soziologische Aufklärung 5: Konstruktivistische Perspektiven. Opladen (Westdeutscher Verlag), S. 131–169.
Luhmann, N. (1990c): Paradigm lost: Über die ethische Reflexion der Moral. Frankfurt a. M. (Suhrkamp).
Luhmann, N. (1991): Soziologie des Risikos. Berlin (de Gruyter).
Luhmann, N. (1995): Die Autopoiesis des Bewußtseins. In: N. Luhmann: Soziologische Aufklärung 6: Die Soziologie und der Mensch. Opladen (Westdeutscher Verlag), S. 55–112.
Luhmann, N. (1997): Die Gesellschaft der Gesellschaft. Frankfurt a. M. (Suhrkamp).
Luhmann, N. (2000): Organisation und Entscheidung. Opladen (Westdeutscher Verlag).
Luhmann, N. (2002): Einführung in die Systemtheorie. Darmstadt (Wissenschaftliche Buchgesellschaft).
Luhmann, N. (2008a): Liebe. Eine Übung. Frankfurt a. M. (Suhrkamp).
Luhmann, N. (2008b): Verständigung über Risiken und Gefahren. In: N. Luhmann: Die Moral der Gesellschaft. (Hrsg. v. D. Horster.) Frankfurt a. M. (Suhrkamp), S. 348–361.
Luhmann, N. u. K. E. Schorr (1982): Personale Identität und Möglichkeiten der Erziehung. In: N. Luhmann u. K. E. Schorr (Hrsg.): Zwischen Technologie und Selbstreferenz. Frankfurt a. M. (Suhrkamp), S. 224–260.
Luyten, P., S. J. Blatt, B. van Houdenhove a. J. Corveleyn (2006): Depression research and treatment: Are we skating to where the puck is going to be? Clinical Psychology Review 26 (8): 985–999.
Lynne-Landsman, S. D., C. P. Bradshaw a. N. S. Ialongo (2010): Testing a developmental cascade model of adolescent substance use trajectories and young adult adjustment. Development and Psychopathology 22 (4): 933–948.

M

Mahler, M. S. (1942): Pseudo-imbecility: A magic cap of invincibility. Psychoanalytic Quarterly 11: 149–164.
Main, M. (1991): Metacognitive knowledge, metacognitive monitoring, and singular (coherent) vs. multiple (incoherent) models of attachment. In: C. M. Parkes a. J. Stevenson-Hinde (eds.): Attachment across the life cycle. London (Routledge), pp. 127–159.
Manassis, K., S. Bradley, S. Goldberg, J. Hood a. R. P. Swinson (1994): Attachment in mothers with anxiety disorders and their children. Journal of the American Academy of Child and Adolescent Psychiatry 33 (8): 1106–1113.
Mancuso, S. G., N. P. Knoesen a. D. J. Castle (2010): Delusional versus nondelusional body dysmorphic disorder. Comprehensive Psychiatry 51 (2): 177–182.
Marchesi, C., P. Ampollini, C. DePanfilis a. C. Maggini (2008): Temperament features in adolescents with ego-syntonic or ego-dystonic obsessive-compulsive symptoms. European Child & Adolescent Psychiatry 17 (6): 392–396.

Marco, R. (2009): Delay and reward choice in ADHD: An experimental test of the role of delay aversion. *Neuropsychology* 23 (3): 367–380.

Marcus, D. a. M. Wiener (1989): Anorexia nervosa reconceptualized from a psychosocial transactional perspective. *American Journal of Orthopsychiatry* 59 (3): 346–354.

Margraf, J., J. Siegrist u. S. Neumer. (Hrsg.) (1998): Gesundheits- oder Krankheitstheorie? Berlin (Springer).

Marková, I. S. a. G. E. Berrios (2012): Epistemology of psychiatry. *Psychopathology* 45 (4): 220–227.

Martel, M. M. (2009): Research Review: A new perspective on attention-deficit/hyperactivity disorder: Emotion dysregulation and trait models. *Journal of Child Psychology and Psychiatry* 50 (9): 1042–1051.

Martin, A. a. W. Rief (2011): Relevance of cognitive and behavioral factors in medically unexplained syndromes and somatoform disorders. *Psychiatric Clinic of North America* 34 (3): 565–578.

Martindale, C. (1977): Syntactic and semantic correlates of verbal tics in Gilles de la Tourette's syndrome: A quantitative study. *Brain and Language* 4 (2): 231–247.

Marttunen, M. J., H. M. Aro a. J. K. Lönnqvist (1992): Adolescent suicide: Endpoint of long-term difficulties. *Journal of the American Academy of Child and Adolescent Psychiatry* 31 (4): 649–654.

Marty, P., M. de M'Uzan (1978): Das operative Denken (»pensée opératoire«). *Psyche* 32 (10): 974–984.

Marzuk, P. M., K. Tardiff, A. C. Leon, C. S. Hirsch, L. Portera, N. Hartwell a. M. I. Iqbal (1997): Lower risk of suicide during pregnancy. *American Journal of Psychiatry* 154 (1): 122–123.

Mataix-Cols, D. a. A. Pertusa (2012): Annual Research Review: Hoarding disorder: potential benefits and pitfalls of a new mental disorder. *Journal of Child Psychology and Psychiatry* 53 (5): 608–618.

Mathew, A. R., J. W. Pettit, P. M. Lewinsohn, J. R. Seeley a. R. E. Roberts (2011): Co-morbidity between major depressive disorder and anxiety disorders: Shared etiology or direct causation? *Psychological Medicine* 41 (10): 2023–2034.

Maunsell, J. H. R. (2004): Neuronal representations of cognitive state: Reward or attention? *Trends in Cognitive Sciences* 8 (6): 261–265.

McEvoy, P. M. a. A. E. J. Mahoney (2011): Achieving certainty about the structure of intolerance of uncertainty in a treatment-seeking sample with anxiety and depression. *Journal of Anxiety Disorders* 25 (1):112–122.

McLoughlin, G., A. Ronald, J. Kuntsi, P. Asherson a. R. Plomin (2007): Genetic support for the dual nature of attention deficit hyperactivity disorder: Substantial genetic overlap between the inattentive and hyperactive-impulsive components. *Journal of Abnormal Child Psychology* 35 (6): 999–1008.

Mehler-Wex, C. u. M. Kölch (2008): Depressive Störungen im Kindes- und Jugendalter. *Deutsches Ärzteblatt* 105 (9): 149–155

Mentzos, S. (1982): Neurotische Konfliktverarbeitung. München (Kindler).

Mentzos, S. (1984); Angstneurose: Konvergierende Betrachtungen, theoretische Konzepte und der Versuch der Überwindung therapeutisch-technischer Schwierigkeiten. In: S. Mentzos (Hrsg.): Angstneurose. Frankfurt a. M. (Fischer), S. 136–147.

Mentzos, S. (1995): Depression und Manie. Göttingen (Vandenhoeck & Ruprecht).

Mentzos, S. (2000): Angst, Zwang und Wahn als Modi der Konfliktverarbeitung. In: H. Faller u. H. Weiß (Hrsg.): Angst, Zwang und Wahn. Würzburg (Königshausen & Neumann), S. 20–27.

Mentzos, S. (2009): Lehrbuch der Psychodynamik. Die Funktion der Dysfunktionalität psychischer Störungen. Göttingen (Vandenhoeck & Ruprecht).

Mesman, J., M. H. van IJzendoorn a. M. J. Bakermans-Kranenburg (2009): The many faces of the still-facep aradigm: A review and meta-analysis. *Developmental Review* 29 (2): 120–162.

Metzinger, T. K. (2012): Zehn Jahre Neuroethik des pharmazeutischen kognitiven Enhancements – Aktuelle Probleme und Handlungsrichtlinien für die Praxis. *Fortschritte der Neurologie – Psychiatrie* 80 (1): 36–43.

Mian, N. D., L. Wainwright, M. J. Briggs-Gowan a. A. S. Carter (2011): An ecological risk model for early childhood anxiety: The importance of early child symptoms and temperament. *Journal of Abnormal Child Psychology* 39 (4): 501–512.

Minuchin, S., B. L. Rosman a. L. Baker (1981): Psychosomatische Krankheiten in der Familie. Stuttgart (Klett-Cotta).

Moffitt, T. E. (1993): Adolescence-limited and life-course persistent antisocial behavior: A developmental taxonomy. *Psychological Review* 100 (4): 674–701.

Moffitt, T. E. a. A. Caspi (2001): Childhood predictors differentiate life-course persistent and adolescence-limited antisocial pathways among males and females. *Development and Psychopathology* 13 (2): 355–375.

Moller, C. I., R. J. Tait a. D. G. Byrne (in prep.): Deliberate self-harm, substance use and negative affect in non-clinical samples: A systematic review. *Substance Abuse*.

Moncrieff, J. a. S. Timimi (2010): Is ADHD a valid diagnosis in adults? No. *British Medical Journal* 340: c547.

Monroe, S. M. a. K. L. Harkness (2005): Life Stress, the »Kindling« hypothesis, and the recurrence of depression: Considerations from a life stress perspective. *Psychological Review* 112 (2): 417–445.

Monroe, S. M. a. M. W. Reid (2009): Life stress and major depression. *Current Directions in Psychological Science* 18 (2): 68–72.

Moreno, C., G. Laje, H. Jiang, A. B. Schmidt a. M. Olfson (2007): National trends in the outpatient diagnosis and treatment of bipolar disorder in youth. *Archives of General Psychiatry* 64 (9): 1032–1039.

Moretto, G., P. Schwingenschuh, P. Katschnig, K. P. Bhatia a. P. Haggard (2011): Delayed experience of volition in Gilles de la Tourette syndrome. *Journal of Neurology, Neurosurgery, and Psychiatry* 82 (12): 1324–1327.

Moritz, S., M. J. Peters, F. Larøi a. T. M. Lincoln (2010): Metacognitive beliefs in obsessive-compulsive patients: A comparison with healthy and schizophrenia participants. *Cognitive Neuropsychiatry* 15 (6): 531–548.

Moritz, S., S. Kempke, P. Luyten, S. Randjariet a. L. Jelinek (2011): Was Freud partly right on obsessive-compulsive disorder (OCD)? Investigation of latent aggression in OCD. *Psychiatry Research* 187 (1–2): 180–184.

Moscovitch, D. A., T. L. Rodebaugh a. B. D. Hesch (2012): How awkward! Social anxiety and the perceived consequences of social blunders. *Behaviour Research and Therapy* 50 (2): 142–149.

Moulding, R. a. M. Kyrios (2006): Anxiety disorders and control related beliefs: The exemplar of obsessive-compulsive disorder (OCD). *Clinical Psychology Review* 26 (5): 573–583.

Mrug, S. a. M. Windle (2010): Prospective effects of violence exposure across multiple contexts on early adolescents' internalizing and externalizing problems. *Journal of Child Psychology and Psychiatry* 51 (8): 953–961.

Mueller, E. M., J. Nguyen, W. J. Ray a. T. D. Borkovec (2010): Future-oriented decision-making in generalized anxiety disorder. *Journal of Behavior Therapy and Experimental Psychiatry* 41 (2): 165–171.

Mueller, S. C., M. G. Hardin, K. Mogg, B. P. Benson, M. L. Reinholdt-Dunne, S. P Liversedge, D. S. Pine a. M. Ernst (2012): The influence of emotional stimuli on attention orienting and inhibitory control in pediatric anxiety. *Journal of Child Psychology and Psychiatry* 53 (8): 856–863.

Müller, A. u. M. de Zwaan (2011): Impulskontrollstörungen und Essstörungen. *Persönlichkeitsstörungen: Theorie und Therapie* 15 (4): 263–268.

Muris, P., E. van der Pennen, R. Sigmond a. B. Mayer (2008): Symptoms of anxiety, depression, and aggression in non-clinical children: Relationships with self-report and performance-based measures of attention and effortful control. *Child Psychiatry and Human Development* 39 (4): 455–467.

Murphy, D. L., K. R. Timpano, M. G. Wheaton, B. D. Greenberg a. E. C. Miguel (2010): Obsessive-compulsive disorder and its related disorders: A reappraisal of obsessive-compulsive spectrum concepts. *Dialogues in Clinical Neurosciences* 12 (2): 131–148.

Murray, L., M. D. Rosnay, J. Pearson, C. Bergeron, E. Schofield a. M. R. Lawson (2008): Intergenerational transmission of social anxiety: The role of social referencing processes in infancy. *Child Development* 79 (4): 1049–1064.

N

Najmi, S., H. Reese, S. Wilhelm, J. Fama, C. Beck a. D. M. Wegner (2010): Learning the futility of the thought suppression enterprise in normal experience and in obsessive compulsive disorder. *Behavioural and Cognitive Psychotherapy* 38 (1): 1–14.

Nakatani, E., G. Krebs, N. Micali, C. Turner, I. Heyman a. D. Mataix-Cols (2011): Children with very early onset obsessive-compulsive disorder: Clinical features and treatment outcome. *Journal of Child Psychology and Psychiatry* 52 (12): 1261–1268.

Nedeljkovic, M., R. Moulding, M. Kyrios a. G. Doron (2009): The relationship of cognitive confidence to OCD symptoms. *Journal of Anxiety Disorders* 23 (4): 463–468.

Neubauer, F., D. Schwoon, B. Gemeinhardt u. B. Dahme (2007): Zur Komorbidität von Sucht und Angst: Ein Vergleich der Psychopathologie bei Alkoholabhängigen mit und ohne Angststörung. *Suchttherapie* 8 (2): 67–73.

Nicholson, E. a. D. Barnes-Holmes (2012): Developing an implicit measure of disgust propensity and disgust sensitivity: Examining the role of implicit disgust propensity and sensitivity in obsessive-compulsive tendencies. *Journal of Behavior Therapy and Experimental Psychiatry* 43 (3): 922–930.

Nigg, J. T. (2006): Temperament and developmental psychopathology. *Journal of Child Psychology and Psychiatry* 47 (3–4): 395–422.

Nitkowski, D. u. F. Petermann (2010): Selbstverletzendes Verhalten und Suizidversuche: Fundierung der Differenzialdiagnostik. *Fortschritte der Neurologie – Psychiatrie* 78 (1): 9–17.

Nock, M. K. (2010): Self-injury. *Annual Review of Clinical Psychology* 6: 339–363.

Nock, M. K. a. M. J. Prinstein (2004): A functional approach to the assessment of self-mutilative behavior. *Journal of Consulting and Clinical Psychology* 72 (5): 885–890.

Nock, M. K., T. E. Joiner, K. H. Gordon, E. Lloyd-Richardson a. M. J. Prinstein (2006): Non-suicidal self-injury among adolescents: Diagnostic correlates and relation to suicide attempts. *Psychiatry Research* 144 (1): 65–72.

Nolen-Hoeksema, S. a. E. Watkins (2011): A heuristic for developing transdiagnostic models of psychopathology: Explaining multifinality and divergent trajectories. *Perspectives on Psychological Science* 6 (6): 589–609.

Nolen-Hoeksema, S., B. E. Wisco a. S. Lyubomirsky (2008): Rethinking rumination. *Perspectives on Psychological Science* 3 (5): 400–424.

Nolte, T., J. Guiney, P. Fonagy, L. C. Mayes a. P. Luyten (2011): Interpersonal stress regulation and the development of anxiety disorders: An attachment-based developmental framework. *Frontiers in Behavioral Neuroscience* 5: 55.

Noyes, R., S. Stuart, D. B. Watson a. D. R. Langbehn (2006): Distinguishing between hypochondriasis and somatization disorder: A review of the existing literature. *Psychotherapy and Psychosomatics* 75 (5): 270–281.

Nützel, J., M. Schmid, L. Goldbeck u. J. M. Fegert (2005): Kinder- und jugendpsychiatrische Versorgung von psychisch belasteten Heimkindern. *Praxis der Kinderpsychologie und Kinderpsychiatrie* 54 (7): 627–644.

O

O'Connor, M. F., D. K. Wellisch, A. L. Stanton, N. I. Eisenberger, M. R. Irwin a. M. D. Lieberman (2008): Craving love? Enduring grief activates brain's reward center. *Neuroimage* 42 (2): 969–672.

O'Shaughnessy, R. a. R. Dallos (2009): Attachment research and eating disorders: A review of the literature. *Clinical Child Psychology and Psychiatry* 14 (4): 559–574.

Oevermann, U. (2008): »Krise und Routine« als analytisches Paradigma in den Sozialwissenschaften. (Abschiedsvorlesung am Institut für Hermeneutische Sozial- und Kulturforschung e. V.) Verfügbar unter: http://www.ihsk.de/publikationen/Ulrich-Oevermann_Abschiedsvorlesung_Universitaet-Frankfurt.pdf [7.12.2012].

Öhman, A. a. S. Mineka (2001): Fears, phobias, and preparedness: Toward an evolved module of fear and fear learning. *Psychological Review* 108 (3): 483–522.

Olbrich, R. (1986): Ein attributionspsychologischer Ansatz zur Erklärung produktiv-psychotischer Symptome. *Fortschritte der Neurologie – Psychiatrie* 54 (12): 402–407.

Olweus, D. (1993): Bullying at school. What we know and what we can do. Oxford (Blackwell).

Orth, U., M. Berkin a. S. Burkhardt (2006): Self-conscious emotions and depression: Rumination explains why shame but not guilt is maladaptive. *Personality and Social Psychology Bulletin* 32 (12): 1608–1619.

Ouimet, A. J., B. Gawronski a. D. J. Dozois (2009): Cognitive vulnerability to anxiety: A review and an integrative model. *Clinical Psychology Review* 29 (6): 459–470.

Ozarin, L. (2001): Moral insanity: A brief history. *Psychiatric News* 36 (10): 21.

P

Pahl, K. M., P. M. Barrett a. M. J. Gullo (2012): Examining potential risk factors for anxiety in early childhood. *Journal of Anxiety Disorders* 26 (2): 311–320.

Panksepp, J. (1998): Affective neuroscience. The foundations of human and animal emotion. New York (Oxford University Press).

Panksepp, J. a. D. Watt (2011): Why does depression hurt? Ancestral primary-process separation-distress (PANIC/GRIEF) and diminished brain reward (SEEKING) processes in the genesis of depressive affect. *Psychiatry* 74 (1): 5–13.

Parry, P. I. a. E. C. Levin (2012): Pediatric bipolar disorder in an era of »mindless psychiatry«. *Journal of Trauma & Dissociation* 13 (1): 51–68.

Paslakis, G., S. Bleich, H. Frieling u. M. Deuschle (2011): Epigenetische Mechanismen der Depression. *Nervenarzt* 82 (11): 1431–1439.

Patterson, G. R. (1982): Coercive family process. Eugene (Castalia).

Patterson, G. R. (1996): Some characteristics of a developmental theory for early-onset delinquency. In: M. F. Lenzenweger a. J. J. Haugaard (eds.): Frontiers of developmental psychopathology. New York (Oxford University Press), pp. 81–124.

Patterson, G. R., D. S. DeGarmo a. N. Knutson (2000): Hyperactive and antisocial behaviors: Comorbid or two points in the same process? *Development and Psychopathology* 12 (1): 91–106.

Peters, U. H. (1990): Wörterbuch der Psychiatrie und medizinischen Psychologie. München (Urban & Schwarzenberg), 4. Aufl.

Phelps, J., J. Angst, J. Katzow a. J. Sadler (2008): Validity and utility of bipolar spectrum models. *Bipolar Disorders* 10 (1): 179–193.

Phillips, D. P. (1974): The influence of suggestion on suicide: Substantive and theoretical implications of the Werther effect. *American Sociological Review* 39 (3): 340–354.

Pieper, A. (2008): Gut und Böse. München (Beck), 3. Aufl.

Pine, A., T. Shiner, B. Seymour a. R. J. Dolan (2010): Dopamine, time, and impulsivity in humans. *Journal of Neuroscience* 30 (28): 8888–8896.

Pine, D. S. a. R. G. Klein (2008): Anxiety disorders. In: M. Rutter, D. Bishop, D. Pine, S. Scott, J. S. Stevenson, E. A. Taylor a. A. Thapar (eds.): Rutter's child and adolescent psychiatry. Oxford (Blackwell), 5. ed., pp. 628–647.

Platt, S. D. (1985): A subculture of parasuicide? *Human Relations* 38 (4): 257–297.

Plener, P. L., G. Libal, F. Keller, J. M. Fegert a. J. J. Muehlenkamp (2009): An international comparison of adolescent non-suicidal self-injury (NSSI) and suicide attempts: Germany and the USA. *Psychological Medicine* 39 (9): 1549–1558.

Plessner, H. (1975): Die Stufen des Organischen und der Mensch. Berlin (de Gruyter), 3. Aufl.

Plutarch: Mulierum virtutes, XI.

Pöhlmann, K. u. P. Joraschky (2006): Körperbild und Körperbildstörungen: Der Körper als gestaltbare Identitätskomponente. *Psychotherapie im Dialog* 7 (2): 191–195.

Polanczyk, G., M. S. de Lima, B. L. Horta, J. Biederman a. L. A. Rohde (2007): The worldwide prevalence of ADHD: A systematic review and metaregression analysis. *American Journal of Psychiatry* 164 (6): 942–948.

Pöldinger, W. (1968): Die Abschätzung der Suizidalität. Bern (Huber).

Pollatos, O., J. Füstös a. H. D. Critchley (2012): On the generalised embodiment of pain: How interoceptive sensitivity modulates cutaneous pain perception. *Pain* 153 (8): 1680–1686.

Price, J. (2009): Darwinian dynamics of depression. *Australian and New Zealand Journal of Psychiatry* 43 (11): 1029–1037.

Prokop, R. (2008): Wie klingt die Systemtheorie? Zu Niklas Luhmanns und anderen mit systemtheoretischen Mitteln operierenden Beobachtungen von Musik und deren Relevanz für die Musiksoziologie. Universität Wien (unveröffentl. Diplomarbeit). Verfügbar unter: http://othes.univie.ac.at/2096/1/2008-10-31_0048934.pdf [3.1.2013].

Pronin, E. a. E. Jacobs (2008): Thought speed, mood, and the experience of mental motion. Perspectives on *Psychological Science* 3 (6): 461–485.

Pryce, C. R., D. Rüedi-Bettschen, A. C. Dettling, A. Weston, H. Russig, B. Ferger a. J. Feldon (2005): Long-term effects of early-life environmental manipulations in rodents and primates: Potential animal models in depression research. *Neuroscience and Biobehavioral Reviews* 29 (4–5): 649–674.

Purper-Ouakil, D., S. Cortese, M. Wohl, V. Aubron, S. Orejarena, G. Michel, M. Asch, M. C. Mouren a. P. Gorwood (2010): Temperament and character dimensions associated with clinical characteristics and treatment outcome in attention-deficit/hyperactivity disorder boys. *Comprehensive Psychiatry* 51 (3): 286–292.

Q

Quint, H. (1974): Einige Probleme der Zwangssyndrome und des Zwangscharakters in der Sicht der Psychoanalyse. In: P. Hahn u. H. Stolze (Hrsg.): Zwangssyndrome und Zwangskrankheit. München (Lehmanns), S. 73–82.

Quint, H. (1988): Die Zwangsneurose aus psychoanalytischer Sicht. Berlin (Springer).

R

Rachman, S. a. P. de Silva (1978): Abnormal and normal obsessions. *Behaviour Research and Therapy* 16 (4): 233–248.

Ralston, S. J. a. M. J. M. Lorenzo (2004): ADORE – Attention-deficit hyperactivity disorder observational research in Europe. *European Child and Adolescent Psychiatry* 13 (Suppl. 1): 36–42.

Rassin, E. a. P. Muris (2006): Abnormal and normal obsessions: A reconsideration. *Behaviour Research and Therapy* 45 (5): 1065–1070.

Ravens-Sieberer, U., N. Wille u. W. Settertobulte (2007): Psychische Gesundheit von Kindern und Jugendlichen in Deutschland. Ergebnisse aus der Bella-Studie im Kinder- und Jugendgesundheitssurvey (KiGGS). *Bundesgesundheitsblatt – Gesundheitsforschung – Gesundheitsschutz* 50 (5–6): 871–878.

Rehberger, R. (2009): Messies – Sucht und Zwang. Stuttgart (Klett-Cotta), 3. Aufl.

Reijntjes, A., S. Thomaes, P. Boelen, M. van der Schoot, B. Orobio de Castro a. M. J. Telch (2011): Delighted when approved by others, to pieces when rejected: Children's social anxiety magnifies the linkage between self- and other-evaluations. *Journal of Child Psychology and Psychiatry* 52 (7): 774–781.

Reimer, C. (1991): Schwierige Patienten und ihre Therapeuten. *Praxis der Psychotherapie und Psychosomatik* 36 (3): 173–181.

Renner, T. J., M. Gerlach, M. Romanos, M. Herrmann, A. Reif, A. J. Fallgatter u. K.-P. Lesch (2008): Neurobiologie des Aufmerksamkeitsdefizit-/Hyperaktivitätssyndroms. *Nervenarzt* 76 (7): 771–781.

Resch, F., A. Karwautz, B. Schuch u. E. Lang (1993): Kann Selbstverletzung als süchtiges Verhalten bei Jugendlichen angesehen werden? *Zeitschrift für Kinder- und Jugendpsychiatrie* 21 (4): 253–259.

Resch, F., P. Parzer, R. Brunner u. BELLA study group (2008): Self-mutilation and suicidal behaviour in children and adolescents: Prevalence and psychosocial correlates: Results of the BELLA study. *European Child Adolescent Psychiatry* 17 (Suppl 1): 92–98.

Ribeiro, S. N., C. Jennen-Steinmetz, M. H. Schmidt a. K. Becker (2008): Nicotine and alcohol use in adolescent psychiatric inpatients: Associations with diagnoses, psychosocial factors, gender, and age. *Nordic Journal of Psychiatry* 62 (4): 315–321

Richter, H.-E. (1970): Patient Familie. Entstehung, Struktur und Therapie von Konflikten in Ehe und Familie. Reinbek bei Hamburg (Rowohlt).

Richter, J. et al. (2012): Dynamics of defensive reactivity in patients with panic disorder and agoraphobia: Implications for the etiology of panic disorder. *Biological Psychiatry* 15 (6): 512–520.

Ridinger, M., S. König, K. Lange u. N. Wodarz (2009): Einfluss unsicherer Bindungs-
stile und ADHS auf Alkoholabhängigkeit. *Nervenarzt* 80 (7): 827–832.

Rief, W. a. M. Isaac (2007): Are somatoform disorders »mental disorders«? A con-
tribution to the current debate. *Current Opinions in Psychiatry* 20 (2): 143–146.

Ringer, F. a. P. M. Crittenden (2007): Eating disorders and attachment: The effects
of hidden family processes on eating disorders. *European Eating Disorders Review*
15 (2): 119–130.

Rischer, A., E. Wieser u. J. Kornhuber (2010): Grübeln und sich Sorgen: Neuere For-
schungsergebnisse und Psychotherapieansätze. *Psychiatrie und Psychotherapie*
up2date 4 (1): 37–52.

Roberts, B. W., J. J. Jackson, J. M. Berger a. U. Trautwein (2009): Conscientiousness
and externalizing psychopathology: Overlap, developmental patterns, and etiology of two related constructs. *Development and Psychopathology* 21 (3): 871–888.

Robertson, M. M. (2012): The Gilles de la Tourette syndrome: The current status.
*Archives of Disease in Childhood: Education and Practice (doi:10.1136/archdis-
child-2011-300585)*. Siehe unter: http://ep.bmj.com/content/early/2012/03/21/
archdischild-2011-300585.short [3.1.2013].

Robinson, T. E. a. K. C. Berridge (2003): Addiction. *Annual Review of Psychology* 54:
25–53.

Robinson, J., J. Sareen, B. J. Cox a. J. Bolton (2009): Self-medication of anxiety disorders with alcohol and drugs: Results from a nationally representative sample.
Journal of Anxiety Disorders 23 (1): 38–45.

Rohde-Dachser, C. (2007): Im Dienste der Schönheit. Zur Psychodynamik schön-
heitschirurgischer Körperinszenierungen. *Psyche* 61 (2): 97–124.

Rosa, H. (2011): Beschleunigung und Depression – Überlegungen zum Zeitverhältnis
der Moderne. *Psyche* 65 (11): 1041–1060.

Rosen, P. M. a. B. W. Walsh (1989): Patterns of contagion in self-mutilation epidemics.
American Journal of Psychiatry 146 (5): 656–658.

Rosner, R. u. B. Wagner (2009: Komplizierte Trauer. In: A. Maercker (Hrsg.):
Posttraumatische Belastungsstörungen. Heidelberg (Springer), 3. Aufl., S.
441–456.

Rossa, B. u. A. Breull (2004): Somatoforme Störungen in der Allgemeinmedizin.
Zeitschrift für Allgemeinmedizin 80 (7): S. 282–288.

Rosta, J. u. M. V. Singer (2008): Über die Kunst des rechten Alkoholgenusses – Eine
kleine Kulturgeschichte des Alkohols. Aachen (Shaker).

Roth, G. (1994): Das Gehirn und seine Wirklichkeit. Kognitive Neurobiologie und
ihre philosophischen Konsequenzen. Frankfurt a. M. (Suhrkamp).

Rothbart, M. K. a. J. E. Bates (1998): Temperament. In: W. Damon a. N. Eisenberg
(eds.): Handbook of child psychology: Social, emotional, and personality development. New York (Wiley), pp. 105–176.

Rüddel, H., W. Rief u. J. Dimsdale (2012): Löst »CSSD« die somatoformen Störungen
ab? *Psychotherapie im Dialog* 13 (1): 46–48

Rutter, M. a. D. Smith (eds.) (1995): Psychosocial disorders in young people: Time
trends and their causes. Chichester (Wiley).

Rutter, M., C. Beckett, J. Castle, E. Colvert, J. Kreppner a. M. Mehta (2007): Effects
of profound early institutional deprivation: An overview of findings from a UK
longitudinal study of Romanian adoptees. *European Journal of Developmental
Psychology* 4 (3): 332–350.

S

Sabbath, J. C. (1969): The suicidal adolescent – The expendable child. *Journal of the American Academy of Child Psychiatry* 8 (2): 272–285.

Sachsse, U. (1989):»Blut tut gut.« Genese, Psychodynamik und Psychotherapie offener Selbstbeschädigungen der Haut. In: M. Hirsch (Hrsg.): Der eigene Körper als Objekt. Berlin (Springer), S. 94–117.

Sachsse, U. (1994): Selbstverletzendes Verhalten. Göttingen (Vandenhoeck & Ruprecht).

Salemink, E. a. R. E. Wiers (2012): Adolescent threat-related interpretive bias and its modification: The moderating role of regulatory control. *Behaviour Research and Therapy* 50 (1): 40–46.

Salkovskis, P. M. (1985): Obsessional-compulsive problems: A cognitive-behavioral analysis. *Behaviour Research and Therapy* 23 (5): 571–583.

Salkovskis, P. M., S. Thorpe, K. Wahl, A. Wroe a. E. Forrester (2003): Neutralizing increases discomfort associated with obsessional thoughts: An experimental study with obsessional patients. *Journal of Abnormal Psychology* 112 (4): 709–715.

Sameroff, A. J. (2009): The transactional model of development: How children and contexts shape each other. Washington, DC (American Psychological Association).

Sandler, J. a. W. G. Joffe (1980): Zur Depression im Kindesalter. *Psyche* 34 (5): 413–429.

Sartorius, N. (2002): Iatrogenic stigma of mental illness. *British Journal of Medicine* 324 (7352): 1470–1471.

Sato, A. (2009): Both motor prediction and conceptual congruency between preview and action-effect contribute to explicit judgment of agency. *Cognition* 110 (1): 74–83.

Schäfer, R. U. u. M. Franz (2009): Alexithymie – Ein aktuelles Update aus klinischer, neurophysiologischer und entwicklungspsychologischer Sicht. *Zeitschrift für Psychosomatische Medizin und Psychotherapie* 55 (4): 328–353.

Scheifele, M., A. Warnke u. M. Gerlach (2009): Stimmungsstabilisatoren. In: M. Gerlach, A. Warnke, C. Mehler-Wex, S. Walitza u. C. Wewetzer (Hrsg.): Neuro-Psychopharmaka im Kindes- und Jugendalter. Wien (Springer), 2. Aufl., S. 319–329.

Scheithauer, H. u. F. Petermann (2010): Entwicklungsmodelle aggressiv-dissozialen Verhaltens und ihr Nutzen für Prävention und Behandlung. *Kindheit und Entwicklung* 19 (4): 209–217.

Schlack, H.-G. (2004): ADHS: Eine soziogene Epidemie? *Kinderärztliche Praxis* (Sonderheft »ADHS«): 6–9.

Schlack, R., H. Hölling, B.-M. Kurth u. M. Huss (2007): Die Prävalenz der Aufmerksamkeitsdefizit-/Hyperaktivitätsstörung (ADHS) bei Kindern und Jugendlichen in Deutschland. *Bundesgesundheitsblatt – Gesundheitsforschung – Gesundheitsschutz* 50 (6): 827–835.

Schlander, M., G.-E. Trott u. O. Schwarz (2010): Gesundheitsökonomie der Aufmerksamkeitsdefizit-/Hyperaktivitätsstörung in Deutschland. Teil 1: Versorgungsepidemiologie und Krankheitskosten. *Nervenarzt* 81 (3): 289–300.

Schleiffer, R. (1988a): Zur Indikation einer Psychotherapie bei atopischer Dermatitis im Kindesalter. *Aktuelle Dermatologie* 14 (1): 17–20.

Schleiffer, R. (1988b): Sinngenerierung als Bewältigungsstrategie. Ein systemtheoretischer Versuch zur Psychopathologie komplexer Tic-Syndrome. *Acta Paedopsychiatrica* 51 (2): 80–89.

Schleiffer, R. (1995): Zur Unterscheidung von (Sonder)erziehung und (Psycho)therapie. *Sonderpädagogik* 25 (4): 193–204.

Schleiffer, R. (1996): Rechtsradikales Handeln Jugendlicher. *Neue Praxis* 26 (6): 519–528.

Schleiffer, R. (1999): Psychotherapie und Erziehungshilfe. Ein systemtheoretischer Versuch. In: S. Rolus-Borgward u. U. Tänzer (Hrsg.): Erziehungshilfe bei Verhaltensstörungen: Pädagogisch-therapeutische Erklärungs- und Handlungsansätze. Oldenburg (Didaktisches Zentrum der Universität), S. 115–126.

Schleiffer, R. (2008): Konsequenzen desorganisierter Bindungsmuster für Pädagogik und Therapie. In: Arbeitskreis der Therapeutischen Jugendwohngruppen Berlin (Hrsg.): Das therapeutische Milieu als Angebot der Jugendhilfe. Bd. II: Beziehungsangebote, Diagnostik, Interventionen. Berlin (Verlag Allgemeine Jugendberatung), S. 116–135.

Schleiffer, R. (2009): Konsequenzen unsicherer Bindungsqualität: Verhaltensauffälligkeiten und schulische Leistungen. In: H. Julius, B. Gasteiger u. R. Kißgen (Hrsg.): Bedeutung der Bindungstheorie für die therapeutische und pädagogische Arbeit mit verhaltensgestörten Kindern. Göttingen (Hogrefe), S. 39–63.

Schleiffer, R. (2012): Das System der Abweichungen. Eine systemtheoretische Neubegründung der Psychopathologie. Heidelberg (Carl-Auer).

Schlimme, J. E. (2009): Abstinenz als Form der sozialen Kontrolle? Zum Wandel des Abhängigkeitsparadigmas. *Psychiatrie & Psychotherapie* 4 (4): 146–151.

Schmid, M. (2007): Psychische Gesundheit von Heimkindern. Weinheim (Juventa).

Schmidt, S. u. F. Petermann (2008): Entwicklungspsychopathologie der ADHS. *Zeitschrift für Psychiatrie, Psychologie und Psychotherapie* 56 (4): 265–274.

Schmidtke, A. u. H. Häfner (1986): Die Vermittlung von Selbstmordmotivation und Selbstmordhandlung durch fiktive Modelle. Die Folgen der Fernsehserie »Tod eines Schülers«. *Nervenarzt* 57 (9): 502–510.

Schmitz, J., J. Blechert, M. Krämer, J. Asbrand a. B. Tuschen-Caffier (2012): Biased perception and interpretation of bodily anxiety symptoms in childhood social anxiety. *Journal of Clinical Child and Adolescent Psychiatry* 41 (1): 92–102.

Schmoll, D. (2010): Körperdysmorphe Störung. *Fortschritte der Neurologie – Psychiatrie* 78 (7): 394–401.

Schnädelbach, H. (2012): Was Philosophen wissen und was man von ihnen lernen kann. München (Beck).

Schneider, S. et al. (2012): Risk taking and the adolescent reward system: A potential common link to substance abuse. *American Journal of Psychiatry* 169 (1): 39–46.

Schorsch, E., G. Galedary, A. Haag, M. Hauch u. H. Lohse (1985): Perversion als Straftat. Berlin (Springer).

Schott, H. u. R. Tölle (2006): Geschichte der Psychiatrie. Krankheitslehren, Irrwege, Behandlungsformen. München (Beck).

Schreier, A., H.-U. Wittchen, M. Höfler, M. a. R. Lieb (2008): Anxiety disorders in mothers and their children: Prospective longitudinal community study. *British Journal of Psychiatry* 192 (4): 308–309.

Schubert, C. u. G. Schüßler (2009): Psychoneuroimmunologie: Ein Update. *Zeitschrift für Psychosomatische Medizin und Psychotherapie* 55 (1): 3–26.

Schüler-Springorum, M. (2004): Sozialverhaltensstörungen. In: H. Remschmidt (Hrsg.): Praxis der Psychotherapie mit Kindern und Jugendlichen. Köln (Deutscher Ärzte-Verlag), 2. Aufl., S. 96–110.

Schulte-Körne, G. (2012): Depressive Störungen: Deutliche Zunahme in der Pubertät. *pädiatrie hautnah* 24 (13): 208–215.

Schultz-Lampel, D., C. Steuber, P. H. Hoyer, C. J. Bachmann, D. Marschall-Kehrel u. H. Bachmann (2011): Einnässen beim Kind. *Deutsches Ärzteblatt* 108 (37): 613–620.

Schulz, E. u. H. Remschmidt (1999): Einnässen beim Kind. *Deutsches Ärzteblatt* 96 (7): 414–418.

Schulz, N., K. Kroker, A. Mesker u. R. de Jong-Meyer (2007): Zugriff auf positive versus negative Zukunftsereignisse und Erinnerungen bei depressiven Probanden. *Zeitschrift für Klinische Psychologie und Psychotherapie* 36 (4): 243–250.

Schuster, J.-P., F. Limosin, S. Levenstein a. Y. Le Strat (2010): Association between peptic ulcer and personality disorders in a nationally representative US sample. *Psychosomatic Medicine* 72 (9): 941–946.

Schüttauf, K. (2008): Die zwei Gesichter der Scham. *Psyche* 62 (9/10): 840–865.

Schutter, D. J., I. van Bokhoven, L. J. Vanderschuren, J. E. Lochman a. W. Matthys (2011): Risky decision making in substance dependent adolescents with a disruptive behavior disorder. *Journal of Abnormal Child Psychology* 39 (3): 333–339.

Schutters, S. I., M. D. Dominguez, S. Knappe, R. Lieb, J. van Os, K. R. Schruers a. H. U. Wittchen (2011): The association between social phobia, social anxiety cognitions, and paranoid symptoms. *Acta Psychiatrica Scandinavica* 125 (3): 213–227.

Schweitzer, J., S. Beher, K. von Sydow u. R. Retzlaff (2007): Systemische Therapie/ Familientherapie. *Psychotherapeutenjournal* 8 (1): 4–19.

Seidler, E. (2004): »Zappelphilipp« und ADHS: Von der Unart zur Krankheit. *Deutsches Ärzteblatt* 101 (5): A-239–243.

Seiffge-Krenke, I. (2007): Depression bei Kindern und Jugendlichen: Prävalenz, Diagnostik, ätiologische Faktoren, Geschlechtsunterschiede, therapeutische Ansätze. *Praxis der Kinderpsychologie und Kinderpsychiatrie* 56 (3): 185–205.

Seligman, M. E. P. (1972): Learned helplessness. *Annual Review of Medicine* 23: 407–412.

Seneca, L. A. (1832): Ad Lucilium epistulae morales 5, 7. In: L. A. Seneca: Werke. 12 Bändchen (Briefe). 1. Bändchen. Stuttgart (Metzler).

Sergeant J. A., T. Banaschewski, J. Buitelaar, D. Coghill, M. Danckaerts, M. Döpfner, A. Rothenberger, P. Santosh, E. J. Sonuga-Barke, H. C. Steinhausen, E. Taylor a. A. Zuddas (2010): Eunethydis: A statement of the ethical principles governing the relationship between the European group for ADHD guidelines and its members, with commercial for-profit organisations. *European Child Adolescent Psychiatry* 19 (9): 737–739.

Sevecke, K., G. Lehmkuhl, M. K. Krischer (2011): Epidemiologische Daten zu Persönlichkeitsdimensionen der Psychopathy bei Jungen und Mädchen. *Zeitschrift für Kinder- und Jugendpsychiatrie und Psychotherapie* 39 (1): 9–20.

Shaffer, D. a. J. Piacentini (1994): Suicide and attempted suicide. In: M. Rutter, E. Taylor a. L. Hersov (eds.): Child and adolescent psychiatry: Modern approaches. Oxford (Blackwell), pp. 407–424.

Shamir-Essakow, G., J. A. Ungerer a. R. M. Rapee (2005): Attachment, behavioral inhibition, and anxiety in preschool children. *Journal of Abnormal Child Psychology* 33 (2): 131–143.

Shapiro, C. J., B. H. Smith, P. S. Malone a. A. L. Collaro (2010): Natural experiment in deviant peer exposure and youth recidivism. *Journal of Clinical Child & Adolescent Psychology* 39 (2): 242–251.

Sharp, C. (2007): Theory of mind and conduct problems in children: Deficits in reading the »emotions of the eyes«. *Cognition and Emotion* 22 (6): 1149–1158.

Shear, M. K., I. Bjelland, K. Beesdo, A. T. Gloster a. H.-U. Wittchen (2007): Supplementary dimensional assessment in anxiety disorders. *International Journal of Methods in Psychiatric Research* 16 (Suppl. 1): 52–64.

Shepherd, J. P., I. Shepherd, R. G. Newcombe a. D. Farrington (2009): Impact of antisocial lifestyle on health: Chronic disability and death by middle age. *Journal of Public Health* 31 (4): 506–511.

Shiels, K. a. L. W. Hawk (2010): Self-regulation in ADHD: The role of error processing. *Clinical Psychology Review* 30 (8): 951–961.

Shorter, E. (2007): The doctrine of the two depressions in historical perspective. *Acta Psychiatrica Scandinavica* 115 (Suppl. 433): 5–13.

Shoval, G., I. Manor, E. Nahshoni, A. Weizman a. G. Zalsman (2012): Are names of children with attention deficit hyperactivity disorder more »hyperactive«? *Psychopathology* 45 (4): 215–219.

Siegrist, J. (2005): Social reciprocity and health: New scientific evidence and policy implications. *Psychoneuroendocrinology* 30 (10): 1033–1038.

Sifneos, P. E. (1973): The prevalence of »alexithymic« characteristics in psychosomatic patients. *Psychotherapy and Psychosomatics* 22 (2): 255–262.

Silverthorn, P. a. P. J. Frick (1999): Developmental pathways to antisocial behavior: The delayed-onset pathway in girls. *Development and Psychopathology* 11 (1): 101–126.

Simon, F. B. (1990): Meine Psychose, mein Fahrrad und ich. Zur Selbstorganisation der Verrücktheit. Heidelberg (Carl-Auer), 13. Aufl. 2012.

Simon, F. B. (2000): Krankheit und Gesundheit aus systemischer Sicht. In: F. Kröber, A. Hendrischke, S. McDaniel (2000): Familie, System und Gesundheit. Systemische Konzepte für ein soziales Gesundheitswesen. Heidelberg (Carl-Auer),, S. 49–61.

Simon, F. B. (2006): Einführung in Systemtheorie und Konstruktivismus. Heidelberg (Carl-Auer). 5. Aufl. 2011.

Simon, F. B. (2012): Krankheit. In: J. V. Wirth u. H. Kleve (Hrsg.): Lexikon systemischen Arbeitens. Grundbegriffe der systemischen Praxis, Methodik und Theorie. Heidelberg (Carl-Auer), S. 231–233.

Simon, F. B. u. H. Stierlin (1984): Die Sprache der Familientherapie. Ein Vokabular. Stuttgart (Klett-Cotta).

Singh, I. (2008): Beyond polemics: Science and ethics of ADHD. *Nature Reviews Neuroscience* 9 (12): 957–964.

Singh, I. a. K. J. Kelleher (2010): Neuroenhancement in young people: Proposal for research, policy, and clinical management. *AJOB Neuroscience* 1 (1): 3–16.

Skardhamar, T. (2009): Reconsidering the theory on adolescent-limited and life-course persistent anti-social behaviour. *British Journal of Criminology* 49 (6): 863–878.

Slaby, J. (2010): Steps towards a critical neuroscience. *Phenomenology and the Cognitive Sciences* 9 (3): 397–416.

Sloman, L. (2008): A new comprehensive evolutionary model of depression and anxiety. *Journal of Affective Disorders* 106 (3): 219–228.

Snorrason, I., E. L. Belleau a. D. W. Woods (2012): How related are hair pulling disorder (trichotillomania) and skin picking disorder? A review of evidence for comorbidity, similarities, and shared etiology. *Clinical Psychology Review* 32 (7): 618–62.

Snyder, J. J. a. G. P. Patterson (1995): Individual differences in social aggression: A test of a reinforcement model of socialization in the natural environment. *Behavior Therapy* 26 (2): 371–391.

Sobanski, E. et al. (2010): Emotional lability in children and adolescents with attention deficit/hyperactivity disorder (ADHD): Clinical correlates and familial prevalence. *Journal of Child Psychology and Psychiatry* 51 (8): 915–923.

Soderstrom, N. C., D. B. Davalos a. S. M. Vázquez (2011): Metacognition and depressive realism: Evidence for the level-of-depression account. *Cognitive Neuropsychiatry* 16 (5): 461–472.

Solem, S., S. G. Myers, P. L. Fisher, P. A. Vogel a. A. Wells (2010): An empirical test of the metacognitive model of obsessive-compulsive symptoms: Replication and extension. *Journal of Anxiety Disorders* 24 (1): 79–86.

Sonuga-Barke, E. J. a. F .X. Castellanos (2007): Spontaneous attentional fluctuations in impaired states and pathological conditions: A neurobiological hypothesis. *Neuroscience and Biobehavioral Reviews* 31 (7): 977–986.

Sonuga-Barke, E. J. a. J. M. Halperin (2010): Developmental phenotypes and causal pathways in attention deficit/hyperactivity disorder: Potential targets for early intervention? *Journal of Child Psychology and Psychiatry* 51 (4): 368–389.

Sonuga-Barke, E. J ., J. A. Sergeant, J. Nigg a. E. Willcutt (2008): Executive dysfunction and delay aversion in attention deficit hyperactivity disorder: Nosologic and diagnostic implications. *Child and Adolescent Psychiatric Clinics of North America* 17 (2): 367–384.

Sorg, B. A. (2012): Reconsolidation of drug memories. *Neuroscience & Biobehavioral Reviews* 36 (5): 1400–1417.

Spirito, A., J. Overholser a. L. J. Stark (1989): Common problems and coping strategies II. Findings with adolescent suicide attempters. *Journal of Abnormal Child Psychology* 17 (2): 213–221.

Spitz, R. A. (1945): An inquiry into the genesis of psychiatric conditions in early childhood. *Psychoanalytic Study of the Child* 1: 53–74.

Spitz, R. A. (1992): Nein und Ja. Die Ursprünge der menschlichen Kommunikation. Stuttgart (Klett).

Spitz, R. A. a. K. M. Wolf (1946). Anaclitic depression – An inquiry into the genesis of psychiatric conditions in early childhood. *Psychoanalytic Study of the Child* 2: 313–342.

Spitzer, C. u. H. J. Freyberger (2007): Dissoziative Störungen (Konversionsstörungen). *Psychotherapeut* 52 (3): 223–235.

Sroufe, L. A. (1997): Psychopathology as an outcome of development. *Development and Psychopathology* 9 (2): 251–268.

Sroufe, L. A. a. E. Waters (1977): Attachment as an organizational construct. *Child Development* 48 (4): 1184–1199.

Staborinski, J. (1989): Montaigne. Denken und Existenz. Frankfurt a. M. (Fischer).

Steiger, J. u. A. Müller (2010): Pathologisches Kaufen. *Psychotherapeut* 55 (5): 429–440.

Stein, D. J., N. Shoulberg, K. Helton a. E. Hollander (1992): The neuroethological approach to obsessive-compulsive disorder. *Comprehensive Psychiatry* 33 (4): 274–281.

Steinhausen, H. C. (2006): Psychische Störungen bei Kindern und Jugendlichen. München (Elsevier), 6. Aufl.

Steinhausen, H. C. (2009): Outcome of eating disorders. *Child and Adolescent Psychiatric Clinics of North America* 18 (1): 225–242.

Steins, G., M. Albrecht u. H. Stolzenburg (2002): Bindung und Essstörungen: Die Bedeutung interner Arbeitsmodelle von Bindung für ein Verständnis von Anorexie und Bulimie. *Zeitschrift für Klinische Psychologie und Psychotherapie* 31 (4): 266–271.

Stern, D. N. (1992): Die Lebenserfahrung des Säuglings. Stuttgart (Klett-Cotta).

Stern, D. N. (1998): Die Mutterschaftskonstellation: Eine vergleichende Darstellung verschiedener Formen der Mutter-Kind-Psychotherapie. Stuttgart (Klett-Cotta).

Stern, E. R., C. Blair, C. a. B. S. Peterson (2008): Inhibitory deficits in Tourette's syndrome. *Developmental Psychobiology* 50 (1): 9–18.

Sternheim, L., H. Startup, S. Saeidi, J. Morgan. P. Hugo, A. Russell a. U. Schmidt (2012): Understanding catastrophic worry in eating disorders: Process and content characteristics. *Journal of Behavior Therapy and Experimental Psychiatry* 43 (4): 1095–1103.

Stevens, S. E., E. J. Sonuga-Barke, J. M. Kreppner, C. Beckett, J. Castle, E. Colvert, C. Groothues, A. Hawkins a. M. Rutter (2008): Inattention/overactivity following early severe institutional deprivation: Presentation and associations in early adolescence. *Journal of Abnormal Child Psychology* 36 (3): 385–398.

Stichweh, R. (1990): Sport – Ausdifferenzierung, Funktion, Code. *Sportwissenschaft* 20 (4): 373–389.

Stichweh, R. (2009): Wo stehen wir in der Soziologie der Inklusion und Exklusion? In: R. Stichweh u. P. Windolf (Hrsg.): Inklusion und Exklusion: Analysen zur Sozialstruktur und sozialen Ungleichheit. Wiesbaden (Verlag für Sozialwissenschaften), S. 363–372.

Stierlin, H. (1975): Die Anpassung an die Realität der »stärkeren Persönlichkeit«. In: H. Stierlin: Von der Psychoanalyse zur Familientherapie. Stuttgart (Klett-Cotta), S. 50–54.

Stirn, A., E. Brähler u. A. Hinz (2006): Prävalenz, Soziodemografie, mentale Gesundheit und Geschlechtsunterschiede bei Piercing und Tattoo. *Psychotherapie, Psychosomatik, Medizinische Psychologie* 56 (11): 445–449.

Stockhorst, U. u. S. Klosterhalfen (2005): Lernpsychologische Aspekte in der Psychoneuroimmunologie (PNI). *Psychotherapie, Psychosomatik, Medizinische Psychologie* 55 (1): 5–19.

Stompe, T. (2009): Psychopathie – Geschichte und Dimensionen. *Neuropsychiatrie* 23 (3): 3–9.

Storch, E. A., A. B. Lewin, M. J. Larson, G. R. Geffken, T. K. Murphy a. D. A. Geller (2012): Depression in youth with obsessive-compulsive disorder: Clinical phenomenology and correlates. *Psychiatry Research* 196 (1): 83–89.

Storz, R. (2002): Statistik der Jugendkriminalität: Welche Trends? *Vierteljahresschrift für Heilpädagogik und Nachbarwissenschaften* 71 (4): 400–413.

Stutte, H. (1974): Neurotische Dissozialität auf dem Boden eines Thersites-Komplexes. *Praxis der Kinderpsychologie und Kinderpsychiatrie* 23 (5): 161–166.

Subic-Wrana, C., M. E. Beutel, A. Knebel a. R. D. Lane (2010): Theory of mind and emotional awareness deficits in patients with somatoform disorders. *Psychosomatic Medicine* 72 (4): 404–411.

Summerfeldt, L. J. (2004): Understanding and treating incompleteness in obsessive-compulsive disorder. *Journal of Clinical Psychology* 60 (11): 1155–1168.

Svaldi, J., J. Griepenstroh, B. Tuschen-Caffier a. T. Ehring (2012): Emotion regulation deficits in eating disorders: A marker of eating pathology or general psychopathology? *Psychiatry Research* 197 (1): 103–111.

Swanson, E. N., E. B. Owens a. S. P. Hinshaw (2012): Is the positive illusory bias illusory? Examining discrepant self-perceptions of competence in girls with ADHD. *Journal of Abnormal Child Psychology* 40 (6): 987–998.

Sydow, K. von, S. Beher, R. Retzlaff u. J. Schweitzer-Rothers (2007): Die Wirksamkeit von Systemischer Therapie/Familientherapie. Göttingen (Hogrefe).

Szechtman, H. a. E. Woody (2004): Obsessive-compulsive disorder as a disturbance of security motivation. *Psychological Review* 111 (1): 111–127.

T

Taiminen, T. J., K. Kallio-Soukainen, H. Nokso-Koivisto, A. Kaljonen a. H. Helenius (1998): Contagion as deliberate self-harming among adolescent inpatients. *Journal of the American Academy of Child and Adolescent Psychiatry* 37 (2): 211–217.

Tal Young, I., A. Iglewicz, D. Glorioso, N. Lanouette, K. Seay, M. Ilapakurti a. S. Zisook (2012): Suicide bereavement and complicated grief. *Dialogues in Clinical Neuroscience* 14 (2): 177–186.

Tangney, J. P., K. Youman a. J. Stuewig (2009): Proneness to shame and proneness to guilt. In: M. R. Leary a. R. H. Hoyle (eds.): Handbook of individual differences in social behavior. New York (Guilford), pp. 192–209.

Tanney, B. L. (2000): Psychiatric diagnoses and suicidal acts. In: R. W. Maris, A. L. Berman a. M. M. Silverman (eds.): Comprehensive textbook of suicidology. New York (Guilford), pp. 311–341.

Taylor, E. (2009): Developing ADHD. *Journal of Child Psychology and Psychiatry* 50 (1–2): 126–132.

Teunissen, H. A., R. Spijkerman, M. J. Prinstein, G. L. Cohen, R. C. Engels a. R. H. Scholte (2012): Adolescents‹ conformity to their peers‘ pro-alcohol and anti-alcohol norms: The power of popularity. *Alcoholism: Clinical and Experimental Research* 36 (7): 1257–1267.

Thalemann, R., K. Wölfling a. S. M. Grüsser (2007): Specific cue reactivity on computer game-related cues in excessive gamers. *Behavioral Neuroscience* 121 (3): 614–618.

Theis, F., M. Wolf, P. Fiedler, M. Backenstrass u. H. Kordy (2012): Essstörungen im Internet: Eine experimentelle Studie zu den Auswirkungen von Pro-Essstörungs- und Selbsthilfewebsites. *Psychotherapie – Psychosomatik – Medizinische Psychologie* 62 (2): 58–65.

Tilfors, M., B. El-Khouri, M. B. Stein a. K. Trost (2009): Relationships between social anxiety, depressive symptoms, and antisocial behaviors: Evidence from a prospective study of adolescent boys. *Journal of Anxiety Disorders* 23 (5): 718–724.

Timimi, S. (2002): Pathological child psychiatry and the medicalization of childhood. Hove (Brunner-Routledge).

Timimi, S. (2005): Naughty boys. Anti-social behavior, ADHD, and the role of culture. Basingbroke (Palgrave Macmillan).

Toplak, M. E., C. Dockstader a. R. Tannock (2006): Temporal information processing in ADHD: Findings to date and new methods. *Journal of Neuroscience Methods* 151 (1): 15–29.

Treadway, M. T. a. D. h. Zald (2012): Reconsidering anhedonia in depression: Lessons from translational neuroscience. *Neuroscience & Biobehavioral Reviews* 35 (3): 537–555.

Tregay, J. G., J. Gilmour, J. a. T. Charman (2009): Childhood rituals and executive functions. *British Journal of Developmental Psychology* 27 (2): 283–296.

Tronick, E. a. C. Reck (2009): Infants of depressed mothers. *Harvard Review of Psychiatry* 17 (2): 147–156.

Tronick, E., H. Als, L. Adamson, S. Wise a. T. B. Brazelton (1978): The infants' response to entrapment between contradictory messages in face-to-face interactions. *Journal of the American Academy of Child Psychiatry* 17 (1): 1–13.

V

Väänänen, A., A. P. Buunk, M. Kivimäki, J. Vahtera a. M. Koskenvuo (2008): Change in reciprocity as a predictor of depressive symptoms: A prospective cohort study of Finnish women and men. *Social Science & Medicine* 67 (11): 1907–1916.

Van Meter, A. R., E. A. Youngstrom a. R. L. Findling (2012): Cyclothymic disorder: A critical review. *Clinical Psychology Review* 32 (4): 229–243.

Varela, F. (1979): Principles of biological autonomy. New York (Elsevier North Holland).

Värnik, A. et al. (2009): Gender issues in suicide rates, trends, and methods among youths aged 15–24 in 15 European countries. *Journal of Affective Disorders* 113 (3): 216–226.

Vasey, M. W., M. R. Vilensky, J. H. Heath, C. N. Harbaugh, A. G. Buffington a. R. H. Fazio (2012): It was as big as my head, I swear!: Biased spider size estimation in spider phobia. *Journal of Anxiety Disorders* 26 (1): 20–24.

Victor, S. E., C. R. Glenn a. E. D. Klonsky (2012): Is non-suicidal self-injury an »addiction«? A comparison of craving in substance use and non-suicidal self-injury. *Psychiatry Research* 197 (1): 73–77.

Viding, E., K. B. Hanscombe, C. J. Curtis, O. S. Davis, E. L. Meaburn a. R. Plomin (2010): In search of genes associated with risk for psychopathic tendencies in children: A two-stage genome-wide association study of pooled DNA. *Journal of Child Psychology and Psychiatry* 51 (7): 780–788.

Voigt, K., A. Nagel, B. Meyer, G. Langs, C. Braukhaus a. B. Löwe (2010): Towards positive diagnostic criteria: A systematic review of somatoform disorder diagnoses and suggestions for future classification. *Journal of Psychosomatic Research* 68 (5): 403–414.

Vom Lehn, B. (2009): Pille für Hyperaktive boomt. *Frankfurter Rundschau*, 19.9.2009.

Von dem Kneseback, O. u. J. Siegrist (2004): Mangelnde Reziprozität in engen sozialen Beziehungen, Depressivität und eingeschränkte subjektive Gesundheit. *Sozial- und Präventivmedizin* 49 (5): 336–343.

Voss, R. (1990): Keine Pillen für den Störenfried? Basel (Reinhardt).

W

Wahl, K., S. Schönfeld, J. Hissbach, S. Küsel, B. Zurowski, S. Moritz, F. Hohagen a. A. Kordon (2011): Differences and similarities between obsessive and ruminative thoughts in obsessive-compulsive and depressed patients: A comparative study. *Neuroscience and Biobehavioral Reviews* 42 (4): 454–461.

Waller, E. a. C. E. Scheidt (2006): Somatoform disorders as disorders of affect regulation: A development perspective. *International Review of Psychiatry* 18 (1): 13–24.

Waller, E. u. C. E. Scheidt (2008): Körper und Beziehung. Der Beitrag der Bindungsforschung. *Psychotherapie im Dialog* 9 (3): 283–289.

Waller, G. (2008): A »trans-transdiagnostic« model of the eating disorders: A new way to open the egg? *European Eating Disorders Review* 16 (3): 165–172.

Walusinski, O. a. G. Duncan (2010: Living his writings: The example of neurologist G. Gilles de la Tourette. *Movement Disorders* 25 (14): 2290–2295.

Watson, J. a. R. Rayner (1920): Conditioned emotional reactions. *Journal of Experimental Psychology* 3 (1): 1–14.

Watson, P. J. a. P. W. Andrews (2002): Toward a revised evolutionary adaptationist analysis of depression: The social navigation hypothesis. *Journal of Affective Disorders* 72: (1): 1–14.

Watt, D. F. a. J. Panksepp (2009): Depression: An evolutionarily conserved mechanism to terminate separation distress? A review of aminergic, peptidergic, and neural network perspectives. *Neuropsychoanalysis* 11 (1): 7–51.

Watzlawick., P., J. H. Beavin u. D. D. Jackson (1969): Menschliche Kommunikation: Formen, Störungen, Paradoxien. Bern (Huber).

Webb, M., D. Heisler, S. Call, S. A. Chickering a. T. A. Colburn (2007): Shame, guilt, symptoms of depression, and reported history of psychological maltreatment. *Child Abuse & Neglect* 31 (11–12): 1143–1153.

Weidner, J. u. R. Kilb (Hrsg.) (2011): Handbuch Konfrontative Pädagogik. Weinheim (Juventa).

Weinberg, M. K., E. Z. Tronick, J. F. Cohn a. K. L. Olson (1999): Gender differences in emotional expressivity and self-regulation during early infancy. *Developmental Psychology* 35 (1): 175–188.

Weinstein, A. a. M. Lejoyeux (2010): Internet addiction or excessive internet use. *American Journal of Drug and Alcohol Abuse* 36 (5): 277–283.

Welch, S. S. (2001): A review of the literature on the epidemiology of parasuicide in the general population. *Psychiatric Service* 52 (3): 368–375

Weller, E. B., A. Kloos, J. Kang a. R. A. Weller (2006): Depression in children and adolescents: Does gender make a difference? *Current Psychiatry Reports* 8 (2): 108–114.

Wells, A. (2005): The metacognitive model of GAD: Assessment of meta-worry and relationship with DSM-IV generalized anxiety disorder. *Cognitive Therapy and Research* 29 (1): 107–121.

Wheaton, M. G., B. Mahaffey, K. R. Timpano, N. C. Berman a. J. S. Abramowitz (2012): The relationship between anxiety sensitivity and obsessive-compulsive symptom dimensions. *Journal of Behavior Therapy and Experimental Psychiatry* 43 (3): 891–896.

WHO – Weltgesundheitsorganisation (2005): Internationale Klassifikation psychischer Störungen (ICD-10). Bern (Huber), 5. Aufl.

Wilke, A. a. H. C. Barrett (2009): The hot hand phenomenon as a cognitive adaptation to clumped resources. *Evolution and Human Behavior* 30 (3): 161–169.

Willcutt, E. G., J. T. Nigg, B. F. Pennington, M. V. Solanto, L. A. Rohde, R. Tannock, S. K. Loo, C. L. Carlson, K. McBurnett a. B. B. Lahey (2012): Validity of DSM-IV attention deficit/hyperactivity disorder symptom dimensions and subtypes. *Journal of Abnormal Psychology* 121 (4): 991–1010.

Willke, H. (1987): Strategien der Intervention in autonome Systeme. In: D. Baecker, J. Markowitz, R. Stichweh, H. Tyrell u. H. Willke (Hrsg.): Theorie als Passion. Niklas Luhmann zum 60. Geburtstag. Frankfurt a. M. (Suhrkamp), S. 333–361.

Wilson, C. J. a. F. P. Deane (2010): Help-negation and suicidal ideation: The role of depression, anxiety, and hopelessness. *Journal of Youth and Adolescence* 39: 291–305.

Winnicott, D. W. (1976): Die antisoziale Tendenz. In: D. W. Winnicott: Von der Kinderheilkunde zur Psychoanalyse. München (Kindler), S. 224–237.

Winnicott, D. W. (1984): Reifungsprozesse und fördernde Umwelt. Frankfurt a. M. (Fischer).

Wittchen, H. U. a. F. Jacobi (2005): Size and burden of mental disorders in Europe – A critical review and appraisal of 27 studies. *European Neuropsychopharmacology* 15 (4): 357–376.

Wittchen, H. U., F. Jacobi, J. Rehm, A. Gustavsson, M. Svensson, B. Jönsson, J. Olesen, C. Allgulander, J. Alonso, C. Faravelli, L. Fratiglioni, P. Jennum, R. Lieb. Maercker, J. van Os, M. Preisig, L. Salvador-Carulla, R. Simon a. H. C. Steinhausen (2011): The size and burden of mental disorders and other disorders of the brain in Europe 2010. *European Neuropsychopharmacology* 21 (9): 655–679.

Witthöft, J., U. Koglin u. F. Petermann (2010): Zur Komorbidität von aggressivem Verhalten und ADHS. *Kindheit und Entwicklung* 19 (4): 218–227.

Wolf, F., M. Brüne a. H. J. Assion (2010): Theory of mind and neurocognitive functioning in patients with bipolar disorders. *Bipolar Disorders* 12 (6): 657–666.

Wölfling, K., M. Bühler, T. Leménager, C. Mörsen u. K. Mann (2009): Glücksspiel- und Internetsucht. Review und Forschungsagenda. *Nervenarzt* 80 (9): 1030–1039.

Wöller, W. (1993): Psychoanalytische Theorien zur Depersonalisierung. *Forum der Psychoanalyse* 9 (2): 122–131.

Wrosch, C., G. E. Miller, M. F. Scheier a. S. B. de Pontet (2007): Giving up on unattainable goals: Benefits for health? *Personality and Social Psychology Bulletin* 33 (2): 251–265.

Y

Yalachkov, Y., J. Kaiser, J. Roeper u. M. J. Naumer (2012): Neurobiologische und kognitive Grundlagen der Sucht. *Zeitschrift für Psychiatrie, Psychologie und Psychotherapie* 60 (3): 217–224.

Yang, C. Y. (2010): Association between parity and risk of suicide among parous women. *Canadian Medical Association Journal* 182 (6): 569–572.

Yap, M. B. H., N. B. Allen a. C. D. Ladouceur (2008): Maternal socialization of positive affect: The impact of invalidation on adolescent emotion regulation and depressive symptomatology. *Child Development* 79 (5): 1415–1431.

Yoon, K. L. a. R. E. Zinbarg (2007): Threat is in the eye of the beholder: Social anxiety and the interpretation of ambiguous facial expressions. *Behaviour Research and Therapy* 45 (4): 839–847.

Z

Zahn, M. A., R. Agnew, D. Fishbein, S. Miller, D.-M. Winn, G. Dakoff, C. Kruttschnitt, P. Giordano, D. C. Gottfredson, A. P. Payne, B. C. Feld a. M. Chesncy-Lind (2010): Girls study group: Understanding and responding to girls' delinquency. Washington (U.S. Department of Justice, Office of Justice Programs).

Zellner, M. R., D. F. Watt, M. Solms a. J. Panksepp (2011): Affective neuroscientific and neuropsychoanalytic approaches to two intractable psychiatric problems: Why depression feels so bad and what addicts really want. *Neuroscience & Biobehavioral Reviews* 35 (9): 2000–2008.

Zepf, F. D. (2009): Attention deficit-hyperactivity disorder and early-onset bipolar disorder: Two facets of one entity? *Dialogues in Clinical Neuroscience* 11 (1): 63–72.

Ziauddeen, H., S. Farooqi a. P. C. Fletcher (2012): Obesity and the brain: How convincing is the addiction model? *Nature Reviews Neuroscience* 13 (4): 279–286.

Ziegler, W. u. U. Hegerl (2002): Der Werther-Effekt. Bedeutung, Mechanismen, Konsequenzen. *Nervenarzt* 73 (1): 41–49.

Zielke, M. u. J. Sturm (1994): Chronisches Krankheitsverhalten: Entwicklung eines neuen Krankheitsparadigmas. In: M. Zielke u. J. Sturm (Hrsg.): Handbuch Stationäre Verhaltenstherapie. Weinheim (PVU), S. 42–60.

Zinck, A. (2008): Self-referential emotions. *Consciousness and Cognition* 17 (2): 496–505.

Ziob, B. (2007): Körperinszenierungen – Das veräußerte Selbst. *Psyche* 61 (2): 125–136.

Zobel, A. u. W. Maier (2004): Endophänotypen – Ein neues Konzept zur biologischen Charakterisierung psychischer Störungen. *Nervenarzt* 75 (3): 205–214.

Zor, R., H. Szechtman, H. Hermesh, N. A. Fineberg a. D. Eilam (2011): Manifestation of incompleteness in obsessive-compulsive disorder (OCD) as reduced functionality and extended activity beyond task completion. *PLoS ONE* 6 (9): e25217.

Zucker, R. A. (2008): Anticipating problem alcohol use developmentally from childhood into middle adulthood: What have we learned? *Addiction* 103 (Suppl. 1): 100–108. Zucker, R. A., M. M. Heitzeg a. J. T. Nigg (2011): Parsing the undercontrol/disinhibition pathway to substance use disorders: A multilevel developmental problem. *Child Development Perspectives* 5 (4): 248–255.

Über den Autor

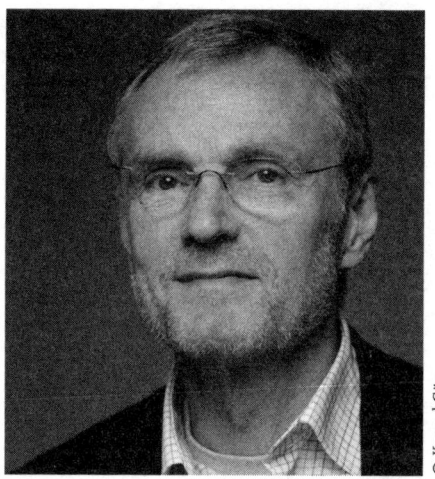

Roland Schleiffer, Dr. med., Facharzt für Kinder- und Jugendpsychiatrie sowie für Psychotherapeutische Medizin, psychoanalytische Zusatzausbildung. Nach langjähriger Tätigkeit in der stationären Kinder- und Jugendpsychiatrie von 1995 bis zu seiner Emeritierung im Jahre 2012 Professor für Psychiatrie und Psychotherapie in der Heilpädagogik an der Universität zu Köln. Schwerpunkte: Entwicklungspsychopathologie, Systemtheorie, Bindungstheorie, Fremdunterbringung. Zahlreiche Veröffentlichungen, darunter *Das System der Abweichungen. Eine systemtheoretische Neubegründung der Psychopathologie* (2012). Kontakt: *www.hf.uni-koeln.de/30682*

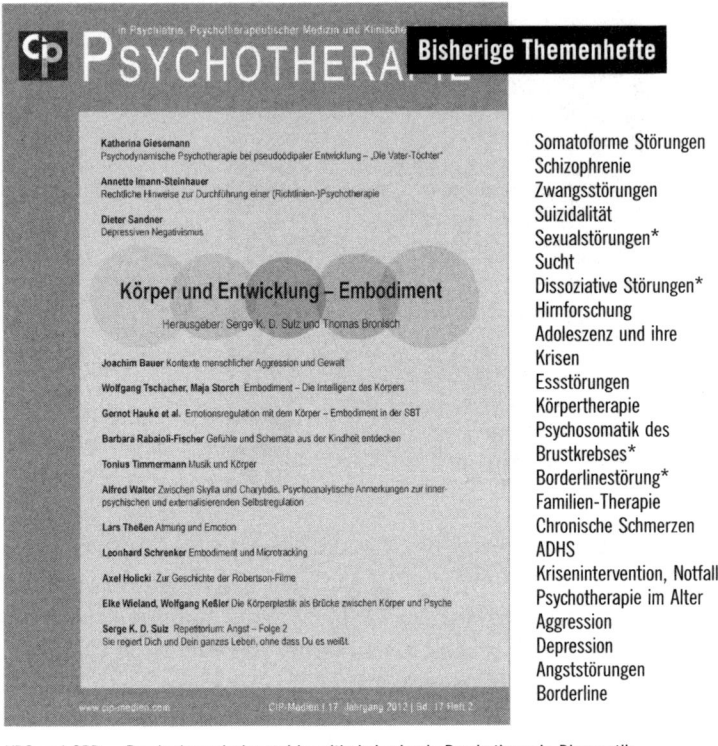